绍派伤寒名家学术集萃

绍派伤寒名家

医话精编

主编◎沈元良

中国中医药出版社

·北京·

图书在版编目（CIP）数据

绍派伤寒名家医话精编 / 沈元良主编 . —北京：中国中医药出版社，2016.5

（绍派伤寒名家学术集萃）

ISBN 978-7-5132-3193-0

Ⅰ . ①绍… Ⅱ . ①沈… Ⅲ . ①伤寒（中医）—医话—汇编—中国 Ⅳ . ① R254.1

中国版本图书馆 CIP 数据核字（2016）第 031664 号

中国中医药出版社出版

北京市朝阳区北三环东路 28 号易亨大厦 16 层

邮政编码 100013

传真 010 64405750

廊坊市三友印务装订有限公司印刷

各地新华书店经销

*

开本 880×1230 1/32 印张 10.25 字数 228 千字

2016 年 5 月第 1 版 2016 年 5 月第 1 次印刷

书号 ISBN 978-7-5132-3193-0

*

定价 35.00 元

网址 www.cptcm.com

《绍派伤寒名家医话精编》
编 委 会

前　言

"绍派伤寒"以绍兴命名，缘于其因地制宜的地方性，独树一帜的创新性，以及前赴后继的可持续性。诚如国家卫生计生委副主任、国家中医药管理局局长王国强所说：越医呈现出专科世家多、流派多、名医多、著述多的鲜明特点，具有重实践、敢创新、善总结、知行合一的独特个性，在中华医药史上有着重要地位，为发展和繁荣中医药做出了重要贡献。

如清代医家俞根初，综论伤寒热病，以"伤寒"二字统括四时六气外感证，其诊治外感既强调六经辨证，又汇通三焦学说，治疗中重视透邪外出，用药以灵、稳、清、轻见长，在寒温并论中独树一帜，为绍派伤寒之杰出代表，《通俗伤寒论》为其不朽之名著。

2012 年，国家中医药管理局在全国范围内遴选出一批传承三代以上、临床疗效显著、学术特色鲜明、社会影响深远的中医学术流派。欣逢中医发展的机遇，"绍派伤寒"于 2013 年被列入国家中医药管理局公布的第一批 64 家全国中医学术流派传承工作室建设单位之一。

流派，"一源多流、流派纷呈"，是中医临床与学术传承创新的基本特征，是贯穿于中医发展史的一个突出现象，也是中医临床特色优势的体现。"绍派伤寒"具有名医多、著述多的鲜明特点，重实践、敢创新、善总结、知行合一的独特个性基础，是中医学的重要组成部分。这一学派出现了理

1

论奠基时期的张景岳、陈士铎、章虚谷、俞根初、任沨波等，理论发展时期的何廉臣、傅嫩园、邵兰荪、胡宝书、祝味菊、袁吉生、曹炳章等，理论完善时期的袁吉生、曹炳章、徐荣斋等名医大家，形成擅治外感热病，诊断重目诊、脉诊、腹诊，辨证重湿、施治主化的具有鲜明地域特色的诊断治疗及组方用药体系。绍派伤寒自成一体，以其独特的学术体系传承、发展至今。

为传承研究绍派伤寒，力求反映他们的学术思想与临证经验，提升中医学术流派的内涵，我们特编写了《绍派伤寒名家学术集萃》丛书，共三册，分别是《绍派伤寒名家学术精要》《绍派伤寒名家医话精编》《绍派伤寒名家验案精选》。绍派伤寒名家与吴门之温病学派虽同治热病，但其辨证纲领和论治内容却迥然有别，而又与一般仲景学派相异，自成一体，其独特的学术思想可于《绍派伤寒名家学术精要》中觅得。绍派伤寒名家的医话宗《内》《难》，法古人，匠心独运，别开生面，殊有见地，发人深省，使人耳目一新，可于《绍派伤寒名家医话精编》中窥见。绍派伤寒名家的医案翔实，实用性强，于临证有所遵循，有所教益，使流派特点风现粲然，可于《绍派伤寒名家验案精选》中品味。

本书在编写过程中参考引用了部分公开发表的相关资料，在此谨向文献资料的作者致谢！书中按语除署名者及原著编按外，余为编者所加。为尊重先贤古韵，书中仍保留原来的计量单位两、钱、分。读者在阅读时，当按目前生药计量采用的公制予以换算（即 1 两 =31.25 克，1 钱 =3.125 克，1 分 =0.3125 克，1 厘 =0.03125 克）。原方剂中有用犀牛角之类，有违目前政府关于保护濒危野生动物的有关法令，建议医者予以更换，改用其他替代品。有些药品因特定的历史原因，现已不适应了，医者应去伪存真，古为今用。

　　"一鳞一爪，未必完整。"由于资料收集和编者水平的局限，书中不妥之处难免，祈望读者提出宝贵意见，以便重印、再版时改正。

沈元良

2016 年 4 月

引　言

　　医话是医生的笔记。最早的医话著作当推宋代张杲的《医说》，元明间，俞弁《续医说》等影响较大。清末民初，涌现出大批的医话，如《柳洲医话》《客尘医话》《潜斋医话》《冷庐医话》《存存斋医话稿》及以后的《潜厂医话》《五部医话》等。医话没有一定的体例，医家一般多以笔记、短文、随笔等形式，阐述个人临证之心得、读书之体会、治病之验案、传闻之经验，以及对医学问题的考证讨论等。作为中医学著作的重要组成部分，医话内容丰富，无医不话；言而有据，俱出心裁；医文兼通，文字流畅。本书精选绍派伤寒名家医话，涉及医经、药物、方剂、临证经验、考订医事及医家理论等，再现名家的学术思想、临床心得、读书体会及独特的临证经验。

目 录

第一章

张景岳医话

张景岳（1563—1640），名介宾，字会卿，号景岳，又号通一子，明代浙江绍兴人。祖籍四川省绵竹县，其先世在明朝初期以军功授以绍兴卫指挥，遂定居浙江。绍兴述伤寒而能法古宜今、并足以继仲景而昭来兹者，当推会稽张景岳。故为绍兴伤寒学派之开山鼻祖。他强调勘病、辨证、论治的统一，勘病着眼于伤寒本病、兼病，旁及温、暑，指出"今时皆合病并病"，画龙点睛，使后人知所注意；辨证在全部《伤寒典》中占极大比例，是他诊察伤寒的要义所在，古方与新方随宜而施，"论古法通变"，折衷己意，成一家言。于阴阳及命门学说颇有发挥。倡导补真阴元阳，善用温补方剂，被后世称为温补派一代宗师。

论正名

非风一证，即时人所谓中风证也。此证多见卒倒，卒倒多由昏愦，本皆内伤积损颓败而然，原非外感风寒所致，而古今相传，咸以中风名之，其误甚矣。故余欲易去中风二字，而拟名类风，又欲拟名属风。然类风、属风，仍与风字相近，恐后人不解，仍尔模糊，故单用河间、东垣之意，竟以非风名之，庶乎使人易晓，而知其本非风证矣。

凡诊诸病，必先宜正名。观《内经》诸篇所言风证，各有浅深脏腑虚实寒热之不同，前义已详，本皆历历可考也。若今人之所谓中风者，则以《内经》之厥逆，悉指为风矣，延误至今，莫有辨者。虽丹溪云今世所谓风病，大率与痿证混同论治，此说固亦有之，然何不云误以厥逆为风也。唯近代徐东皋有云：痉厥类风，凡尸厥、痰厥、气厥、血厥、酒厥等证，皆与中风相类。此言若乎近之，而殊亦未善也。使果风厥相类，则凡临是证者，曰风可也，曰厥亦可也，疑似未决，将从风乎？将从厥乎？不知经所言者，风自风，厥自厥也。风之与厥，一表证也，一里证也，岂得谓之相类耶？奈何后人不能详察经义，而悉以厥证为风。

按：张氏谓：既名为风，安得不从风治。既从风治，安得不用散风之药。以风药而散厥证，所散者非元气乎？因致真阴愈伤，真气愈失，是速其死矣。若知为厥，则原非外感，自与风字无涉，此名之不可不正，证之不可不辨也。但名得其正，又何至有误治之患？

论寒热证

凡非风口眼歪斜，有寒热之辨。在经曰：足阳明之筋，引缺盆及颊，卒口僻，急者目不合，热则筋纵，目不开。颊筋有寒，则急引颊移口；有热则筋弛纵缓，不胜收，故僻。此经以病之寒热言筋之缓急也。然而血气无亏，则虽热未必缓，虽寒未必急，亦总由血气之衰可知也。尝见有引《内经》之意而曰：偏于左者，以左寒而右热；偏于右者，以右寒而左热，诚谬言也。不知偏左者，其急在左，而右本无恙也；偏右者亦然。故无论左右，凡其拘急之处，即血气所亏之处也。以药治者，左右皆宜从补。以艾治者，当随其急处而灸之。盖经脉既虚，须借艾火之温以行其气，气行则血行，故筋可舒而歪可正也。凡诸灸法，有言左灸右，右灸左者，此亦《内经》"缪刺论"之法，从之亦无不可。至若经言寒热，则凡如唇缓流涎，声重，语迟含糊者，是皆纵缓之类。纵缓者多由乎热，而间亦有寒者，气虚故也。歪斜牵引，抽搐反张者，皆拘急之类，拘急者多由乎寒，而间亦有热者，血虚故也。盖经所言者，言理之常，余所言者，言病之变，亦无非理也。使读经不明理，必反害经意矣，故临此证者，不可不加之详审。

非风瘫痪等证，亦有寒热之辨。观之经曰：寒则反折筋急，热则筋弛纵不收，此固其常也。然寒热皆能拘急，亦皆能弛纵，此又不可不知。如寒而拘急者，以寒盛则血凝，血凝则滞涩，滞涩则拘急，此寒伤其营也。热而拘急者，以火盛则血燥，血燥则筋枯，筋枯则拘急，此热伤其营也。又若寒而弛纵者，以寒盛则气虚，气虚则不摄，不摄则弛纵，此寒伤其卫也。热而弛纵者，以热盛则筋软，筋软则不收，不收则弛纵，此热伤其卫也。以此辨之，岂不明晰，且或寒或热，必有脉证可据，但宜因证而治之。若病无寒热，则当专治血气无疑矣。

按：论寒热，张氏引《内经》，阐寒热之辨，尤其癥痕等证，应参脉证，因证论治。

论有邪无邪

凡非风等证，在古人诸书，皆云气体虚弱，荣卫失调，则真气耗散，腠理不密，故邪气乘虚而入。此言感邪之由，岂不为善，然有邪无邪，则何可不辨。夫有邪者，即伤寒疟痹之属；无邪者，即非风衰败之属。有邪者，必或为寒热走注，或为肿痛偏枯，而神志依然无恙也；无邪者，本无痛苦寒热，而肢节忽废，精神言语倏尔变常也。有邪者，病由乎经，即风寒湿三气之外侵也；无邪者，病出乎脏，而精虚则气去，所以为眩运卒倒，气去则神去，所以为昏聩无知也。有邪者，邪必乘虚而入，故当先扶正气，但通经逐邪之品不得不用以为佐；无邪者，救本不暇，尚可再为杂用以伤及正气乎。

按：张氏论有邪无邪，述因证治法清晰。

论邪

凡五脏皆能致病，而风厥等证何以独重肝邪，且其急暴之若此也？盖人之所赖以生者，唯在胃气，以胃为水谷之本也。故经云：人无胃气曰死，脉无胃气亦死。夫肝邪者，即胃气之贼也，一胜一负，不相并立。凡此非风等证，其病为强直掉眩之类，皆肝邪风木之化也。其为四肢不用，痰涎壅盛者，皆胃败脾虚之候也。然虽曰东方之实，又岂果肝气之有余耶？正以五阳俱败，肝失所养，则肝从邪化，是曰肝邪。故在阴阳类论以肝脏为最下者，正谓其木能犯土，肝能犯胃也。然肝邪之见，本由脾肾之虚，使脾胃不虚，则肝木虽强，必无乘脾之患；使肾水不虚，则肝木得养，又何有强直之虞。所谓胃气者，即二十五阳也，非独指阳明为言也。所谓肾水者，即五脏六腑之精也，非独指少阴为言也。然则真阳败者真脏见，真阴败者亦真脏见，凡脉证之见真脏者，俱为危败之兆。所谓真脏者，即肝邪也，即无胃气也，此即非风、类风之病之大本也。

按： 论邪，谓五脏皆能致病，而风厥等证何以独重肝邪。木能犯土，见肝之病，当先实脾。脾肾之虚，则强肝木，无乘脾之患；使肾水不虚，则肝木得养。

论虚

凡非风卒倒等证，无非气脱而然。何也？盖人之生死，全由乎气，气聚则生，气散则死。凡病此者，多以素不能慎，或七情内伤，或酒色过度，先伤五脏之真阴，此致病之本也。再或内外劳伤，复有所触，以损一时之元气，或以年力衰迈，气血将离，则积损为颓，此发病之因也。盖其阴亏于前，而阳伤于后，阴陷于下，而阳乏于上，以致阴阳相失，精气不交，所以忽而昏聩，猝然仆倒，此非阳气暴脱之候乎？故其为病而忽为汗出者，营卫之气脱也。或为遗尿者，命门之气脱也。或口开不合者，阳明经气之脱也。或口角流涎者，太阴脏气之脱也。或四肢瘫软者，肝脾之气败也。或昏倦无知、语言不出者，神败于心，精败于肾也。凡此皆冲任气脱，形神俱败而然，故必于中年之后，乃有此证。

何今人见此，无不指为风痰，而治从消散。不知风中于外，痰郁于中，皆实邪也，而实邪为病，何遽令人暴绝若此？且既绝如此，尚堪几多消散？而人不能悟，良可哀也。观东垣云：气衰者多有此疾，诚知要之言也。奈后人不明其说，但以东垣为主气，又岂知气之为义乎。故凡治卒倒昏沉等证，若无痰气阻塞，必须以大剂参附峻补元气，以先其急，随用地黄、当归、甘杞之类，填补真阴，以培其本。盖精即气之根，气生于下，即向生之气也。经曰：精化为气，即此之谓。舍是之外，他无实济之术矣。虽然，夫以养生失道而病令至此，败坏可知，犹望复全，诚非易也。第治得其法，犹可望其来复，若误治之，则何堪再误哉。

按：张氏言虚，多以素不能慎，或七情内伤，或酒色过度，先伤五脏之真阴，此致病之本。再或内外劳伤，复有所触，以损一时之元气，或以年力衰迈，气血将离，则积损为颓，为此发病之因。不知风中于外，痰郁于中，皆实邪之说。

论痰之本

凡非风之多痰者，悉由中虚而然。夫痰即水也，其本在肾，其标在脾。在肾者，以水不归原，水泛为痰也；在脾者，以食饮不化，土不制水也。不观之强壮之人，任其多饮多食，则随食随化，未见其为痰也。唯是不能食者，反能生痰，此以脾虚不能化食，而食即为痰也。故凡病虚劳者，其痰必多，而病至垂危，其痰益甚，正以脾气愈虚，则全不能化，而水液尽为痰也。然则，痰之与病，病由痰乎，痰由病乎，岂非痰必由于虚乎。可见天下之实痰无几，而痰之宜伐者亦无几。故治痰者，必当温脾强肾以治痰之本，使根本渐充，则痰将不治而自去矣。

按：论痰之本，张氏认为，凡非风之多痰者，悉由中虚而然。治痰者，必当温脾强肾以治痰之本，使根本渐充，则痰将不治而自去。

论经络痰邪

余尝闻之俗传云：痰在周身，为病莫测，凡瘫痪瘫疯、半身不遂等证，皆伏痰留滞而然。若此痰饮岂非邪类？不去痰邪，病何由愈？余曰：汝知痰之所自乎？凡经络之痰，盖即津血之所化也，使果营卫和调，则津自津，血自血，何痰之有？唯是元阳亏损，神机耗败，则水中无气，而津凝血败，皆化为痰耳。此果痰也，果精血也？岂以精血之外，而别有所谓痰者耶？若谓痰在经络，非攻不去，则必并精血而尽去之，庶乎可也，否则，安有独攻其痰，而津血自可无动乎？津血复伤，元气愈竭，随去随化，痰必愈甚，此所以治痰者不能尽，而所尽者唯元气也。矧复有本无痰气，而妄指为痰以误攻之者，又何其昧之甚也。故凡用治痰之药，如滚痰丸、清气化痰丸、搜风顺气丸之类，必其元气无伤，偶有壅滞，而或见微痰之不清者，乃可暂用分消，岂云无效。若病及元气，而但知治标，则未有不日用而日败者矣。

按：张氏论经络痰邪，说理施药清晰。

阴阳互根说

阴根于阳，阳根于阴。凡病有不可正治者，当从阳以引阴，从阴以引阳，各求其属而衰之。如求汗于血，生气于精，从阳引阴也；又如引火归原，纳气归肾，从阴引阳也。此即水中取火，火中取水之义。欲固中气，非从精血不能蓄而强。水中有真气，火中有真液，不从精血，何以使之降升？脾为五脏之根本……不从精血，何以使之灌溉？

按：张氏提出著名的阴中求阳、阳中求阴、精中生气、气中生精的观点。以升阳不忘养阴的治疗思路，创补阴益气法，拟定补阴益气法，创制了补阴益气煎。

元气与相火说

相火者，因君火不主令，而代君以行，故曰"相火以位"。则此火本非邪火，而何得云元气之贼？元气在两肾命门之中，随三焦相火以温分肉而充皮肤，蒸糟粕而化精微。是元气即相火之所化，而非贼元气之物。

是以五脏六腑之气味，皆出于胃……可见谷气即胃气，胃气即元气也……盖人有元气，出自先天，人有胃气，出乎后天，其在后天，必本先天为主持；在先天，必赖后天为滋养。

按：脾胃学说中，"相火为元气之贼"是一个重要观点。但张氏却认为相火不是元气之贼，并认为元气是相火所化生。可见，张氏认识到元气是相火所化生，本于两肾命门之中，通过三焦相火的作用发挥其功能。命门为先天之气的根基，内涵元阴和元阳，此元阴和元阳就为先天无形之气，这种先天之气要与后天胃气相接，通过脾胃之灌注作用发挥其颐养身体的功能。这种观点为温养脾胃、补充先天元气奠定了理论基础。人身元气由先天所生，后天所长。李杲说："真气又名元气，乃先身生之精气，非胃气不能滋之。"同时，他还认为人身诸气皆由胃气所化，通过脾胃运化水谷和输布精微化生元气。因此脾胃的盛衰直接决定元气的盛衰。如果脾胃有病，则必致元气不足，气血衰弱。因此李氏所称由胃气所化的元气，不仅指先天之精气，实际上也概括了气血，明确指出了脾胃为血气阴阳之根蒂。故张氏提出脾胃之气即元气，脾胃之气旺盛则元气充足，脾胃为滋养元气之源。

五行互藏重脾胃说

五行者，水火木金土也。五行即阴阳之质，阴阳即五行之气，气非质不立，质非气不行，行也者，所以行阴阳之气也……第人知五之为五，而不知五者之中，五五二十五，而复有互藏之妙焉。行也者，所以行阴阳之气也。……所谓五者之中有互藏者……土之互藏，木非土不长，火非土不荣，金非土不生，水非土不畜，万物生成，无不赖土，而五行之中，一无土之不可也……由此而观，则五行之理，交互无穷……凡五脏之气，必互相灌濡，故五脏之中，必各兼五气。

按：五行互藏是在五行学说基础上的发展与延伸。在天，用以说明多层次和无穷可分的物质结构和属性；在人，用以说明各脏之中，必各兼五气的深层内涵，可以说，它是五行学说的精华内容之一。五行互藏是指五行之中任何一行都可以包含其他四行。而五行所藏，即阴阳之气，由于一行之中阴阳之气的相互作用，而产生了其他四行，即张氏所谓的行也者，所以行阴阳之气也。它也是在五行归类基础上发展起来的理论，说明机体内部的无限可分性、人体脏腑组织器官的复杂性和功能属性的多样性。五行配属五脏，也可以理解为五脏互藏。五行互藏，土为核心。脾胃作为五行中的土行，同样也具有与其他四行互藏的属性。土作为万物生成的根源，与其他四行互藏，既可滋养木的生长，火的繁荣，又可促进金的生成，水的储蓄，因此土中的五行互藏显得尤其重要。脾胃属土，主运化水谷精微，为气血生化之源，肝、心、肺、肾的气血全赖脾土的运化生成。因此，肝、心、肺、肾四脏中均含有脾气，而五脏的每一脏中均含有他脏之气，与其中任何一脏都密切相关，也就是说五脏中的每一脏功能均受其他四脏影响，同时又调控着其他四脏的功能。脾为后天之本，脾在五脏互藏中具有突出地位。

脾肾相关论

脾胃之气所关于人生者不小……人之胃气即土气也，万物无土皆不可。肾有精室，是曰命门。为天一所居。即真阴之腑。精藏于此，精即阴中之水也；气化于此，气即阴中之火也。命门居两肾之中，即人身之太极……命门为元气之根，为水火之宅，五脏之阴气非此不能滋，五脏之阳气非此不能发。而脾胃以中州之土，非火不能生。水中之火，乃先天真一之气，藏于坎中。此气自下而上，与后天胃气相接而化，此实生生之本也。

按：人以胃气为本，脾胃之气强健则能化生气血，长养机体。张氏认为，脾属土，肾中内涵肾阳，肾阳对脾土的温煦和滋养作用、对脾胃发挥其正常的生理功能起到了重要的作用。肾与命门，为天一所居，即真阴之腑。精藏于此，精即阴中之水也；气化于此，气即阴中之火也。由于肾处人身之中，命门又居两肾之中，故命门实为人身之中。肾受五脏六腑之精而藏之，故它为肾的重要构成部分。不但精藏于此，而且气化于此；不但具有水火之性，而且是水火消长变化的地方，实为人身受生之初，为性命之本。其所具之水火，即元精、元气。肾为元气之根本，中藏元阴和元阳，为精血之海，为五脏阴阳之根本，脾胃之阳气同样也需要元阳的温养。肾为先天之本，而脾胃为后天之本，运化水谷精微，化生气血，气血充足则能滋养肾脏，充养先天之火，先天之火旺盛同样能促进脾胃更好地发挥功能。故脾肾之间关系密切，不可分离，任何一脏的功能受损都可影响到他脏，从而影响整个机体的功能。

诊病先审阴阳说

凡诊病施治，必须先审阴阳，乃为医道之纲领。阴阳无谬，治焉有差？医道虽繁，而可以一言蔽之者，曰阴阳而已。故证有阴阳，脉有阴阳，药有阴阳……阴中复有阳，阳中复有阴，疑似之间，辨须明确。此而不识，极易差讹，是又最为紧要。

按：张氏以阴阳相济理论，从生理上阴根于阳，阳根于阴，在治疗上当从阳以引阴，从阴以引阳，如求汗于血，生气于精，为从阳引阴，而引火归原，纳气归肾是从阴引阳。故张氏对阴阳精气不足的治疗提出了自己独到的见解。以善补阳者必于阴中求阳，则阳得阴助而生化无穷；善补阴者，必于阳中求阴，则阴得阳升而源泉不竭。善治精者，能使精中生气；善治气者，能使气中生精。这种阴阳相济的治法，对后世论治阴阳虚损诸病影响很大。

问诊与十问歌说

古人治病不专于脉而必兼于审证，良有经也。奈何世人不明乎此，往往有病讳而不言，惟以诊脉而试医之能否脉之。而所言偶中，便视为良医，而倾心付托。其于病之根源，一无所告，药之与否，亦无所番，惟束手听命。于医内循，遂至于死，尚亦不悟，深可悲矣。首创十问歌。一问寒热二问汗，以辨病变之表里；三问头身，以辨病位之上下；四问便，以辨脏腑之寒热虚实；五问饮食，以辨胃气之盛衰，脏腑之阴阳；六问胸腹，以辨胸腹之有无停邪；七问聋，以辨证之虚实，定病人之死生；八问渴，以辨证型之寒热；九问、十问是了解病人的脉色与用药、气味等。

按： 张氏在临证时发现有些医者受"望而知之谓之神"思想的影响，独以切脉诊病，而不重视四诊合参。因此，他强调四诊诊病，特别强调问诊的重要性，首创十问歌。认为一些与病证关系极为密切的情况，如生活环境、饮食起居、情绪状态、某些症状等，只有经过问诊才能得知。为明确问诊的内容使之不致遗漏，提出十问篇，至今广为传诵。十问篇简单、扼要地把问诊内容顺序等要点概括起来，张氏谓十问者，乃诊病之要领、临证之首务也。明此十问，则大变俱存，而迈出病形情，俱在吾目中矣。

论治痰

治痰之法，凡非风初病而痰气不甚者，必不可猜其为痰，而妄用痰药，此大戒也。若果痰涎壅盛，填塞胸膈，汤液俱不能入，则不得不先开其痰，以通药食之道。而开痰之法，唯吐为捷，如古方之独圣散、茶调散、稀涎散之属，皆吐痰之剂也。但恐元气大虚，不能当此峻利之物，或但用新方之吐法为妥，或用牛黄丸、抱龙丸之类，但使咽喉气通，能进汤饮即止，不可尽攻其痰，致令危困，则最所当慎。以故治痰之法，又必察其可攻与否，然后用之，斯无误也。若其眼直咬牙，肢体拘急，面赤，强劲有力者，虽见昏沉，亦为可治，先用粗筋之类，挖开其口，随以坚实笔杆撑住牙关，乃用淡淡姜盐汤徐徐灌之，然后以中、食二指探入喉中，徐引其吐。若指不能入，则以鹅翎蘸汤代指探吐亦可。如是数次，得吐气通，必渐苏矣。然后酌宜可以进药，此治实痰壅滞之法也。

若死证已具，而痰声辘辘于喉间者，吐亦无益，不必吐也。若痰气盛极而不能吐者，亦不治之症也。又凡形气大虚者，忌用吐法，是皆不可攻者也。

凡形证已定而痰气不甚，则万勿治痰，但当调理气血，自可渐愈。如果痰涎未清，则治痰之法当分虚实。若气不甚虚，而或寒或湿生痰者，宜六安煎、二陈汤主之。因火为痰者，宜清膈饮及竹沥、童便；火甚者，抽薪饮主之。脾虚兼呕而多痰者，六君子汤，或五味异功散。阴气不足，多痰兼燥而咳者，金水六君煎。阴虚水泛为痰者，六味丸、八味丸酌而用之，或为汤亦妙。脾肾虚寒，不能运化而为痰者，不必兼治痰气，只宜温补根本。若中气虚者，理中汤或温胃饮；阴不足者，理阴煎之类最佳。

薛立斋曰：若脾气亏损，痰客中焦，闭塞清道，以致四肢百骸发为诸病者，理宜壮脾气为主；兼佐以治痰，则中气健而痰涎自化，非补中益气、参术二陈之类不能治，最忌行气化痰及倒仓之法。

按：张氏论治痰之法，认为凡非风初病而痰气不甚者，必不可猜其为痰，而妄用痰药，此大戒。

论虚邪治法

凡伤寒治法在表者宜散，在里者宜攻，此大则也。然伤寒死生之机则全在虚实二字。夫邪之所凑，其气必虚，故伤寒为患多系乘虚而入者。时医不察虚实，但见伤寒则动曰伤寒无补法，任意攻邪，殊不知可攻可愈者原非虚证，正既不虚，邪自不能害之，及其经尽气复，自然病退，故治之亦愈，不治亦愈，此实邪之无足虑也。惟是夹虚伤寒则最为可畏，使不知固本御侮之策，而肆意攻邪，但施孤注，则凡攻散之剂未有不先入于胃而后达于经，邪气未相及而胃气先被伤矣！即不尽脱能无更虚？元气更虚，则邪将更入，虚而再攻，不可何待？是以凡患伤寒而死者，必由元气之先败，此则举世之通弊也。故凡临证者，但见脉弱无神、耳聋手颤、神倦气怯、畏寒喜暗、言语轻微、颜色青白诸形证不足等候，便当思顾元气。若形气本虚而过散其表，必至亡阳，脏气本虚而误攻其内必致亡阴，犯者必死。即如元气半虚而邪方盛者，亦当权其轻重而兼补以散，庶得其宜。若元气大虚，则邪气虽盛亦不可攻，必当详察阴阳，峻补中气。如平居偶感阴寒，邪未深入，但见发热身痛，脉数不洪，内无火证，素禀不足者，即当和理阴煎加柴胡或加麻黄，连进一二付，其效如神。此常用第一方也。此外诸证，如虚在阳分，则当以四柴胡饮、补中益气汤或八珍汤、理中汤、温胃饮之类，此温中自能发散之治也。若虚在阴分，而液涸水亏不能作汗，则当用补阴益气煎、三柴胡饮，或三阴煎、左归饮之类。此壮水制阳、精化为气之治也。若阴盛格阳、真寒假热者，则当以大补元煎、右归饮、崔氏八味丸料之类。此引火归原之治也。其有阴盛阳衰之证，身虽发热而畏寒不已，或呕恶，或泄泻，或背凉如水，或手足厥冷，是皆阳虚之极，必用大温中饮或理阴煎，不可疑也。若果邪火热甚，而水枯干涸者，或用凉水渐解其热。表未解而固闭者，或兼微解，渐去其寒。若邪实正虚，原有主客不敌之势，使但能保定根本，不令决裂，则邪将不战而自解。此中大有玄妙，余常藉此而存活者，五十年业若千人矣。谨书之以为普济者之则。

按：张氏以病因病机着手，论虚邪之治法。对时医不察虚实，见伤寒说伤寒无补法，而任意攻邪提出了看法，并临证立法处方。

论治血气

凡非风口眼歪斜，半身不遂，及四肢无力，掉摇拘挛之属，皆筋骨之病也。夫肝主筋，肾主骨，肝藏血，肾藏精，精血亏损，不能滋养百骸，故筋有缓急之病，骨有痿弱之病，总由精血败伤而然。即如树木之衰，一枝津液不到，即一枝枯槁，人之偏废亦犹是也。经曰：足得血而能步，掌得血而能握。今其偏废如此，岂非血气衰败之故乎？临川陈先生曰：医风先医血，血行风自灭。盖谓肝邪之见，本由肝血之虚，肝血虚则躁气乘之，而木从金化，风必随之，故治此者，只当养血以除燥，则真阴复而假风自散矣。若用风药，则风能胜湿，血必愈燥，大非宜也。

偏枯、拘急、痿弱之类，本由阴虚，言之详矣。然血气本不相离，故阴中有气，阴中亦有血。何以辨之？夫血非气不行，气非血不化，凡血中无气，则病为纵缓废弛；气中无血，则病为抽掣拘挛。何也？盖气主动，无气则不能动，不能动则不能举矣；血主静，无血则不能静，不能静则不能舒矣。故筋缓者，当责其无气，筋急者，当责其无血。无血者宜三阴煎，或大营煎、小营煎之类主之。无气者宜五福饮、四君子汤、十全大补汤之类主之。

按：《难经本义》曰："气中有血，血中有气。气与血不可须史相离，乃阴阳互根，自然之理也。"《医学真传》曰："人之一身，皆气血之所循行，气非血不和，血非气不运，故曰：
"气主煦之，血主濡之。"反之，精血亏损，不能滋养百骸，故
筋有缓急之病，骨有痿弱之病，总由精血败伤而然。如张氏所
谓："即如树木之衰，一枝津液不到，即一枝枯槁，人之偏废
亦犹是也。"故治气血精并重。

调五脏安脾胃说

脾胃有病，自宜治脾，然脾为土脏，灌溉四傍，是以五脏
中皆有脾气，而脾胃中亦皆有五脏之气。此其互为相使，有可
分而不可分者在焉。故善治脾者，能调五脏，即所以治脾胃
也；能治脾胃，而使食进胃强，即所以安五脏也……是以脾胃
受伤，但使能去伤脾者，即俱是脾胃之药……且诸药入口，必
先入胃而后行及诸经，若妄用相妨相碍等物，亦岂有既入其
腑，能不先犯脾胃而竟走他脏者乎。

按： 五脏之中皆有脾气，凡是能调和五脏之气的药物皆可
以调和脾胃，此即著名的"调五脏以安脾胃"的观点；以脾胃
之中亦兼有五脏之气，因此凡是能够调和脾胃的药物都可以调
和五脏。故张氏在治疗脾胃疾病时具有广泛的用药范围，凡是
能够祛除导致脾胃病病因的药物皆是脾胃药，亦即"诸药皆可
治脾胃"。

温补脾胃说

凡临证治病，不必论其有虚证无虚证，但无实证可据而为
病者，便当兼补，以调营卫精血之气；亦不必论其有火证无火
证，但无热证可据而为病者，便当兼温，以培命门脾胃之气。

按： 对于饮食劳倦导致的脾胃损伤，大多数医家采用补养

脾胃的方法进行治疗。张氏治疗此种病证，不是单纯补养脾胃，而是采用补而兼温、温补脾胃的方法。认为温补脾胃的方法不但能补养脾胃之气，还可以振奋脾胃之阳，因此更能促进脾胃的运化，促进脾胃虚损性疾病痊愈。故创制最能代表温补脾胃法的方剂是黄芽丸、养中煎。

药中四维说

夫人参、熟地、附子、大黄，实乃药中四维……人参、熟地者，治世之良相也；善补阳者，必于阴中求阳，则阳得阴助，而生化无穷；善补阴者，必于阳中求阴，则阴得阳升而泉源不竭……人参、熟地，则气血之必不可无。故凡诸经之阳气虚者，非人参不可；诸经之阴血虚者，非熟地不可。人参有健运之功，熟地禀静顺之德，此熟地之与人参，一阴一阳，相为表里，一形一气，互主生成，性味中正。

按：张氏在补脾阴、补脾阳的药物中，最推崇最擅长的药物是人参、熟地。且这两味药常联合应用，他赞此两味药为药中四维之良相，喜用善用人参、熟地。用药思路与其阴阳互根、精气互生思想是密不可分的，认为人之所以生是由于阳气充盛，而阳气之所以充盛，全赖阴精的滋养化生，只有这样人体正气才能充足，抵御外邪的能力才会增强。所以说只要人体处于阴平阳秘的状态就不会产生疾病，而一旦阴阳关系失调，则机体就会产生相应疾病，而要调整这种失常的状态，就必须调整阴阳，因此张氏提出了"善补阳者，必于阴中求阳，则阳得阴助，而生化无穷；善补阴者，必于阳中求阴，则阴得阳升而泉源不竭"的治疗原则。而人参与熟地联合应用正是这种治疗原则的具体体现。两者配伍在一起则互主生成，阴不竭而阳无穷。

论用药佐使

凡非风而有兼证者，则通经佐使之法本不可废。盖其脉络不通，皆由血气，血气兼证，各有所因：如因于风者必闭郁，因于寒者必凝涩，因于热者必干涸，因于湿者必壅滞，因于虚者必不运行。诸如此者，皆能阻塞经络，此佐使之法所以亦有不同也。凡风闭者，宜散而通之，如麻黄、桂枝、柴胡、羌活、细辛、白芷之属是也。寒凝者，宜热而通之，如葱、椒、桂、附、干姜之属是也。热燥者，宜凉而通之，如芩、连、栀、柏、石膏、知母之属是也。湿滞者，宜温利而通之，如苍术、厚朴、茵陈、萆薢、五苓之属是也。血滞者，宜活而通之，如芎、归、牛膝、红花、桃仁、大黄、芒硝之属是也。气滞者，宜行而通之，如木香、香附、乌、沉、枳、藿之属是也。痰滞者，宜开而通之，如南星、半夏、牛黄、天竺黄、朱砂、海石、玄明粉之属是也。气血虚弱者，宜温补而通之，如参、芪、归、术、熟地、枸杞、杜仲、牛膝之属是也。凡此通经之法，若乎尽矣，然虚实之异犹当察焉。盖通实者，各从其类，使无实邪，而妄用通药，则必伤元气，反为害矣。通虚者，则或阴或阳，尤当知其要也。如参芪所以补气，而气虚之甚者，非姜附之佐，必不能追散失之元阳；归地所以补精血，而阴虚之极者，非桂附之引，亦不能复无根之生气。寒邪在经，而客强主弱，非桂附之勇则血脉不行，寒邪不去。痰湿在中，而土寒水泛，非姜附之暖，则脾肾不健，痰湿不除。此通经之法，大都实者可用寒凉，虚者必宜温热也。但附子之性，刚勇而热，凡阴虚水亏而多热多燥者，自非所宜；若无燥热，但涉阳虚，而诸药有不及者，非此不能达也。古人云：附子与酒同功，义可知矣。今人谓附子有毒，多不敢用，不知制用得宜，何毒之有，此诚奇品，其毋忽之。

按：用药佐使，张氏谓凡非风而有兼证者，其脉络不通，皆由血气，血气兼证，各有所因，佐使之法亦有不同，例举明晰，制用得法之附子，用之得效。

痰之源在脾说

痰即人之津液，无非水谷之所化，此痰亦既化之物，而非不化之属也，但化得其正，则形体强，营卫充，而痰涎本皆血气；若化失其正，则脏腑病，津液败，而血气即成痰涎……五脏之病，虽俱能生痰，然无不由乎脾肾，盖脾主湿，湿动则为痰……故痰之化无不在脾治痰之法无他，但能使元气日强，则痰必日少，即有微痰，亦自不能为害，而且亦充助胃气……故善治痰者，惟能使之不生，方是补天之手。

按：痰为体内津液代谢失常所产生，而主管体内津液代谢的是肺、脾、肾，其中脾最为关键。脾主运化水谷，如果脾胃虚弱，运化不及则水谷精微即变为痰饮水湿停聚体内。脾为后天之本，主运化水湿，水湿运化不及则为痰、为饮。故脾与痰关系最为密切。治痰应当分虚实，其标准为元气强盛与否，如果元气强盛，可以攻伐的痰证为实痰；如果元气亏虚，不耐攻伐的痰证为虚痰。痰主要由于脾肾亏虚，导致元气不足，运化水谷精微能力较差而产生。因此，张氏在治疗上以补养脾肾元气为主，此法既能治痰病，又可防痰生。

黄疸四证说

黄之大要有四：曰阳黄，曰阴黄，曰表邪发黄，曰胆黄也，古人多言为湿热……大惊、大恐，及斗殴伤而伤胆，胆伤则胆气败而胆液泄，故为此证……其证则无火无湿，其人则昏沉困倦，其色则正黄如染。

按：历代医家对于黄疸的分类可谓繁多，《伤寒杂病论》有五疸之说，《诸病源候论》又提出九疸三十六黄，景岳之前的医家陆续提出过阴黄、急黄。景岳在《景岳全书·杂证谟·黄疸》把黄疸分为四种。认为前人虽有五疸之分，但究其病因，古人多言为湿热，故五疸之分本质上没有多大区别，遂大胆提出了黄疸分为四证的观点，并首创胆黄之说。至于胆黄一证，张氏认为乃由大惊、大恐，及斗殴伤而伤胆，胆伤则胆气败而胆液泄，故为此证。认识到一些外部因素，包括外伤，亦会引起胆道系统的损伤，以致胆汁外溢而发为黄疸，且认为这种黄疸其证则无火无湿，其人则昏沉困倦，其色则正黄如染。并对胆黄的提出，进一步整理了黄疸的分类，对后世医家在黄疸的证治上都起到了重要的指导作用。

阴黄全非湿热，不可以黄为意，专用清利，但见色黄，不察脉证，遂云黄疸同是湿热，而治以茵陈栀子泻火利水等剂，则无有不随药而毙者……宜调补心脾肾之虚，以培气血，血气复则黄必自尽退。

按：阴黄一证，临床较为常见，故历代医家对此多有阐述，《景岳全书·杂证谟·黄疸》中认识到此证最多，占用了较大篇幅讨论阴黄的证治。张氏认为，阴黄全非湿热，可因于寒湿，且多伴有内伤不足、气血亏败，临床治疗上不可以黄为意，专用清利，若但见色黄，不察脉证，遂云黄疸同是湿热，而治以茵陈栀子泻火利水等剂，则无有不随药而毙者。建议阴黄必须综合治疗，宜调补心脾肾之虚，以培气血，血气复则黄必自尽退。在治阴黄方面，并未专注于清利湿邪，而是结合辨证论治，以调补心脾肾等他脏之虚为先，以期气血复而黄自退。纠正了治黄专用清利之偏误。

鼓胀病在脾胃说

单腹胀者，名为鼓胀……此实脾胃病也。使果脾胃强健，则随食随化，何胀之有？以致脾土受亏，转输失职，正气不行，清浊相混，乃成此证。若鼓胀病由中焦者，治当以脾胃为主；若病由下焦者，则当以命门母气为主；若有气机失调者，不可单用补法，宜少佐辛香；对于水湿内停者，则当助脾行湿，而佐以淡渗……然病成单鼓，终非吉兆，必其伤败有渐，然后至此，使非尽扫尘务，加以调理，则未有或免者矣。

按： 鼓胀归附于肿胀之内。张氏把鼓胀与其他水肿相对做了区别，认为脾胃乃中土之脏，主运化水谷及化生气血，若把运化水谷之功比作坤，把化生气血之功比作乾的话，只要坤顺乾健，就不致发生鼓胀；并认为鼓胀多由平素失于调摄、情志不节、饮食劳欲等伐伤脏气所致，强调鼓胀之证与脾胃有着密切的关系，临床重视脾胃调理，但仍需辨证论治，不可专泥于脾胃。鼓胀病由中焦者，治当以脾胃为主；若病由下焦者，则当以命门母气为主；若有气机失调者，不可单用补法，宜少佐辛香；对于水湿内停者，则当助脾行湿，而佐以淡渗。张氏对鼓胀做客观的总体预后。

治胀当辨虚实，根据病因，若由气滞、血瘀、食积、热结者，属实，治宜理气、化瘀、消食、清热等治实之法。虚证，景岳曰：使非培补元气，速救根本，则轻者必重，重者必危矣。对于攻逐之法应察其果系实邪，则此等治法，诚不可废，但必须审证的确，用当详慎也，认为若滥用此法，虽可晚服而早通，朝用而暮泻，去水斗许，肿胀顿消，效诚速也，但是随消随胀，不数日而复，胀必愈甚，苟以年衰积损之证，而复遭此劫，则百无一生矣。对于胀病虚证之脾肺气虚者宜四君子汤、归脾汤之类主之；脾虚兼寒者宜理中汤、温胃饮、五君子煎；脾虚兼痰者宜六君子煎；肾虚兼痰者宜金水六君煎；肝肾俱虚者宜六味地黄汤；肾虚兼寒者宜理阴煎，或八味地黄丸，甚者加减金匮肾气汤主之。对于实证，如少壮停滞，或肝强气逆，或时气亢害为邪者，方可直攻其病，若以虚证而妄行消伐，则百不活一矣。

按：张氏治鼓胀认为当首辨虚实，慎用峻下之剂。应从病因、疾病虚实，轻重缓急，处方用药。告诫攻逐之法极易伤正，临床必须辨清虚实，谨慎恰当地使用。

积聚治法说

积聚的治法欲总其要，不过四法，曰攻，曰消，曰散，曰补，四者而已。凡积坚气实者，非攻不能去，如秘方化滞丸、化铁丹、遇仙丹、感应丸、大硝石丸、三花神佑丸、赤金豆、百顺丸等攻剂之峻者及三棱丸、胜红丸、阿魏丸、助气丸、红丸子、温白丸等攻剂之次者；凡不堪攻击，止宜消导渐磨，可用和中丸、草豆蔻丸、保和丸、大小和中饮等；若积聚下之不退，而元气未亏者，但当以行气开滞等剂；对于无形气聚主张用散法，如排气饮、神香散、指迷七气汤、十香丸、四磨饮等；凡积痞势缓而攻补俱有未便者，当专以调理脾胃为主，如芍药枳术丸、大健脾丸、木香人参生姜枳术丸等皆调补脾胃之妙剂。

按：积聚初起，由于正气未虚，故宜祛邪为当务之急，治不宜缓，盖缓之则养成其势，反以难制，可用攻法；若病久正气渐亏，一味攻邪易致愈攻愈虚，则不死于积而死于攻矣，故治法上当从缓治，根据具体病情，酌情选用消法、散法及补法，力求主气日强，经气日通，则积癖自消。张氏总结前人经验的基础上，高度概括对积聚的治法，为后世医家治疗积聚作为重要参考。

胁痛治气为先说

凡治此者，无论是血是痰，必皆兼气为主，而后随宜佐使以治之。对于气逆，予以排气饮、推气散、沉香降气散、木香调气散等；肝气郁结者则予以香橘汤；暴怒伤肝者宜用解肝煎；怒气伤肝宜用化肝煎；忧郁伤肝者可用枳实散；悲哀烦恼，肝气受伤者，可用枳壳煮散；痰饮者予以导痰汤加白芥子；血滞者予以复元活血汤治之……

按：胁痛有外感及内伤之分，内伤胁痛又须详辨气血。张氏纠正前人胁痛病在左者为血积，病在右者为气郁的错误观点，认为胁痛之证有在气在血之分，必须根据具体临床表现来正确判定，不能简单根据疼痛部位来定。并提出胁痛以治气为先这一观点。

调经贵在补养脾胃说

经血为水谷之精气……凡其源源而来，生化于脾……女子以血为主，血旺则经调……故治妇人之病，当以经血为先……月经之本，所重在胃气，所重在心脾生化之源。调经之要，贵在补脾胃以资血之源……故凡见血脱等证，必当用甘药先补脾胃，以益发生之气；凡下血证，须用四君子辈以收功……故凡见血脱等证，必当用甘药先补脾胃，以益生发之气。盖甘能生血，甘能养营，但使脾胃气强，则阳生阴长，而血自归经矣，故曰脾统血。

按： 妇女月经与脾胃的关系密切，脾胃乃后天之本，水谷之海，气血化生之源，女子气血上为乳汁，下为经血。女子以血为本，所以，经血调与不调，与脾胃密切相关，而月经病在妇科病中又是常见病和多发病，因此，从脾胃调治月经病的思路尤其重要。张氏认为天癸乃后天的阴气，具长养机体的功能。故天癸为人体生长发育至衰老阶段的重要物质，在女子天癸主宰月经，天癸一方面依赖肾气以滋养生发，另一方面又必须靠后天脾胃所化生的精微充养，只有此二者功能都正常，天癸才能按期化生为经血。临床上，无论七情不调、外感六淫、饮食起居失节伤于心、肺、肝、脾、肾，最终都会影响到脾，而且妇人之病，虚证较多，实证较少，故治疗多用补脾之法。妇女经乱，食少，神疲肢倦，或统摄无权，为崩为漏，张氏多喜用甘药补脾，以益血之源。调经重在补养脾胃。张氏认为，崩漏疾病的治疗应当注重补养脾胃，脾气强健则统血功能增强而血自归经，血液正常流行于经脉之中则崩漏可止。对营血不足，血不能调而妄动者，选用健脾和营、益气养血的方法治疗，对于脾气亏虚，不能收摄而导致的崩漏，选用健脾益气的方法治疗，如严重的脾虚气陷则选用健脾升阳法。

儿科辨治说

凡小儿形体既具，经脉已全，所以初脱胞胎，便有脉息可辨。凡诊小儿，既其言语不通，尤当以脉为主。小儿之脉，非比成人之多端，但察其强弱缓急四者之脉，是即小儿之肯綮。

若单以一脉凿言一病，则一病亦能兼诸脉，其中真假疑似，未免胶柱，实有难于确据者，又云《内经》阴阳应象大论曰："善诊者，察色按脉，先别阴阳。审清浊，而知部分；视喘息、听音声，而知所苦；观权衡规矩，而知病所主。"按此论，虽通言诊法之要，然尤与小儿为最切也。

按：张氏重脉诊，四诊合参。认为凡小儿形体既具，经脉已全，所以初脱胞胎，便有脉息可辨。指出：凡诊小儿，既其言语不通，尤当以脉为主。又说小儿之脉，非比成人之多端，但察其强弱缓急四者之脉，是即小儿之肯綮。强弱含有力与无力；缓急示脉之迟与数。小儿脉象比较单纯，只需重点掌握强弱缓急四种脉象，则寒热虚实大致可定。这些观点，于临床切实可行。同时，诊病重视脉象，四诊合参。只有将望诊、问诊、闻诊及脉诊结合起来，全面分析，才能做出确切的诊断。

凡小儿肚腹或胀或痛，虽曰多由积滞，然脾胃不虚，则运化以时，何致作胀？是胀必由于虚也。若胃气无伤而腹中和暖，则必无留滞作痛，是痛多由乎寒也。故治痛治胀者，必当以健脾暖胃为主。

小儿气血未充，而一生盛衰之基，全在幼时，此饮食之宜调，而药饵尤当慎也。今举世幼科既不知此本，又无的确明见，而惟苟目前。故凡遇一病，则无论虚实寒热，但用海底兜法，而悉以散风、消食、清痰、降火、行滞、利水之剂，总不出二十余味，一套混用，谬称稳当，何其诞也。

见有爱子者，因其青黄瘦弱，每以为虑，而询之庸流，则不云痰火，必云食积。动以肥儿丸、保和丸之类使之常服，不知肥儿丸以苦寒之品，最败元阳，保和丸以消耗之物，极损胃气。谓其肥儿也，适足以瘦儿。谓其保和也，而适足以违和耳……即如抱龙丸之类，亦不宜轻易屡用。余尝见一富翁之子，每多痰气，或时惊叫，凡遇疾作，辄用此丸，一投即愈。彼时以为神丹，如此者不啻十余次，及其长也，则一无所知，凝然一痴物而已，岂非暗损元神所致耶，凡此克伐之剂，所以最当慎用。

按：张氏的培补思想，充分体现在儿科疾病的具体治疗之中。不但虚证用补，在某些初病、实证，亦用补法。如其仲儿初秋忽寒发热，用辛散药治疗，不但热未退，反致大泻，且喘促又作。他用人参后，泄泻止、喘促平、发热退而愈。在"腹胀腹痛"条中举例治痛治胀者，必当以健脾暖胃为主。同时，认为小儿气血未充，而一生盛衰之基，全在幼时，此饮食之宜调，对小儿原本血气未充、脏腑娇嫩，有是病才能用是药，一旦滥用无度，只会伤了脾胃，并影响生长发育。特别对滥用抱龙丸之类，提出警告。

参考文献

1. 张介宾.景岳全书 [M].上海：上海科学技术出版社，1959.

2. 李志庸.张景岳医学全书 [M].北京：中国中医药出版社，1999.

3. 单书健，陈子华.古今名医临证金鉴（外感热病卷）[M].北京：中国中医药出版社，2011.

第二章

陈士铎医话

陈士铎，字敬之，号远公，别号朱华子，又号莲公，自号大雅堂主人，浙江绍兴人。为清代著名医家，其生卒年月不详。据嘉庆八年《山阴县志》记载："陈士铎，邑诸生，治病多奇中，医药不受人谢，年八十卒。"陈氏上承家学，究心医学，以"良医济世"为勉，上探典籍之奥，博采诸家之长，通过临床实践，擅长归纳总结，喜爱著书立说，以惠后学。其著作之丰，当为中医之佼佼者。以《内经》《伤寒论》等为立论依据，取古人之意不泥古人之法的创新思想，其论病施治、组方用药与众不同，自成特色，尤以《石室秘录》具代表性。

阴阳颠倒说

阴阳颠倒。乾坤之道，不外男女，男女之道，不外阴阳，阴阳之道，不外逆顺。顺则生，逆则死也。阴阳之原，即颠倒之术也。世人皆顺生，不知顺之有死；皆逆死，不知逆之有生，故未老先衰矣。阴阳之原者，即生克之道也；颠倒之术者，即顺逆之理也。知颠倒之术，即可知阴阳之原矣。

五行顺生不生，逆死不死。生而不生者，金生水而克水，水生木而克木，木生火而克火，火生土而克土，土生金而克金，此害生于恩也。死而不死者，金克木而生木，木克土而生土，土克水而生水，水克火而生火，火克金而生金，此仁生于义也。夫五行之顺，相生而相克；五行之逆，不克而不生。

按：陈氏对阴阳学说的理解，提出阴阳颠倒说。他认为，阴阳本为一体，所以逆顺可以转化。就常道而言，顺阴阳则生，逆阴阳则死，但就其本原来看，阴阳本为一体，逆顺可以转化，顺中有死，逆中有生，这即是阴阳颠倒。《素问·四气调神大论》说："从阴阳则生，逆之则死，从之则治，逆之则乱，反顺为逆，是为内格。"《内经》中对于逆顺的论述，包括了天地、阴阳、四时、生机、疾病、治疗等，所包含了阴阳转化的思想。陈氏从阴阳发生的角度，更具体地说明了阴阳的互根关系。他又以逆顺探原篇，用五行生克的理论说明阴阳的这种转化关系。又用五行来说明事物生克顺逆的关系。以五行配天地万物与人，其变化是无穷无尽的，而变化的核心，即"生克"二字。以具体的五行生克关系，说明了抽象的阴阳颠倒的概念，即顺生不生，逆死不死。

五行生克颠倒说

心肝脾肺肾配火木土金水，非人身之五行乎……五行火木土金水，配心肝脾肺肾，人尽知之也。然而，生中有克，克中有生，生不全生，克不全克，生畏克而不敢生，克畏生而不敢克，人未必尽知之也。何以见生中有克？肾生肝也，肾之中有火存焉，肾水干枯，肾不能生肝木矣，火无水制，则肾火沸腾，肝木必致受焚烧之祸，非生中有克乎。治法当急补其肾中之水，水足而火息，肾不克木，而反生木矣……以上五者，言生中有克，实有至理，非漫然立论。倘肾中无水，用六味地黄丸汤，大剂与之。肝中无水，用四物汤。心中无水，用天王补心丸。心包无水，用归脾汤。脾胃无水，用六君、四君。肺经无水，用生脉散。举一而类推之可也……此五行之妙理，实医道之精微。颠倒神奇至此，实有至理存乎其中，用之却有效。莫惊言过创辟可喜，而难见施行也。

按：陈氏谓：五行生克，本不可颠倒，不可颠倒而颠倒者，言生克之变也。篇中专言其变而变不可穷矣，当细细观之。此论五行生克，特别强调肾火的作用。此中生不全生是专言肾水，克不全克是专言肾火，可见陈士铎重视肾中之水火，丰富了五行生克理论。

论临证应灵活之变通

二脏合而治之者，其义又何居？肾，水脏也；心，火脏也。是心肾二经为仇敌，似乎不宜牵连而一治之。不知心肾虽相克，其实相须。无心之火，则成死灰，无肾之水，则成冰炭，心必得肾水以滋养，肾必得心火而温暖。如人惊惕不安，梦遗精泄，岂非心肾不交乎。人以为惊惕不安，心之病，我以为肾之病；梦遗精泄，人以为肾之病，我以为心之病。非颠倒之也，实至当不易之理。

盖人生肺气，夜卧必归气于肾中，此母居子舍之义也。今因色欲过度，肾水大耗，肺金日去生之。久之，则不特肾水虚，而肺金亦虚。譬如家有浪子，日费千金，母有积蓄，日日与之，倾囊倒箧，尽数交付其子，后将安继？是子贫而母亦贫矣。一遇外侮之侵，将何物解纷？而外侮又复恐吓之，逃之子舍，以避其锋，而子家贫乏，无以奉母，又必仍复还家，以受外侮之凌逼，势不至不死不已。今肾水既亏，而肺金又耗，外受心火之伤，中受肝木之横，脾土又不来生水，则转辗难藏，于是仍返而上喘。幸有一线元阳未绝，所以不死。苟不大剂急救其肾，使贫子来偷窃，又何以肺金有养哉。况贫子暴富，不特母家亦富，而外侮亦不敢欺凌矣，此不治肺而正所以治肺也。

各门辨证，专讲五行生克之理，生中有克，克中有生，经权常变，颠倒纷纭，贵人善读之耳。脏腑之病，虽各不同，要不外五行之生克，逢生则病易愈也，逢克则病难痊也，我生则泄我之气，我克则劳我之神。脏腑为战争之地，胸腹为角斗之场，敌则扫除，而斩杀甚多，伤损必过矣。调停于生克之间，和解于败亡之内，仍于金木水火土而善用之也。

按：陈氏以阴阳颠倒、五行生克的理论阐释脏腑的生克关系，看出陈氏善用五行生克之深意。认为一脏之病，往往兼数脏治之；一经之病，每每兼数经以治；此经之邪，或向别经而求，临证应注意灵活变通，用药亦不可过于拘泥。

六脏七腑说

五脏六腑，人所知也。然而，五脏不止五，六腑不止六，人未之知也。心肝脾肺肾，此五脏也。五脏之外，胞胎亦为脏。虽胞胎系妇人所有，然男子未尝无胞胎之脉。其脉上系于心，下连于肾，此脉乃通上通下，为心肾接续之关。人无此脉，则水火不能相济，下病则玉门不关，上病则怔忡不宁矣。若妇人上病，与男子同，下病则不能受妊。是生生之机属阴，而藏于阳，实另为一脏也……因五脏分五行，而胞胎居水火之两歧，不便分配，所以止言五脏而不言六脏也。

按：陈氏在《内经》脏象理论的基础上，提出了六脏七腑的学说。此以胞胎为一脏，以包络为一腑，并称六脏七腑。《内经》中胞胎又单称胞，包络又称膻中或心之包络。陈氏的这一学说丰富了《内经》脏象理论的内容，也赋予了胞胎和包络新的概念。陈氏之所以重视胞胎、包络的作用，正是他重视人身之水火的一种理论依据。陈氏特举二者称脏与腑，别有深意。

命门说

《外经微言·命门经主篇》：雷公问于岐伯曰：十二经各有一主，主在何经？岐伯曰：肾中之命门，为十二经之主也……十二经非命门不生，正不可以生克而拘视之也。故心得命门而神明应物也，肝得命门而谋虑也，胆得命门而决断也，胃得命门而受纳也，脾得命门而转输也，肺得命门而治节也，大肠得命门而传导也，小肠得命门而布化也，肾得命门而作强也，三焦得命门而决渎也，膀胱得命门而蓄泄也。是十二经为主之官，而命门为十二官之主，有此主则十二官治，无此主则十二官亡矣。

《外经微言·命门真火篇》：命门，火也。无形之气，居两肾之间，能生水而亦藏于水也……命门为十二经之主，不止肾恃之为根，各脏腑无不相合也。少师曰：十二经皆有火也，何藉命门之生乎？岐伯曰：十二经之火皆后天之火也，后天之火非先天之火不化。十二经之火得命门先天之火则生，生不息，而后可转输运动变化于无穷，此十二经所以皆仰望于命门，各倚之为根也……命门为主，前人未言何也？岐伯曰：广成子云：窈窈冥冥，其中有神，恍恍惚惚，其中有气。亦指命门也，谁谓前人勿道哉。且命门居于肾，通于任督，更与丹田神室相接，存神于丹田，所以温命门也，守气于神室，所以养命门也。修仙之道，无非温养命门耳。命门旺而十二经皆旺，命门衰而十二经皆衰也。命门生而气生，命门绝而气绝矣。

按： 陈氏重视命门在生命活动中的作用，提出命门为十二经之主。而命门一词，见于《内经》有六处，都是指两目。《难经》始有左为肾，右为命门的说法。陈士铎宗赵献可命门真水真火之说，对命门做了更为详细的论述。

辨证论治说

夫医道之难也，不辨脉罔识脉之微，不辨证罔识证之变。今世人习医者亦甚多矣，言人人殊，究不得其指归。似宜辨脉，不必辨证也。虽然辨脉难知，不若辨证易知也。古虽有从脉不从证之文，毕竟从脉者少，从证者众，且证亦不易辨也。

辨证不辨脉者，以证之易识也。苟能知症，何必辨脉哉。虽然辨证更能辨脉，则治病益精，又在人善用之耳。今人所共知者，不必辨也，古人所已言者，不必辨也。必取今人之所不敢言，与古人之所未及言者，而畅辨之。论其证之所必有，非诡其理之所或无，乍闻之而奇，徐思之而实未奇也。

按：此强调在临证时应注意辨证，可在陈氏的几部书均是以辨证二字来命名得到应证。他的辨证论治的方法，仍是以五行生克理论为指导，即阴阳颠倒之术。陈氏辨证的内容，不外阴阳、气血、水火、虚实、寒热。这些都是通常人们辨证的要点。但他在具体实践中却是有所偏重，并且使用的语言平实无华，通俗易懂。

治法温补说

至道无形而有形，有形而实无形，无形藏于有形之中，有形化于无形之内，始能形与神全，精与神合……气无形，血有形，无形化有形，有形不能化无形。精虽有形，而精中之气正无形也。无形隐于有形，故能静能动，动则化耳。

按：陈士铎重视温补学说，是他对人的生命发生之本源的认识。认为天地万物乃是无形生有形。无形藏于有形之中，有形化于无形之内，始能形与神全，精与神合。在人则是气无形，血有形，无形化有形，有形不能化无形。精虽有形，而精中之气正无形也。无形隐于有形，故能静能动，动则化耳。故他特别重视人身命门真元之气。提出要使无形之气不衰，唯用温补而已。同时受薛己、赵献可、张介宾等命门、元气说的影响，一脉相承。

命门为十二经之主，有此火，而后十二经始得生化之机。命门，即先天之火，此火无形，而居于水之中。有形之火，水之所克；无形之火，水之所生。火之克水，乃有形之水；火之生水，乃无形之水。然而无形之火，能生无形之水，故火不藏于火，而转藏于水。命门之火为阳火，是一阳陷于二阴之间。人之所生，先生命门，而后生心。心得命门而神明有主，始可以应物；肝得命门而谋虑；胆得命门而决断；胃得命门而能受纳；脾得命门而能转输；肺得命门而治节；大肠得命门而传导；小肠得命门而布化；肾得命门而作强；三焦得命门而决渎；膀胱得命门而收藏；无不借命门之火以温养之。此火宜补而不宜泻，宜于水中以补火，尤其宜于火中以补水，使火生于水，而还藏于水。倘若曰用寒凉以伐之，则命门之火微，又如何能生养十二经？

按：陈氏必用温补以养先天无形之气，能使此气不衰，则生机不绝。重命门先天水火，用药偏于温补。正如张景岳所倡导的善补阴者，宜于阳中补阴，无伐阳以散阴。善补阳者，宜于阴中补阳，无伐阴以救阳。临证也每每体现了他好用温补之法。

肾肝脾三脏说

肝属木，木非水不养，故肾为肝之母也，肾衰则木不旺矣。是肝木之虚，皆肾水之涸也。肝气自郁，则必下克脾土，制土有力，则木气自伤，势必求济肾水，水生木而郁气未解，反助克土之横。土怒水助，转来克水，肝不受肾之益，肾且得土之损，未有不受病者也。

肾属水，先天真水也……肾交肺而肺益生肾，则肾有生化之源，山下出泉涓涓，正不竭也。肾既优渥，乃分其水以生肝，肝木之中，本自藏火，有水则木且生心，无水则火且焚木，木得水之济，则木能自养矣。木养于水，木有和平之气，自不克土，而脾胃得遂其升发之性，则心火何至躁动乎，自然水不畏火之炎，乃上润而济心矣……五脏有脏火，七腑有腑火，火到之所，同气相亲，故其势易旺，所异者，水以济之也。而水止肾脏之独有，且水中又有火也，水之不足，安敌火之有余，此肾脏所以有补无泻也。

脾土之父母，不止一火也。心经之君火，包络三焦命门之相火皆生之。然而君火之生脾土甚疏，相火之生脾土甚切，而相火之中，命门之火尤为最亲。少师曰：其故何欤？岐伯曰：命门盛衰即脾土盛衰，命门生绝即脾土生绝也。盖命门为脾土之父母，实关死生，非若他火之可旺可微、可有可无也。

按：此以五行生克的理论来说明其相互关系，其中尤其注重肝、脾、肾三脏在生命活动中的作用。

论病议证说

急治法：凡人有气喘不得卧，吐痰如涌泉者，舌不燥而喘不甚，一卧则喘加，此非外感之风邪，乃肾中之寒气也。盖肾中无火，则水无所养，乃上泛而为痰，将胃中之水，尽助其汹涌之势，而不可止遏矣。法当用六味丸汤，加附子，肉桂大剂饮之，则肾宫火热，而水有所归。水既归宫，喘逆之气亦下安而可卧。凡人之卧，必得肾气与肺气相交，而且河车之路平安无奔逆也。方中补其肾火，何以安然能卧？不知肾为肺之子，子安则母亦宁，肺金之气可归于肾宫，以养其耗散之气矣。此所以补肾火，正所以养肺金也，况六味丸全是补肾水之神剂乎，水火同补，而肺金更安，肺肾相安，有不卧之而甚适者乎。

痹证：一下元虚寒，复感寒湿，腰肾重痛，两足无力，人谓肾痹。肾虽寒脏，中原有火，有火则水不寒，风寒湿无从而入。入过作强，先天之水日日奔泄，火亦随流而去，使生气之原竟成藏冰之窟，火不敢敌寒，寒邪侵之。寒既入，以邪招邪，风湿又至，则痹症生。法不必去邪，惟在补正。补正，补肾火也。火非水不长，补火必须补水。但补水恐增湿，风寒有党，未能遽去。然肾火乃真火也，邪真不两立，故补真火实制邪火也。况水中有火，何湿不去。最难治者，水邪即去，风寒不治自散。用肾痹汤：白术一两，枣皮、茯苓、苡仁、骨皮五钱，杜仲三钱，肉桂一钱，附子、防己五分，石斛二钱。二十剂全愈。妙在补水少，去湿多，况并未补水，于水中补火，火无太炎；于水中祛寒，寒无太利。寒湿既去，风又安能独留？又有防己祛邪，故风寒湿尽去。

调经：一经后期来甚多，人谓血虚，不知非也。盖后期来少，血寒不足；后期来多，血寒有余。经水虽本于肾，其流则脏腑之血皆归。故经来诸血尽来附益，以径开门启，不遑迅合，血乘而出也。血既出，则成不足。宜于补中温之，非后期俱不足也。用温经摄血汤：白芍、熟地一两，川芎、白术五钱，肉桂、柴胡五分，续断一钱，北味三分。二十剂调。此大补肾、肝、脾之精血，加肉桂去寒，柴胡解郁。补中有散，散不耗气；补中有泄，泄不损阴。故受补益，收温功。凡经后来俱效，诚调经摄血妙剂。倘元气虚，加参一二钱。

按：陈氏重视肾、肝、脾三脏在生命活动中的作用，强调肝之虚实，与肾的关系最为密切；脾土的生化，赖于命门之火；肾且有补无泻，补肾必于火中补水等。用药须以温补为先，他在《本草新编·凡例》中提出：气运日迁，人多柔弱，古方不可治今病者，非言补剂也，乃言攻剂耳。故所登诸品，补多于攻。从三例中体现陈氏对命门和肾、肝、脾三脏的调理。陈氏好用温补，但也并非一味用之，多是临证经验，更多的是其立论独特而已。清·王三尊《医权初编》评价《石室秘录》说:《石室秘录》一书，乃从《医贯》中化出。观其专于补肾、补脾、补肝，即《医贯》之好用地黄汤、补中益气汤、枳术丸、逍遥散之意也。彼则补脾肾而不杂，此又好脾肾兼补者。虽然，此乃读书多而临症少，所谓文字之医是也。惟恐世人不信，托以神道设教，吾惧其十中必杀人二三也。何则，病之虚者十之七八，而实者岂无二三，彼只有补无泻，虚者自可取效，实者即可立毙，岂非十中杀人二三乎。夫产后属虚，谁不知之，至复感外邪，则火多于寒，胎前诸症亦然，彼皆用附桂参术。类中之症，阴虚多于阳虚，彼动用三生饮，感寒人参难于轻投，彼则恣用无忌。舌苔黄黑非下不退，甚有屡下之者，彼惟以甘寒养阴。痘症实火多于虚寒，彼多用温补，何皆异于余之所验乎。医贵切中症情，最忌迂远牵扯，凡病毕竟直取者多，隔治者少，彼皆用隔治而弃直取，是以伐卫致楚为奇策，而仗义执言为无谋也，何舍近而求远，尚奇而弃正哉。予业医之初，亦执补正则邪去之理，与隔治之玄妙之法，每多不应，后改为直治病本。但使无虚虚实实之误，标本缓急之差，则效如桴鼓矣。即作文之直截了当法也。夫医人治病，须斟酌再三，使万无一错，十中而杀二三可乎。是书论理甚微，辨症辨脉则甚疏，是又不及《医贯》矣。且《医贯》若不经吕晚村先生批评，则亦不可用，而况不及《医贯》者可善用乎。至于用药则大胆无忌，盖治病不难于用药，而难于辨症辨脉。脉症既明，用药不远矣。若脉症不明，罔识所从，虽有妙理，安能为用，用药稍差，立见杀人，况大胆无忌乎。总之，治久病及大虚之症则可，治新病及实多虚少者则不可。治直中阴寒则可，治传经外感则不可。治内伤劳倦则可，治内伤饮食则不可。种种治法，不过一补而已，何医道之易易哉。可知是书终为纸上谈兵，观之者，明其理而缓其用可也。

论阴阳之升降

桔梗，味苦，气微温，阳中阳也，有小毒。入手足肺、胆二经。润胸膈，除上气壅闭，清头目，散表寒邪，祛胁下刺痛，通鼻中窒塞，治咽喉肿痛，消肺热有神，消肺痈殊效，能消恚怒，真舟楫之需，引诸药上行升，解小儿惊痫，提男子血气，为药中必用之品，而不可多用者也。盖少用，则攻补之药，恃之上行以去病；多用，则攻补之药，借之上行而生殃。惟咽喉疼痛，与甘草多用，可以立时解氛，余则戒多用也。

或问桔梗乃舟楫之需，毋论攻补之药，俱宜载之而上行矣，然亦有不能载之者，何故？曰：桔梗之性上行，安有不能载之者乎。其不能载者，必用药之误也。夫桔梗上行之药，用下行之药于攻补之中，则桔梗欲上而不能上，势必下行之药，欲下而不能下矣。余犹记在襄武先辈徐叔岩，闻余论医，阴虚者宜用六味地黄汤，阳虚者宜用补中益气汤。徐君曰：余正阴阳两虚也。余劝其夜服地黄汤，日服补中益气汤，服旬日，而精神健旺矣。别二年复聚，惊其精神不复似昔，问曾服二汤否，徐君曰：子以二汤治予病，得愈后，因客中无仆，不能朝夕煎饮。消息子之二方，而合为丸服，后气闭于胸膈之间，医者俱言二方不可长服，予久谢绝。今幸再晤，幸为我治之。予仍以前方，令其朝夕分服，精神如旧。徐君曰：何药经吾子之手，而病即去也，非夫医而何？余曰：非余之能，君自误而徐问故。余曰：六味地黄汤，补阴精之药，下降者也；补中益气汤，补阳气之药，上升者也。二汤分早晚服之，使两不相妨，而两有益也。今君合而为一，则阳欲升，阴又欲降，彼此势均力敌，两相持，而两无升降，所以饱闷于中焦，不上不下也。徐君谢曰：医道之渊微也如此。夫桔梗与升麻、柴胡，同是举之味，而升麻、柴胡用之于六味丸之内，其不能升举如此，然则桔梗之不能载药上行，又何独不然哉。正可比类而共观也。

按： 此《本草新编》桔梗条，论阴阳之升降。《本草通玄》："桔梗之用，惟其上入肺经，肺为主气之脏，故能使诸气下降，世俗泥为上升之剂不能下行，失其用矣。"陈氏举例陈述，六味地黄汤，补阴精之药，下降者也；补中益气汤，补阳气之药，上升者也。二汤分早晚服之，使两不相妨，而两有益也。但合而为一，则阳欲升，阴又欲降，彼此势均力敌，两相持，而两无升降，所以饱闷于中焦，不上不下之误。

组方用药说

大方者，非论多寡，论强大耳。方中味重者为大，味厚者为大，味补者为大，味攻者为大，岂用药之多为大乎。虽大方之中亦有用多者，而终不可谓多者即是大方也。有方必有剂，剂因方而制也。剂不同，有宣剂、有通剂、补剂、泻剂、轻剂、重剂、滑剂、涩剂、燥剂、湿剂，剂各有义，知其义可以用药……或疑大方不多用药，终难称为大方，不知大方之义，在用意之大，不尽在用药之多也。

按： 陈氏组方用药的特点，后人评论说他善用大方，而且用量偏大。这源于他对七方、十剂的理解。七方，即大小缓急奇偶复。论十剂，他提出：有方必有剂，剂因方而制也。剂不同……剂各有义，知其义可以用药……陈氏说明了组方的特点，认为，七方是医家用药的方略，不可不讲。但他对七方内容的理解，颇有独到之处。他说如用补法，大意在用参之多以为君，而不在用白术、茯苓之多以为臣使。如用攻，大意在用大黄之多以为君，而不在用厚朴、枳实之多以为臣使。推之寒热表散之药，都遵循这一原则，陈氏之意就在其中。

治病发狂如见鬼之祛狂至神丹方。方用人参一两，白术一两，半夏三钱，天南星三钱，附子一钱，大剂灌之。中风不语者，以人参一两，天南星三钱，生半夏三钱，生附子一个，名为三生饮，急灌之。解释说：方中妙在用人参至一两，始有力量。否则，少用反为痰邪所使，又安能助制附子以直荡群妖哉……三生饮妙在用生人参一两，同生附、半夏、南星祛邪荡涤之药，驾驭而攻之。譬如大将登坛，用虎贲之士，以扫荡群妖，必能活生人于杀人之中。

按：陈氏谓：此皆大方之类。因他对七方做如此理解，所以，七方之中皆有大方。可以看出，陈氏对《内经》七方的理解，不是以通常所理解的数的多少来分，而是根据组方之立意来分，更趋合理。后人多评论陈士铎用药量偏大，是不知陈氏所说的大方之义。今存有清末广陵温热派名医闵纯夫《石室秘录》节改本，作者虑其用药量重，均一一减其分两，已大失陈氏原意。相反，陈氏治病，乃因证设方，大小缓急，各得其宜而已。如《辨证录·凡例》中说：二师传铎之言与鄙人自采之方，分两有太多过重之处，虽因病立方，各合机宜，然而气禀有厚薄之分，生产有南北之异，宜临症加减，不可拘定方中，疑畏而不敢用也。是编方法，亲试者十之五，友朋亲串传诵者十之三，罔不立取奇验，故敢付梓告世。然犹恐药有多寡轻重，方有大小奇偶，又将生平异传诸方，备载于后，便世临病酌用也。

盖奇方者，单方也。用一味以出奇，而不必多味以取胜。药味多，未免牵制，反不能单刀直入。凡脏腑之中，止有一经专病者，独取一味而多其分两，用之直达于所病之处，自能攻坚而奏功如神也……白术一味以利腰脐之湿也，用当归一味以治血虚头晕也，用川芎一味以治头风也，用人参一味以救脱救绝也，用茯苓一味以止泻也，用菟丝子一味以止梦遗也，用杜仲一味以除腰疼也，用山栀子一味以定胁痛也，用甘草一味以解毒也，用大黄一味以攻坚也，用黄连一味以止呕也，用山茱萸一味以益精止肾泄也，用生地一味以止血也，用甘菊花一味以降胃火也，用薏仁一味以治脚气也，用山药一味以益精也，用肉苁蓉一味以通大便……以上皆以一味取胜，扩而充之，又在人意见耳。

按： 陈氏不仅善用大方，也擅于用小方。他常用单味药或对药来治病，而且用量也是根据病情可大可小。他对奇方的解释说是用一味以出奇，而不必多味以取胜。药味多，未免牵制，反不能单刀直入。凡脏腑之中，止有一经专病者，独取一味而多其分两，用之直达于所病之处，自能攻坚而奏功如神也。

偶方者，重味也，乃二味相合而名之也……二味合而成方者甚多，吾不能悉数，示以成方，不若商以新方也。人参与当归并用，可以治气血之虚。黄芪与白术同施，可以治脾胃之弱。人参与肉桂同投，可以治心肾之寒。人参与黄连合剂，可以治心胃。人参与川芎并下，则头痛顿除。人参与菟丝并煎，则遗精顿止。黄芪与川芎齐服，则气旺而血骤生。黄芪与茯苓相兼，则利水而不走气。黄芪与防风相制，则去风而不助胀。是皆新创之方，实可作偶之证。至于旧方，若参附之偶也，姜附之偶也，桂附之偶，术苓之偶，芪归之偶，归芎之偶，甘芍之偶，何莫非二味之合乎。临症裁用，存乎其人。

按：陈士铎对于偶方，他说：偶方者，重味也，乃二味相合而名之也。

参考文献

1. 柳长华. 陈士铎医学全书 [M]. 北京：中国中医药出版社，1999.

2. 陈士铎. 本草新编 [M]. 北京：中国中医药出版社，2008.

第三章

章虚谷医话

章楠，字虚谷，清代上虞道墟人（今浙江绍兴人）。系清代名医，儒医皆通，其生卒年未有明确的记载，根据其自叙和著述年代推算，约生活在乾隆中后期及道光年间。略晚于叶天士、吴鞠通等人。是一位跨进近代史边缘的医林人物。章氏少羸多病，因潜心于《黄帝内经》《难经》等医学经典的研究，而尤殚力于仲景之书，参儒释之理，溯流穷源，凡三十余年。在医学理论上，章氏推崇张仲景辨证论治理论，对于《黄帝内经》和《伤寒论》有深刻的理解，他颇受叶天士、薛生白等人的影响，因而对温病学的发展有一定贡献。他强调伤寒与温病不同，对六经、六气等概念有所阐发，著有《医门棒喝》。

六气阴阳论

夫六气由阴阳所化，仍不离阴阳之体。是故寒为阴，火为阳；风为阴中之阳，暑为阳中之阴。湿为阴，而与火合则名暑。风与火合则化热燥，属阳；风与寒合则化清燥，属阴。斯阴阳变化而成六气之异也。若合五行而配四时，则风木主春，火主夏，燥金主秋，寒水主冬，湿土贯四季，而主令于长夏末月。盖土本先天太极之廓，为后天万物之母，故通贯四气而主于中也。以六气配一岁，则初之气风木，二之气君火，三之气相火，四之气湿土，五之气燥金，六之气寒水。每气各主六十日有零，以周一岁。三四火湿相交，合而为暑，故夏至后病名"暑"，而湿土主令于夏季也。此特言主气也，主气为地气，静而有常，故岁岁如是。又有客气为天气，动而不常，故每年转换。如子午年，初之气寒水；丑未年，初之气风木；寅申年，初之气君火；卯酉年，初之气湿土；辰戌年，初之气相火；己亥年，初之气燥金。又有主客五运，主运每年自木运起，至水运终，岁岁如是。客运者，如甲己化土，甲己年为土运；乙庚化金，乙庚年为金运之类，每运主七十二日有零。而一岁以初运统之，主者主于内，客者行于外，主客运气流行天地间，则有亢害胜复之变，而人之灾病作焉。

然五行之火一，六气之火有二何也？丹溪曰：君火，人火也；相火，天火也。君火以名，相火以位。余窃谓不然。夫六气流行于天地间，为天人合一之道，但可以君相分体用，不可以君相分天人也。君火以名，仍当遵经作"明"，何也？盖光明洞彻者，火之体也，名之为君；温煦燔灼者，火之用也，名之为相。无用，则体无以行；无体，则用无以立。火之体用流行，四气从之而变，以成造化之功，一如君相之经纶天下也。然则将有所据乎？《内经》曰：心者，君主之官，神明出焉。缘心之神明，灵光炯炯，恰如君之正南面，而无为无不为，犹上天之载，无声无臭也。虽无声臭，实则主宰万机，神明莫测。故人之心火，名为君火，而其运用施为，生化气血者，相火之功也。相火虽寓于肾，而与心火贯通，良由同出先天混元之根也。自相以下，皆听命于君，故经曰：君明则下安。若心神恬静，则相火奉令而不妄动，气血安和无患。是故君火为体，相火为用，体用虽二，究其源，实则一火而已。天地之神明主宰，君火也；阳气之流布化生，相火也。所以六气之序，君火之后，次以相火，从体发用之意也。相火以后，次以湿土，火生土也。君火为少阴，相火为少阳，是阴一动而变阳，亦即从体发用之理也。是以六气变化之机权在火。故人心志感触，相火随机而动，一身气血从而运用流行，与天地之君相火动，四气随之变化而万物生成同其机括，是为天人合一之道也。

人与天地同根，故天地之阴阳，即人身之阴阳；天地之水火，若人身之血气；五行以配五脏；六气以配六经；二十八宿以合二十八脉；日月光华，犹耳目聪明；土石草木，如骨月毛发；雷电风雨，若声息涕泪；江河湖海，如血脉周流；骨节交会，若分野度数。自微而著，若合符节，而一身具太极之体，为一小天地也。所以六气亢害，则病外感；五志妄动，则病内伤。内伤外感之病，皆由六气阴阳偏驳所致。论其变状，殆难尽数；究其纲要，察其阴阳而已。经云：知其要者，一言而终，不知其要，流散无穷。然则察之奈何？试观六气之中，寒为阴邪，若伤人之阳经，则发热而又畏寒。畏寒者，阴邪之象也；发热者，阳经之征也。若寒伤人之阴经，则但畏寒而不发热，以阴邪在阴经，故无阳象也。如寒邪始在阳经不解，传里而变为热邪，此阴邪随人身之阳气而变也。若寒伤阴经，而不扶阳救本，以至吐利厥脱，此身中阳气，随阴邪而亡也。又如火湿合气名暑，人感暑邪，若禀体多火，则暑随火而化燥，禀体多寒，则暑随寒而化湿。此邪之阴阳，随人身之阴阳而变也。又如风邪伤人，在冬令成伤寒病，春夏时成风温病，此邪随时令阴阳而变也。或冬伤寒，至春发为温病，此邪因久郁而变也。或温病过服凉药，变为寒病，此因药气而变也。有内热而外反畏寒者，表阳被郁也。有内寒而外反发热者，虚阳发露也。以此推之，六气之变化无穷，要必随类隅反，察其阴阳而已。

然犹必知其要者，所谓六气变化，机权在火，如君相出令，天下皆从。刘河间有见此理，故云六气皆从火化，以寒凉药主治。但此理止可论邪，不可论病。何故？盖邪气伤人，随人禀体而化。如上所云，禀体多火，暑随火而化燥；多寒，暑随寒而化湿之类，故当随病审察。或不知此，而概施寒凉，岂不误哉！况天地六气之火，固易伤人，而人身君相之火，常相因为病。故东垣曰：相火，元气之贼也，火与元气不两立。此谓人身之火也。张景岳非之，云相火元气之本也，岂可谓之贼？此两说皆各有理，不可偏废。缘君火妄动，相火炽然，即忿欲等火也。欲动火炎，元气伤耗，故谓之贼。《内经》云"壮火食气"是也。若心君安泰，相火奉令，默赞化机，阴阳和平，元气赖以生长，故为元气之本。《内经》云"少火生气"是也。东垣论其变，景岳道其常耳。是故外感之与内伤，或寒或热，必因人而变，虚实阴阳，参互错综，而治法随宜，不可偏执也。

若丹溪之论阴阳也，谓经言"一水不胜二火"，故云"阳常有余，阴常不足"，立论以滋阴为主。揆其意，以六气有君相二火，而寒水止一气也，遂谓阳有余而阴不足。张景岳非之，言世间五湖四海，水多火少，乃谓"阳常不足，阴常有余"，强引大《易》"扶阳抑阴"之言，立论以助阳为主。窃观两家之论，皆引经据典，各有见解，而冰炭若是，均非阴阳至理故也。若求至理所在，焉有互异之见哉！夫六气皆阴阳所化，岂可执枝叶之短长，即谓根本之有余不足乎？《内经》言"一水不胜二火"者，论痹证阴阳偏胜之病，非论阴阳之理也。而况君相虚名，火本无二。

按：章氏六气阴阳论，认为河间论"六气皆从火化"，原为至理。但具体治疗中，应察人体质之区别，体质不一，受邪虽同而病变不同，或从热化，或从寒化，故不可概用寒凉之药。对丹溪"相火论""阳常有余"等提出质疑，认为言"相火为天火，君火为人火，君火以名，相火以位，后世多遵之。余细究其说，理既未协，义不明晰"。又谓丹溪"阳常有余，阴常不足"执信不疑，动用知柏等苦寒之药，多致败阳之证。丹溪谓"阳常有余，阴常不足"，景岳谓"阳常不足，阴常有余"，认为学者不知所从。二人不过发明一节经义，而非全经之理。李东垣言相火"元气之贼"，景岳言相火"元气之本"。东垣论其变，景岳道其常，各有至理，不可相非。

论伤寒传经

伤寒传经，自古纷纷聚论，多为臆说惑人，未见有尽善者，盖为《素问》与仲景之论，辞若不同，而同归一理，不求理之所在，而率凭臆说，反乖经义矣。要必先明元气运行，方知传经之道耳。原夫人身阴阳之气，互相为根，流行不息，升降出入，合乎天地造化，而一身具天地之体也。躯壳居外，脏腑居内；阳气根于阴而固外，阴气根于阳而守内。气之发源名阴阳，及其流行分营卫。营气为阴，起中焦而行脉中；卫气为阳，起下焦而行脉外。缘阴阳二气，同出命蒂，命蒂即浑元太极也，为呼吸之根。阴阳既分，气行各异，所入谷气，亦各随之变化。经曰：其清者为营，浊者为卫。此言谷气之清浊也。以清升浊降，故谷气之清者升中焦，随营气流行而化为血；浊者降下焦，随卫气流行而变成肉也。仲景曰：呼吸者，脉之头也，而营行脉中，卫行脉外。是故营卫二气，虽循行内外，实根于呼吸。呼吸由命蒂发源，表里阴阳本来一贯。形从气生，气借形聚，一而二，二而一者也。《灵枢·营气》曰：营气之道，内谷为宝（此言营气借助于谷气也）。谷入于胃，乃传之肺，流溢于中，布散于外。专精者行于经隧，常营无已，终而复始（此言谷气之精者行于经隧，即是其清者为营，营行脉中也）。故气从手太阴，出注手阳明，上行注足阳明，下行至跗上，注大指间，与足太阴合。上行抵髀，从脾注心中。循手少阴，出腋下臂，注小指，合手太阳。上行乘腋出页内，注目内眦。上颠下项，合足太阳，循脊下尻，下行注小指之端。循足心，注足少阴，上行注肾，从肾注心，外散于胸中。循心主脉，出腋下臂，出两筋之间，入掌中，出中指之端，还注小指次指之端。合手少阳上行，下注膻中，散于三焦，从三焦注胆，出胁，注足少阳。下行至跗上，复从跗注大指间。合足厥阴，上行至肝，从肝上注肺，上循喉咙，入颃颡之窍，究于畜门。其支别者，上额循颠，下项中，循脊入骶，是督脉也。络阴器，上过毛中，入脐中，上循腹里，入缺盆，下注肺中，复出太阴。此营气之所行也。

谷按[①]：此详营气流行之序。以手太阴经脉起中焦，营气亦起中焦，故自手太阴始，自阴而注阳，复从经脉注于脏腑。出入表里，往返循行，而终于厥阴，复注太阴，周而复始，如环无端，昼夜百刻，则有五十度周行于身。盖平人呼吸定息，气行六寸，积至二百七十息，气行一十六丈二尺，则一周于身。昼夜百刻，计一万三千五百息，则营气周行于身五十度也。若夫卫气散行脉外，亦如营气之五十度行于身。其异于营气者，昼则行于阳二十五度，夜则行于阴二十五度，是随天地阳气升降出入也。"营卫生会篇"曰：日中而阳陇为重阳，夜半而阴陇为重阴。故太阴主内、太阳主外，各行二十五度，分为昼夜。夜半后阴衰，平旦阴尽，而阳受气矣；日西而阳衰，日入阳尽，而阴受气矣。夜半而大会，万民皆卧，命日合阴。此言卫气昼出于阳，夜入于阴，夜半与营气大会于太阴。阴阳二气交合，万民皆熟寐矣，故曰合阴也。

论伏暑

夏伤于暑，秋为痎疟。盖暑邪从口鼻吸入，蓄于膜原。至秋凉风外束，则邪不能容。膜原界于半表半里，邪入与阴争则发冷，冷者阳气为邪郁遏也。邪出与阳争则发热，热者阳气得伸也。故终汗出则热退。其邪蓄多而久发不愈，名为痎疟。然亦有不作疟，而身热头痛，口渴脉数，似伤寒而实非伤寒者，名为伏暑之病。暑为火湿二气合化，若火邪为阳性，动

---

① 谷按：本章之"谷按"为章虚谷自按。

而不能伏，以其合有湿邪，互相胶结，故能蓄于膜原，蕴而不发。其湿重而兼食积者，或成痢疾，或有疟痢兼作，则邪重而病危矣。惟大江以南，气候多温，岭南尤甚，故秋末冬时，犹多伏暑之病。良以邪蓄膜原，为人身空隙之处，非得寒气外束，其邪与气血浮沉，腑气转动，食便如常而病不发，此皆余之所经历者。是故伤寒之病，断无夹暑之理。而冬寒之时，却有伏暑之邪。学者又不可不知。其治法与伤寒迥异，断不可牵混而误治者。余于温暑提纲，已论其概，而《叶氏医案》，辨治尤详，皆当参阅。然伏暑发于冬令，或兼外感风寒，亦理之常。然必兼恶寒之证，弦强之脉，而内则口渴，舌有苔垢，以其有膜原之邪故也。此须先解表邪，使内邪透达，然后清之，又为先后缓急之要法也。若见其内热或甚，而遽投寒凉，则阳气不振，内邪不能透达，外邪反从内侵。变证多端，甚难救治。为因暑湿胶黏，开其湿滞，其火透达，如不知此，而过用凉药，则火伏湿闭，即所谓阳病变阴，必至危殆。若此者，余尝用姜、附、草果、茅术、厚朴之类，中气弱者，加参以升阳开浊，使正气得振，热邪透发，再用白虎等法清之而愈。虽当夏令，亦可审证而施，无不获效，乃救前药之误，为权宜之活法。然非明辨脉证的确，则亦未可浪施也。

火为阳，湿为阴。二气合邪，故误投寒药，则阳病变阴。而古方冷香饮、大顺散等，用姜、桂、附子、草果，盖亦为此等证候而设也。凡同时感二气之邪名为夹，如风夹寒、风夹火、火夹湿、风夹湿之类。惟燥湿相反，不能相夹；冬寒夏暑，时令相远，不能相夹。若内先伏暑，后感外寒；冬伤于寒，春变温病；阴虚内燥，外受湿邪；外感风寒，内传变热，皆有之矣。

谷按： 此阴阳六气常变之理，所当究心而不可忽者。

辨假虚损说

虚损，有真假之分，尤不可不辨。本元亏为虚，脏真伤为损，故总名内伤，如前所论是也。若假者，似是而非，或不辨而误服补药，变成败坏之证，反不可治矣。

凡心跳头眩，梦寐不安者，世俗多作虚损怔忡，而用补剂。不知有痰凝气滞，郁火冲动者。一投参、地、枣仁、萸肉等药，初不之觉，或见小效，而涩补之味，渐渐敛痰，入于包络，旋发旋重。或变风痫抽掣，不省人事，甚则癫狂，不可救治。夫虚损而至怔忡者，先因肾亏，劳心耗血，水不济火，虚火上冲，心神动惕；血不养肝，肝风上冒而头眩。其心肾之脉，必动数虚大，肝脉急强，乃为木火偏胜，阴血虚损之象。若因痰凝火郁者，外证虽似，而脉则迥异，尺部沉静如常，两关寸沉迟弦涩。以其清阳不振，气滞痰凝故也。或因触怒劳心，心肝火动，为痰涎郁遏，火不得泄，则亦如怔忡，甚或昏厥。但用理气清痰，则郁火解而病自愈。当其病时，寸关沉滞，而尺部或见浮大似虚。此正因涎浊阻于中焦，而下焦阳气不能上达之故，非为真虚。但理中上二焦，使气顺痰清，其尺脉亦即平复。

谷按： 细审有兼肾亏者，亦必使关寸之脉调达，而无浊涎所阻，方可滋补。否则气血未滋，而痰涎更结矣。

凡咳嗽，或因风寒外闭而嗽痰，或因风热内客而干咳。若作虚损而误补，则邪气内伏，反觉小愈。于是医者病者，皆信为虚，更进补药。邪与气血胶结，如油入面，神丹莫疗。或邪久郁动火而吐血，则更认为劳损；或邪火走注，一身皮肉筋脉皆痛，则认为血枯；或肺气窒塞，声闭不出，则认为哑劳。而不知由假成真，至死不悟，可胜悼哉。夫虚损咳嗽，虽亦有发热之证，然咳声无力，两颊常红，其尺脉空虚而数，肺脉虚大，并不弦滞，皆由肾伤水耗，相火上炎犯肺，方可用二冬、参、地之属。若脉虽弦数，肺部沉滞，此风寒外闭；或肺脉虽大而有力，尺部不虚，是邪郁化火。

按： 尺既不虚，则肺火自盛可知。虚劳咳嗽，其声嘶而无力。章氏曰：皆非虚损，而当清理泄邪。其初起必有恶寒发热之状，且虚劳咳嗽由渐而来，外邪咳嗽，卒然而至，迥有可辨也。

凡吐血，其因甚多。或因用力动火，须用和络化瘀，固气调中；或因暴怒气逆动血，须顺气化瘀；或因外邪郁火冲动，或受热邪动血，皆当清邪化瘀。今观世俗，多不细辨。一见吐血，率用二冬、二地、阿胶等类。其因用力及暴怒动血者，得凉润腻补，血虽暂止，瘀遂结于络中。续生新血，不能循行归经，满则必溢。故逾时复吐，吐则又补，愈后又发，旋发旋重，终至不救。其因外邪吐血而误补者，变证尤多。以上诸弊，余目击不可数计，竭心力治之，全愈者十无一二，半愈者十无三四。或吐血虽不发，而咳嗽终身不瘥，带病延年，即为万幸。

按： 或虚或动，二者必见其一，审因尤为要着。章氏曰：医者不悟，自以为是，病者畏虚，甘于补死。殊不思虚损吐血，总因肝肾同伤，尺脉必然虚动。虽暴怒伤肝，肝脉大而尺脉不虚。既非虚损，其血出于胃络，必当审其所因，以清理化瘀为主。瘀化气和，其血自止，饮食调理，渐可复元。与其误补而成病根，何如勿药之为善乎。

若不明六气外邪之脉证，则实者误补；不明人身阴阳虚实之脉证，则虚者误攻。是故惯于用补者，既不识外邪证治之法，乃曰：但补其正，正气旺则邪自除，犹君子多，小人自退也。其惯于用攻者，不知实中夹虚之证治，乃曰：攻邪所以救正，邪去，则正自复也。二者各执一说，似是而非。病家惶惑，莫知所从，不得不祷于鬼神，而求神药，或用香灰代药散。

按：章氏谓病家无可折衷，既不知医理，不能不祷鬼神，其情亦可哀也。噫！理之灼然可明者，犹难取信，而欲希验于冥冥中，其诚果能感格于鬼神乎？

夫正亏为虚，邪盛为实。正虚者，有阴虚、阳虚、气虚、血虚之异。阴阳虚者，须培肾元，以阴阳蓄于肾也。气血虚者，须调脾胃，以气血生于脾胃也。邪实者，有风、寒、暑、湿、燥、火之不同，受病有脏腑、经络、表里之深浅，而用药有轻重缓急之别也。然纯虚者，补之尚易；纯实者，攻之不难。无如纯虚纯实之证少，而虚实错杂之证多也！正虚夹邪，执用补法，则锢其邪；执用攻法，则正气脱。不知此理，动手即乖。故必审其阴阳气血，孰者为虚；经络脏腑，何处受邪。权其轻重缓急，或攻多补少，或攻少补多，随证设法，惟求恰当。是故古方补泻同用，寒热并陈者甚多，《内经》所谓"复方"也。世俗习于时尚，而昧古法，反以为怪，而不敢用。凡遇虚实错杂之证，则束手无策也。

按：此告诫世多虚实错杂之病，乃止有治纯虚纯实之医，故人不死于病，则必死于医。殆亦世道人心之不古，所以天假仁术以杀之乎？避免遇虚实错杂之证，而束手无策。

夫攻邪所以救正，补正即可祛邪，原有至理，但必辨析，未可混淆。若各执一说而相抵牾，其害则同。假如风寒之邪，初入经络，邪郁在表，身中阳气不伸，故身热头痛。但用辛温发散，表之汗出，则身凉而愈。又如热邪内结，腹满坚痛，其人元气不亏，可用大黄等药攻下，则邪去而安。此皆所谓"攻其邪，邪去则正自复也"。如或虽汗，邪不能退，或屡表不汗，神气委顿，此中虚不能胜邪，须用参、芪、归、芍之类，佐以疏散，补托解邪，则汗出身凉。又如下元素亏，初感风寒，即入阴经，但冷不热，或厥逆腹痛，下利清谷，当用姜附理中等汤，以扶元阳，则风寒自去。此皆所谓"补其正，正旺则邪自除也"。然此惟论风寒之邪耳，若暑湿则又大异。暑湿从口鼻吸受，由膜原而走中道，漫延三焦，故必分三焦论治。

按：邪之阴阳清浊不同，病之浅深表里各别，则治法迥殊。章氏谓：膜原在肺胃间，邪入膜原，肺胃皆病。所以暑湿初感，即胸闷不食，肺胃现证也。愈后多日，胃尚不开，或余邪隐伏，得食即复发，故最淹缠难愈。非如风寒邪在躯壳，毋庸禁食，可用补法也。

夫药之入口，必先到胃。暑湿初受，即踞胃口，虽虚弱人不能用补，补则反锢其邪，故必先为清理。惟权其体之强弱、邪之轻重，以准药之缓峻，使邪气传化，正气流行，方可清补兼施。其邪正进退，互相胜负，此中消息，尤当细心体会。必使正气渐复，邪气渐消，庶可生全。是则所云"补正邪自除，攻邪正自复"者，俱不可用矣。且攻击之药，中于病所，则病去；如不中病，则攻其元气，而邪反不去。即如暑湿无形之邪，虽满闷，而按之虚软。化其三焦之气，则邪从小便而去，或从汗解。大黄者，迅利峻下，直走肠胃，若有形积滞结于肠胃，按之坚痛，方可用之。或用之不当，纵其人本元未亏，邪亦由此轻减，而元气无不伤残。往往病后虚怯难复，况本虚之人，无不危矣。且其无形之邪，本在半表半里。攻其肠胃，则表邪乘虚内陷，多成坏证；若又不顾伏邪在内，而执用补法，则邪与气血，胶固难清，必至淹缠，日久终归不起。

谷按： 不明至理而偏执一说以自是，则假虚假实之证，未有能治之者。爰辨其概如此，幸明者鉴诸。

方制要妙说

《内经》有七方之制，曰：大、小、缓、急、奇、偶、复。徐之才推广其义，设为十剂曰：宣、通、补、泻、轻、重、滑、涩、燥、湿。然仲圣为万世祖，其制方要妙，更有出于七方十剂之外者。古来多不体究，虽称名家如喻嘉言，而犹昧昧，反谓桂枝能监制麻黄之发表，何况世俗浅学，无怪乎疑仲圣之方，为夹杂不敢用也。要妙者，药性气味也，配合制度，实不外阴阳五行之理耳。盖药性有四，寒为阴，热为阳，温为少阳，凉为少阴。气有五：气腐走肾，肾属水；气臊走肝，肝属木；气焦走心，心属火；气香走脾，脾属土；气腥走肺，肺属金。味有六：咸先入肾，酸先入肝，苦先入心，甘先入脾，辛先入肺，淡无五味，不入五脏，而走肠胃三焦，能化气利水也。

按： 此论自首至终，析理精微，辞义显亮，学者必熟读深思，洵为入门要诀。圣道提纲，由是致力，庶免邪僻之害。

夫人禀阴阳五行之气以生，气有偏驳则病。药得阴阳五行之偏，是故以偏治偏，必归于平而后病愈。若不明阴阳五行之理，药性气味之殊，配合制度，未得其法，反与病忤也。即以人身分阴阳，则脏腑在内为阴，躯壳包外为阳；以气血分阴阳，则血为阴，气为阳；以营卫分阴阳，则营为阴，卫为阳；

以脏腑分阴阳，则脏为阴，腑为阳；以躯壳分阴阳，则浅深层次而有六经。其极表在皮腠间为太阳，稍深在肌肉间为阳明，又近筋骨间为少阳；又进则为太阴，为少阴，为厥阴。厥阴者，六经之极里也。然躯壳脏腑，本来一贯，故太阳经内通膀胱、小肠之腑，而皮腠属于肺脏；阳明经，内通大肠、胃腑，而肌肉属于脾脏；少阳经，内通三焦、胆腑，而筋属肝脏，骨属肾脏；太阴经，内通脾、肺脏；少阴经，内通心、肾脏；厥阴经，内通心包、肝脏也。

人与万物，同禀阴阳五行之气。故药之阴者，能入人身阴分；阳者，入人身阳分，各从其类也。药之气为阳，味为阴。气味又各有阴阳，气焦香为阳，腥腐臊为阴；味辛甘淡为阳，咸苦酸为阴。阳者，动而升浮，所谓本乎天者亲上；阴者，静而沉降，所谓本乎地者亲下也。升浮之力有厚薄，则入于人身有浅深不同，故有入太阳、阳明、少阳、太阴、少阴、厥阴经之分。沉降之力有轻重，故或入于腑，或入于脏之不一。

按：自来解方者多矣，未有本阴阳五行之理，而揭其玄妙如此者，真得仲景之心法，以启千古之秘也。学者欲登仲景之堂，岂可不由是而进乎。

升浮而兼温热，则走表力猛，而发泄。此麻黄汤所以能治阴寒外闭也。沉降而兼寒凉，则走里迅急而通利。此承气汤所以能破邪热内结也。是麻黄汤，专用其气，取性之温热以治寒；承气汤，专用其味，取性之寒凉以治热。阴寒之邪，在人身阳分，故以走人身阳分之阳药，以治阴邪。阳热之邪，在人身阴分，故以走人身阴分之阴药，以治阳邪。皆为正治之法也。若非阴寒外闭，又非阳热内结，而邪正混淆，阴阳否隔，而为中满者，则用生姜、干姜，温热而升浮者，通其清阳；黄连、黄芩，寒凉而沉降者，破其浊阴。阴阳通和，则邪去正安，此泻心汤所以能治痞满也。但生姜、干姜则味厚，非同麻、桂之味薄轻扬，故虽升浮，不甚走表，又以芩、连沉降之力制之，遂为表之里药也。黄芩、黄连气味清，不及大黄之味厚质重，故虽沉降，不甚迅利。又以二姜升浮之力行之，遂为里之表药也。表之里，里之表，正合乎中矣。邪不在表，又不在里，则不宜表里之法，惟转其阴阳枢纽，则否变成泰，故以芩、连之寒，二姜之热，二者均之，适得其平。是用寒热调阴阳，气味通清浊也。

如或其人阳盛热多，则二姜之热恐助邪势，而芩、连沉降，又不足以开泄浊邪。遂别出心裁，不用二姜，但以黄芩，易大黄之气香而迅利者，以开浊邪。但大黄味厚，下行急速，则中道之邪，仍留不尽，乃不用煎法，以汤渍取汁，则味不出。而气厚味薄，味薄则下行缓，气厚则上浮以泄邪，故仍名大黄泻心，而不名承气也。若邪热虽盛，其元阳又亏，而畏寒汗出，补泻两难，莫可措手。乃以大黄、芩、连，渍取其汁，峻泻中上之邪，另煎附子汁，和入以扶元阳。附子煎熟则达肾甚速，不碍于上，三黄生汁泻上力多，不伤于下。扶阳泄邪，一举两得。欲用其气，而碍于味厚，乃不煎而渍取其汁，此真异想天开，非心通阴阳造化之微，其孰能之。

按： 章氏列举麻黄汤、承气汤证，谓"观此数方之妙，则可知各方变化，无不以药性气味之阴阳，合乎人身表里阴阳虚实寒热者，是故投无不效。而七方十剂之法，亦尽具于中"。

参考文献

章楠.医门棒喝[M].北京：中国医药科技出版社，2011.

第四章

俞根初医话

俞根初（1734—1799），山阴人，名肇源，根初为其字。俞氏世居山阴陶里村（今浙江省柯桥区齐贤镇陶里村）。其先世祖俞享宗，为宋隆兴进士。据《绍兴府志》载："仕至秘阁修撰，后为刑部尚书。"至明洪武年间，由享宗后裔俞日新迁居陶里，操轩岐业，早在明朝洪武年间即有医名，遂世代沿袭，迄俞根初已历十代有余。俞根初行医近半个世纪，擅伤寒时证，日诊百数人，大名鼎鼎，妇孺皆知。他凭着勤奋、务实、谦逊的精神治学、实践，持之以恒，著《通俗伤寒论》。

伤寒要义说

伤寒，外感百病之总名也。有小证，有大证，有新感证，有伏气证，有兼证，有夹证，有坏证，有复证。传变不测，死生反掌，非杂病比。奈扁鹊《难经》但言伤寒有五：一曰中风，二曰伤寒，三曰湿温，四曰热病，五曰温病。仅载脉候之异同，并无证治之陈列，语焉不详，后学何所依据？惟中风自是中风，伤寒自是伤寒，湿温自是湿温，温热自是温热，已可概见。然皆列入伤寒门中者，因后汉张仲景著《伤寒杂病论》，当时不传于世，至晋王叔和，以断简残编，补方造论，混名曰《伤寒论》，而不名曰《四时感证论》，从此一切感证，通称伤寒，从古亦从俗也。予亦从俗，名曰《通俗伤寒论》。人皆谓百病莫难于伤寒。予谓治伤寒何难？治伤寒兼证稍难，治伤寒夹证较难，治伤寒复证更难，治伤寒坏证最难。盖其间寒热杂感，湿燥互见，虚实混淆，阴阳疑似，非富于经验，而手敏心灵，随机应变者，决不足当此重任，日与伤寒证战。谚云：熟读王叔和，不如临证多。非谓临证多者不必读书也，亦谓临证多者乃为读书耳。国初喻嘉言尝云：读书无眼，病人无命。旨哉言乎！予业伤寒专科，四十余年矣，姑以心得者言其要。

按：俞根初论伤寒，称是外感百病之总名。一切感证，通称伤寒。俞氏博采众长，不泥古，同时更看重临证实务之经验。提出"熟读王叔和，不如临证多"。把临证比作读书，主张书宜读，方宜活用。

（一）六经形层

太阳经主皮毛，阳明经主肌肉，少阳经主腠理，太阴经主肢末，少阴经主血脉，厥阴经主筋膜。太阳内部主胸中，少阳内部主膈中，阳明内部主脘中，太阴内部主大腹，少阴内部主小腹，厥阴内部主少腹。

按： 徐荣斋云："六经形层"，把六经假定作机体方面的六个层次，虽然说不出充分理由，但在病理上的某一分野里用它暂作"代号"。又说，伤寒六经，不过就病变上分作六个阶段。六经分主三焦之部分。《内经》云：上焦心肺主之，中焦脾胃主之，下焦肝肾主之。何廉臣谓：当分六经形层。病入内脏，当辨三焦部分，详审其所夹何邪，分际清晰……首辨三焦部分，膈膜以上，清气主之，肺与心也。膈膜以下，浊气主之，脾胃二肠内肾膀胱也。界乎清浊之间者为膈膜，乃肝胆部分也。从膈下而上，上至胸，旁至胁，皆清气与津液往来之所，其病不外痰涎水饮，为邪所击搏，与气互结。由胃中脘，及腹中，下抵少腹，乃有渣滓瘀浊之物，邪气得以依附之而成下证。

（二）六经病证

太阳标证：头痛身热，恶寒怕风，项强腰痛，骨节烦疼，无汗者寒甚于风，自汗者风重于寒。太阳本证：渴欲饮水，水入则吐，小便不利，甚或短数淋沥，或反小便自利，蓄血如狂。太阳中见证：凡见太阳标证，而大便不实，小便清白，甚则男子遗精，女子带多，腰脊坠痛，痛如被杖，甚或气促而喘，角弓发痉，若目睛上视，尤为危候。太阳兼证：兼肺经证，鼻塞流涕，鼻鸣喷嚏，嗽痰稀白，甚则喘而胸满；兼脾经证，肢懈嗜卧，口腻腹泻；兼胃经证，饱闷恶食，嗳腐吞酸。

秀按①：太阳标证，太阳之为病，寒水之气为病也。寒为病，故宜温散；水为病，故宜利水。总以发汗为出路，利水为去路。若非水蓄而血蓄，则又以通瘀为去路。太阳中见证：此即张景岳所谓太阳未解，少阴先溃是也。必其入肾气先虚，则肾中之阳不足以抵御阴寒，即从太阳中络直入足少阴肾经。太阳兼证：太阳经主皮毛，故《内经》云：太阳者毫毛其应，上与肺经相关，故形寒则伤肺；下与肾经相关，故汗多则溺少。若兼脾经证，必其人素禀多湿；兼胃经证，必其人新夹食滞。

少阳标证：寒热往来，耳聋胁痛。少阳本证：目眩咽干，口苦善呕，膈中气塞。少阳中见证：手足乍温乍冷，烦满消渴，甚则谵语发痉，四肢厥逆。少阳兼证：兼胃经证，烦闷恶心，面赤便闭，身痛足冷，斑点隐隐；兼脾经证，四肢倦懈，肌肉烦疼，唇燥口渴，膈中痞满，斑欲出而不出；兼肾经证，耳大聋，齿焦枯，腰背酸痛如折，甚则精自遗，冲任脉动；兼肺经证，喉痛红肿，咳则胁痛，甚则咯血；兼心经证，舌红齿燥，午后壮热，神昏不语，甚则郑声作笑；兼小肠经证，舌赤神呆，语言颠倒，小便赤涩，点滴如稠；兼大肠经证，胸膈硬满而呕，腹中痛，发潮热，大便秘，或反自利。

秀按：少阳标证，少阳以寒热、胁痛、耳聋为半表证，口苦、咽干、目眩为半里证者，以少阳经外行腠理，内行两胁，不居身之前后而居侧也。两耳窍则闻，窴则不闻；口咽目开之则见，阖之则不见。此数者，不可谓之表，亦不可谓之里，则谓之半表里而已矣。惟寒热一证，必寒已而热，热已而汗，则

---

① 秀按：本章之"秀按"为何秀山按。

为少阳之寒热往来。若发热恶寒如疟状，一日二三发，其人不呕，仍是太阳表证，非少阳之半表证也，临证时亦要辨明。少阳中见证：少阳与厥阴为表里，若相火之邪，不从外达，势必内窜包络肝经，发现热深厥深、火旺风动之危候。少阳兼证：手足少阳经，内部膈胁，外行腠理，均司相火。相火者，游行之火也，内则三焦之膜，布膻中，络心包络，循胁里，连肝而及于胆，历络三焦，多与各脏腑相通。其相通之道路，既与三焦相关，又于膈膜相会。如手太阴肺经脉，起于中焦，还循胃口，上膈；足太阴脾经脉，络胃，上膈；手少阴心经脉，出心系，下膈；手厥阴心包络脉，起于胸中，下膈；足阳明胃经脉、手太阳小肠经脉、手阳明太阳经脉均下膈；足厥阴肝经脉，贯膈。故少阳一经，不特多中见证，抑且多各经兼证也。惟兼足少阴肾经证，则由相火炽盛，由肝及肾耳。

阳明标证：始虽恶寒，二日自止，身大热，汗自出，不恶寒，反恶热，目痛鼻干不得眠，或多眠睡。阳明本证：在上脘痛尚浅，咽干口苦，气上冲喉，胸满而喘，心中懊侬；在中脘病已重，大烦大渴，胃实满，手足汗，发潮热，不大便，小便不利；在下脘，由幽门直逼小肠，且与大肠相表里，病尤深重，日晡所热，谵语发狂，目睛不和，腹胀满，绕脐痛，喘冒不得卧，大便胶闭，或自利纯青水，昏不识人，甚则循衣摸床，撮空理线。阳明中见证：四肢烦疼，口腻而淡，脘腹痞满，便如红酱，溺短数热，甚或小便不利，便硬发黄，黄色鲜明，或斑点隐隐，发而不透，神识模糊，躁扰异常。阳明兼证：兼肺经证，头胀心烦，脘闷嗽痰，痰色黄白相兼，喉燥渴饮，若热壮胸闷，呕恶足冷者，将发痧疹，若胸胁滞痛，咳嗽气喘者，肺多伏痰；兼心经证，嗌干舌燥，口糜气秽，欲寐而不得寐，或似寐而非寐，甚则郑声作笑，面色娇红；兼肾经证，口燥咽干，心下急痛，腹胀便闭，或自利酸臭水；兼包络证，口燥消渴，气上冲心，膈上热痛，神昏谵语，甚或晕厥如尸，口吐黏涎；兼肝经证，脘中大痛，呕吐酸水，或吐黄绿苦水，四肢厥逆，泄利下重，或便脓血，甚则脐间动气，跃跃震手。

秀按：阳明本证，上脘象天，部居胸中，清气居多，犹可宣上解肌，使里邪从表而出；下脘象地，内接小肠，浊气居多，法可缓下，使里邪从下而出。而其能升清降浊者，全赖中脘为之运用。故中脘之气旺，则水谷之清气上升于肺，以灌输百脉；水谷之浊气下达于大小肠，从便溺而泄。法虽多端，总以健运胃气，照顾胃液，或清或下为主。俞氏细分上中下三脘现证，盖以胃虽一腑，却有浅深轻重之不同，临证者不可不详辨也。阳明中见证：阳明之邪，失表失清，以致陷入太阴，故多中见湿证。当辨湿重而热轻者，失于汗解，或汗不得法，湿气内留，或其人素多脾湿，湿与热合，最为浊热黏腻；热重而湿轻者，往往内郁成斑，斑不得透，毒不得解，尤为危险，急宜提透，不使毒邪陷入少厥二阴。如大便胶闭，潮热谵语者，阳明证重，太阴证轻，缓缓下之可也。《内经》所谓"土郁夺之"是矣。总之脾胃联膜，邪入阳明，热结燥实者固多，气结湿滞者尤多，况吾绍地居卑湿，湿热病最占多数，治法甚繁，临证者尤宜详辨。阳明兼证：阳明最多兼证。胃热冲肺则咳逆痰多；冲心包络则神昏发厥；冲心则神昏呓语，或但笑而不语；下烁肝肾则风动发痉，阴竭阳越。其变证由于失清失下者多，故阳明每多死证。总之勘伤寒证，阳明最多下证，少阴最多补证。宜下失下，宜补失补，皆致殒人。虽然，用下尚易，用补最难，难在对证发药，刚刚恰好耳。

太阴标证：四肢倦怠，肌肉烦疼，或一身尽痛，四末微冷，甚则发黄，黄色晦暗。太阴本证：腹满而吐，食不下，时腹自痛，自利不渴，即渴亦不喜饮，胸脘痞满，嗌干口腻，热结则暴下赤黄，小便不利；若腹痛烦闷，欲吐不吐，欲泻不泻，多夹痧秽。太阴中见证：腹痛痞满，呕吐不纳，大便秘结，小溲不利，或下赤黄，或二便俱闭，发黄鲜明。太阴兼证：兼心经证，神烦而悸，汗出津津，似寐非寐，或不得卧；兼肝经证，心中痛热，饥不欲食，食即呕酸吐苦，胸胁疼，甚则霍乱吐泻。

秀按：太阴以湿为主气，有阳经注入之邪，有本经自受之邪。注入之邪，多湿热证；自受之邪，多风湿、寒湿、秽湿等证。太阴中见证：湿与热合，脾胃同病。其人中气虚，则太阴证多，湿遏热郁；中气实，则阳明证多，热重湿轻。故同一满闷也，脾湿满，满在脐下少腹，胃热闷，闷在心下胃口；同一腹痛也，满而时痛者属脾，满而大实痛者属胃；同一发黄也，黄色之瘀晦者属脾，黄色之鲜明者属胃；同一格吐也，朝食暮吐为脾寒格，食入即吐为胃热格。脾胃之证，相反如是，岂可混称湿热，而以治脾者治胃，以治胃者治脾哉？总之，胃为阳腑，宜通宜降；脾为阴脏，宜健宜升。胃恶燥，宜清宜润；脾恶湿，宜温宜燥。大旨如是而已。太阴兼证：兼心经多血虚证，以心生血，脾统血故也。脾无血统，则脾阴将涸，势必子盗母气，阴竭阳越，故心烦不寐，汗出津津，最为虚脱危候。兼肝经多气郁血热证，如霍乱吐泻，虽属太阴湿土为病，而致所以上吐下泻者，实属厥阴风木乘脾而郁发也，故其眼目全在阳明，必以趺阳不负为顺。如胃家实者，既吐泻则湿郁已发，而风木自息。若胃家不实而阳虚，则风木必夹寒水以凌脾，吐利不止而四逆；胃家不实而阴虚，则风木必煽相火以窜络，拘挛不伸而痉厥。至于湿竭化燥，血热生风，风动窜络之痉病，尤为太阴兼证之坏病也。

少阴标证：肌虽热而不甚恶热，反畏寒战栗，面赤目红，咽痛舌燥，胸胁烦闷而痛，痛引腰背、肩胛、肘臂，泄利下重，甚或躁扰呓语，自汗肢厥。少阴本证：肢厥四逆，腹痛吐泻，下利清谷，引衣蜷卧，喜向里睡，甚则面赤戴阳。少阴中见证：里寒外热，手足厥冷，身反不恶寒，下利清谷，腹痛干呕，面色娇红，咽痛口燥，渴而饮，饮而吐，吐而复渴，甚则烦躁欲死，扬手踯足，或欲坐卧水中。

秀按： 少阴标证，此少阴实热现象，故为标证。盖少阴只有虚寒，以君火藏而不用故也。凡有热象，皆相火之所为，非本病也。犹之厥阴经一切虚寒之证，亦少阴之所为，非厥阴本病也。少阴本证，此少阴虚寒现象，故为本证。盖少阴虽属君火，以藏为用，其体常虚，惟赖太阳卫之于外，而表寒不侵，阳明镇之于中，而里寒不起。若卫阳不固，而胃阳尚强，寒邪尚不能斩关直入，惟胃阳失守，寒水无制，故厥阴之风而厥逆，夹太阴之湿而下利，则真火立见消亡，故少阴最多死证。少阳中见证，此阴盛格阳之证。内真寒外假热，或下真寒上假热，当以在下在内之寒为主，用热药冷服之法，或可十救一二。

少阴兼证：兼肺经证，微见恶寒，发热不已，咳嗽不渴，咯痰稀白，身静蜷卧，似寐非寐；兼心包证，初起发热，即神呆不语，欲寐而不得寐，心烦躁扰，口干舌燥，欲吐黏液而不吐，身虽热，仍欲暖盖，或目睛上视；兼脾经证，初虽头痛恶寒，继则发热不止，口燥而渴，一食瓜果即腹痛自利，脘满而吐；兼肝经证，初起口干舌燥，心烦恶热，即吐泻如霍乱，陡然神识昏昧，虽醒似睡，手足瘛疭。

厥阴标证：手足厥冷，一身筋挛，寒热类疟，头痛吐涎，面青目赤，耳聋颊肿，胸满呕逆，甚或男子疝疼，女子少腹肿痛。

秀按：凡阴阳气不相顺接便为厥。厥者手足逆冷是也。有寒厥、有热厥，厥阴热厥多而寒厥少，少阴寒厥多而热厥少。盖厥阴与少阳相表里，厥阴厥热之胜复，犹少阳寒热之往来，少阳之寒因乎热，厥阴之厥亦因乎热，热为阳邪向外，厥为阳邪陷内，厥与热总属阳邪出入阴分。热多厥少，而热胜于厥者，其伤阴也犹缓；厥多热少，而厥胜于热者，其伤阴也更急。故厥深者热亦深，厥微者热亦微。总之，厥阴以厥热为眼目，凡有厥而复有热者，其厥也定为热厥，更于脉滑而喉痹便脓血，脉沉短而囊缩，脉沉疾而爪甲青，不大便而腹满硬痛，诸见厥证，所用四逆散及白虎承气辈互推之，自可决定热厥矣。惟有厥无热，甚则一厥不复热，及大汗大下利，厥逆而恶寒者，呕而小便利，身无热而见厥者，其厥也方是寒厥，方可用当归四逆汤以温经。而脏厥吐沫之用吴茱萸汤，蛔厥吐蛔之用乌梅丸，胥准此耳。

厥阴本证：口渴消水，气上冲心，心中痛热，饥不欲食，食则吐蛔，泄利下重，误下则利不止，或便脓血，甚则晕厥如尸，手足瘛疭，体厥脉厥，舌卷囊缩，妇人乳缩，冲任脉动跃震手。厥阴中见证：头晕目眩，口苦耳聋，乍寒乍热，寒则四肢厥冷，热则干呕渴饮，呕黄绿水，或吐黑臭浊阴，或兼吐蛔，甚则蛔厥，两胁串痛，或痉或厥。厥阴兼证：兼肺经证，气咳痰黏，胸痛串胁，甚则咯血，或痰带血丝血珠；兼心经证，舌卷丝短，鸦口噏嘴，昏不知人，醒作睡声，撮空上视，面青目紫；兼脾经证，脘满而吐，腹痛自利，四肢厥逆，渴不喜饮，面色萎黄，神气倦怠；兼胃经证，胸脘满闷，格食不下，两胁抽痛，胃疼呕酸，饥不欲食，胃中嘈杂；兼肾经证，面色憔悴，两颧嫩红，喘息短促，气不接续，手足厥冷，腰膝酸软，男子足冷精泄，女子带下如注。

秀按：厥阴一经，最多寒热错杂，阴阳疑似之候，必先分际清晰，庶有头绪。如热而发厥，热深厥深，上攻而为喉痹，下攻而便脓血，此纯阳无阴之证也；脉微细欲绝，手足厥冷，灸之不温，凛凛恶寒，大汗大利，躁不得卧，与夫冷结关元，此纯阴无阳之证也；渴欲饮水，饥欲得食，脉滑而数，手足自温，此阳进欲愈之证也；默默不欲食，呕吐涎沫，腹胀身疼，此阴进未愈之证也；厥三日，热亦三日，厥五日，热亦五日，手足厥冷，而邪热在膈，水热在胃，此阴少阳多之证也；下利清谷，里寒外热，呕而脉弱，本自寒下，复误吐下，面反戴阳，此阴多阳少之证也。大抵阳脉阳证，当取少阳阳明经治法；阴脉阴证，当用少阴经治法。厥阴病见阳为易愈，见阴为难瘥。其表里错杂不分，又必先治其里，后解其表。若见咽喉不利，咳唾脓血，切忌温药，仍宜分解其热，清滋其枯。尝见有周身冰冷而一衣不着，半被不盖者；有令两人各用扇扇之者；有欲畅饮冰水者；此非伏火在内，热极恶热而何？盖肝为藏血之脏，中多络脉，邪热入络，其血必郁而化火，其气亦钝而不灵，故厥阴病以血热、络郁为眼目。观热厥之四逆散，寒厥之当归四逆汤，并以辛润通络为君，可知刚燥之非宜矣，又可知厥阴门之姜附，实为兼少阴病虚寒而设。凡少阴病之宜清滋者，皆属厥阴；而厥阴病之宜温热者，则皆少阴也。以厥阴风化，内藏少阳相火；而少阴虽属君火，实主太阳寒水也。

厥阴中见证：头晕目眩，口苦耳聋，乍寒乍热，寒则四肢厥冷，热则干呕渴饮，呕黄绿水，或吐黑臭浊阴，或兼吐蛔，甚则蛔厥，两胁串痛，或痉或厥。

秀按：六经惟厥阴最难调治，盖厥阴内寄相火，本属有热无寒，纵使直受寒邪，证现四逆脉细。仲景只用当归四逆，而不用姜附可悟也。而乌梅丸中乃桂附辛姜并进者何也？因厥阴火郁，必犯阳明，阳明气实，则肝火自由少阳而散，苟胃阳不支，则木邪乘土，必撤阳明之阃，而为太阴之开，以致吐利交作，亡阳可畏，故必重用温脾，俾以就阳明之实，而不陷太阴之虚，此转绝阴为生阳，即藉生阳以破绝阴之法也。否则酸苦等味，虽有清泄厥阴之长，能无害胃伤阳之弊乎？总之，厥阴证全以胃阳为用神，胃阳胜，则转出少阳而病退；胃阳负，则转入太阴而病进。亦以胃阴为后盾，胃阴胜，则能制相火而邪热外达；胃阴衰，则反竭肾水而虚阳上越。观仲景一用理中以治霍乱，一用复脉以治阴竭，其主义尤易见也。昔赵养葵、高鼓峰辈，用逍遥散加生地、疏肝益肾汤等，以治伤寒化火烁阴，暗合仲景厥阴病正法。厥后叶天士乃溯源于复脉及黄连阿胶等方，前哲成法，其揆一也。

厥阴兼证：兼肺经证，气咳痰黏，胸痛串胁，甚则咯血，或痰带血丝血珠。兼心经证，舌卷焦短，鸦口撮嘴，昏不知人，醒作睡声，撮空上视，面青目紫。兼脾经证，脘满而吐，腹痛自利，四肢厥逆，渴不喜饮，面色痿黄，神气倦怠。兼胃经证，胸脘满闷，格食不下，两胁抽痛，胃疼呕酸，饥不欲食，胃中嘈杂。兼肾经证，面色憔悴，两颧嫩红，喘急短促，气不接续，手足厥冷，腰膝酸软，男子足冷精泻，女子带下如注。

秀按： 六经感证，兼带厥阴者，尚可救疗。若由三阳经传至厥阴，入里极深，风木与相火两相煽灼，伤阴最速，阴液消耗，邪热内陷包络，则神昏谵语，甚则不语如尸；内陷肝络，则四肢厥逆，甚则手足发痉，热极生风，九窍随闭，所形皆败证矣。故厥阴最多死证，惟兼肺兼胃两经，治之得法，尚可转危为安；若兼心脾肾三经，则死者多，生者少矣。

（三）六经脉象

太阳脉浮，浮为在表。浮紧浮迟皆主表寒，浮数浮洪皆主表热；浮而细涩，浮而软散，凡证皆虚；浮而紧数，浮而洪滑，凡证皆实。浮紧风寒，浮数风热，浮濡风湿，浮涩风燥，浮虚伤暑，浮洪火盛。

秀按： 此以浮脉辨寒热虚实也。浮脉轻手一诊，形象彰彰，最多兼脉，如浮紧而涩，为寒邪在表；浮弦而缓，为风邪在表；浮紧而数，为邪欲传里；浮而长，为传并阳明；浮而弦，为传并少阳。要以脉中有力为有神，可用汗解；若浮而迟弱，浮而虚细，浮而微涩，皆属浮而无力为阳虚，便当温补，不可发汗；浮而尺中弱涩迟细，皆内虚夹阴，急宜温补，尤忌妄汗，恐酿误汗亡阳之危候。同一浮脉而兼脉不同，则其病各异。盖风证多浮，寒证多紧，热证多数，湿证多濡，燥证多涩，暑证多虚，火证多洪，此外感脉候之常象也。惟感证脉无单至，最多兼脉，临证者尤宜细辨。

少阳脉弦。弦主半表半里。弦而浮大，偏于半表；弦而紧小，偏于半里；弦迟风寒，弦数风热，弦滑夹痰，弦急多痛；浮弦寒饮，沉弦热饮。浮弦而长，腠理邪郁；浮弦而数，相火已盛。弦少而实，邪实胃强；弦多而虚，正虚胃弱。右弦勒指，土败木贼；左弦细搏，水亏木旺。

秀按：凡病脉弦，皆阳中伏阴之象。盖初病虽在少阳，久则必归厥阴也，且多气结血郁之候。在感证表邪全盛之时，凡浮脉中按之敛直，紧脉中按之硬指，滑脉中按之勒指，便当弦脉例治，和解法中须参解结开郁之药，则弦脉渐见柔缓，而应手中和矣。若里邪传腑入脏，属邪盛而见弦滑者，十常二三，腑病居多；属正虚而见弦细者，十常六七，脏病居多。凡沉脉中按之强直，涩脉中按之细急，皆当弦脉类看，非肝阳上亢，即肝阴郁结。所以伤寒坏病，弦脉居多；杂证内伤，弦常过半。岂仅少阳一经多见弦脉哉？

阳明脉大，大主诸实，亦主病进，统主阳盛。大偏于左，邪盛于经；大偏于右，热盛于腑。大坚而长，胃多实热；大坚而涩，胃必胀满。浮取小涩，重按实大，肠中燥结；浮取盛大，重按则空，阴竭阳越。诸脉皆大，一部独小，实中夹虚；诸脉皆小，一部独大，虚中夹实。前大后小，阳邪内陷，其证多变；乍大乍小，元神无主，其病必凶。

秀按：大脉者，应指形阔，倍于寻常，有阴阳虚实之不同。大而洪搏，主热盛邪实；大而虚软，主阴虚阳亢。在伤寒脉大为阳盛，在杂证脉大为虚劳。同一大脉，当知阳盛者最易烁阴，胃为津液之腑，必直清阳明，而津液乃存；阴虚者不能维阳，肾为真阴之主，务交其心肾，而精血自足。尤必知阳伤及阴者，清必兼滋，张景岳所以创立玉女煎也；阴损及阳者，补必兼温，冯楚瞻所以创立全真益气汤也。一清阳明实证，一补少阴虚证，皆为大脉之生死开头，临证者毋以大脉作纯实无虚证勘。

太阴脉濡，濡主湿滞气虚。浮濡风湿，沉濡寒湿。濡而兼数，湿郁化热；濡而兼涩，湿竭化燥；濡而兼微，脾阳垂绝；濡而兼细，脾阴将涸。

秀按："濡"作"软"读，其脉虚软少力，应指柔细，轻按浮软，重按小弱，为脾经湿滞，胃气未充之象。但气虽不充，血犹未败，不过含一种软滞之象。轻手乍来，按之却窒滞不来；重手乍去，举之却窒滞不去耳。以脉参证，湿重而气滞者，当以芳淡化湿为君，佐调气以导滞；湿着而气虚者，当以温补中气为君，佐香燥以化湿。亦不得一见濡脉，恣用峻补峻温也。惟濡而微，急宜峻温；濡而细，急宜峻补。

少阴脉细，甚则兼微，细主阴虚，微主阳虚。寸细而浮，心阴虚竭；尺细而沉，肾阴涸极。细而兼数，阴虚火亢；细而兼弦，水亏木旺；细而兼涩，阴枯阳结；细而兼微，阴竭阳脱。沉细欲绝，亡阴在即；沉微欲绝，亡阳顷刻。

秀按：张长沙以脉微细为少阴主脉，微主阳气衰弱而言，细主阴血虚极而言。微者薄也，微薄如纸，指下隐然，属阳气虚；细者小也，细小如发，指下显然，属阴血虚。盖卫行脉外，阳气虚，则约乎外者怯，脉故薄而微，故少阴脉微欲绝，仲景用通脉四逆汤主治；营行脉中，阴血虚，则实其中者少，脉故小而细，故厥阴脉细欲绝，仲景用当归四逆汤主治。一主回阳，一主救阴，两脉阴阳各异，最宜细辨。若形盛脉细，少气不足以息，及病热脉细，神昏不能自持，皆脉不应病之危候。

厥阴脉涩，涩主阴虚化燥。初病右涩，湿滞血结；久病左涩，血虚精极。右寸浮涩，上燥主气；左关尺涩，下燥主血。两寸弦涩，心痛亡血；两关弦涩，络中瘀结；两尺涩弱，阴阳并竭。举之浮涩，按之数盛，阴虚伏热；举之浮大，按之反涩，阳盛夹积。

秀按：涩脉往来涩滞，轻刀刮竹，如雨沾沙，俱极形似，良由血虚液燥，不能濡润经脉，脉道阻滞，所以涩滞不利也。凡物少雨露滋培，势必干涩；人少血液灌溉，亦必干涩，故以涩脉属阴虚化燥之病。此惟三阳经邪热，传入厥阴经为然。若初病见涩数模糊，多属痰食胶固；或浮涩数盛，亦有雾伤皮腠，湿流关节之候。兼有伤寒阳明腑实，不大便而脉涩，温病大热而脉涩，吐下微喘而脉涩，水肿腹大而脉涩，消瘅大渴而脉涩，痰证喘满而脉涩，妇人怀孕而脉涩，皆脉证相反之候。故前哲有舍脉从证，舍证从脉之名论。

（四）六经舌苔

太阳表证初起，舌多无苔而润，即有亦微白而薄，甚或苔色淡白，惟素多痰湿者，苔多白滑，舌色淡红；素禀血热者，苔虽微白，舌色反红。若传入本腑，膀胱蓄溺，苔多纯白而厚，却不干糙；膀胱蓄热，苔多白兼微黄，薄而润滑。

秀按：太阳气化主水，而性本寒，寒为阴邪，白为凉象，故苔色多白，白润白薄，是其本象。若白滑者，风寒兼湿也；白滑而腻者，风寒兼湿夹痰也；或薄或厚者，视其痰湿之多少也。惟苔色淡白，白而嫩滑，素体虚寒也。

少阳主半表半里，偏于半表者，舌多苔色白滑，或舌尖苔白，或单边白，或两边白；偏于半里者，舌多红而苔白，间现杂色，或尖白中红，或边白中红，或尖红中白，或尖白根黑。或尖白根灰。若白苔多而滑，黄灰苔少者，半表证多；红舌多而白苔少，或杂黄色灰色者，半里证多；如边白滑润，虽中心黄黑，仍属半表半里，惟白苔粗如积粉，两边红或紫者，温疫伏于膜原也。

秀按：手少阳经，外主腠理，内主三焦膜原，故《伤寒论》曰：胸中有寒，丹田有热，舌上苔白者，不可攻之。盖胸中即上焦，丹田即下焦，若有苔白而滑腻及滑厚者，寒饮积聚膈上，伏热积于下焦。但宜苦辛和解，不可纯攻其里也。故尖白根黄，或根黑，或中黄，或半边苔灰，半边苔白，皆半表半里证。但看白色之多少，白色多者，表邪尚多，宜和解兼表，张氏柴胡桂姜汤、俞氏柴胡枳桔汤，皆使上焦得通，津液得下，胃气因和，则津津自汗而解；若黄黑灰多，或生芒刺，或黑点干裂，苔色虽白，纵表邪未尽，而里热已结，急宜和解兼下，张氏大柴胡汤、俞氏柴胡陷胸汤，正为此设，使其邪从下泄也；若足少阳经，纯乎胆火用事，舌多鲜红，即白中带红，亦多起刺，急宜和解兼清，俞氏柴胡白虎汤、俞氏蒿芩清胆汤，皆清相火而泄胆热也。

阳明居里，舌苔正黄，多主里实。黄白相兼，邪犹在经；微黄而薄，邪浅中虚；黄而糙涩，邪已入腑；浅黄薄腻，胃热尚微；浮黄厚腻，胃热大盛；老黄焦黄，或夹灰黑，或起芒刺，胃热已极。黄滑痰火，黄腻湿热。黄而垢腻，湿热食滞；黄起黑点，温毒夹秽。黄厚不燥，舌色青紫，多夹冷酒，或夹冷食；黄而晦暗，多夹痰饮，或夹寒瘀。

秀按：舌苔正黄，多主里实：苔黄而滑者，为热未结，不可便攻；黄而燥者，为热已盛，峻下无疑；黄而生芒刺黑点者，为热已极；黄而生瓣裂纹者，为胃液干，下证尤急；亦有根黄厚腻，舌尖白而中不甚干，亦不滑，而短缩不能伸出者，此胶潺宿食郁伏胃中也；又有苔却黄厚，甚则纹裂，而舌色青紫，舌质不干者，此阴寒夹食也。诸黄苔虽属胃热，但须分缓急轻重下之，且有佐温、佐热、佐消、佐补之不同，临证者尤宜细辨。

太阴主湿，舌多灰苔，甚则灰黑。灰而滑腻，湿重兼寒；灰而淡白，脾阳大虚；灰而糙腻，湿滞热结；灰而干燥，脾阴将涸。灰生腻苔而舌质粗涩干焦，刮之不能净者，湿竭化燥之热证也；灰黑腻苔而舌质嫩滑湿润，洗之不改色者，湿重夹阴之寒证也，凡舌苔或灰黑相兼，病多危笃，切勿藐视。

秀按：灰如草灰，黑如墨黑，虽同为湿浊阴邪，然舌已结苔，毕竟实热多而虚寒少。除舌灰而润，并无厚苔，亦不变别色，舌色淡黑，黑中带白，舌质滑润者，为阴寒证外，余如黄苔而转灰黑者，不论尖灰尖黑，中灰中黑，根灰根黑，纯灰色，纯黑色，凡舌质干涩及生刺点裂纹，起瓣起晕，均为伤寒传经之热证，亦为温热伤脏之火证，不拘在根、在中、在尖，均宜急下以存津液，佐消佐补，临证酌用可也。惟夏月中暑，苔多灰黑，或灰滑厚腻，或黑滑腻厚，均为湿痰郁热，亦不可与传经证同论。如屡下而灰黑不退，屡清而灰黑愈增，其舌或润或不润，而舌形圆大胖嫩，更有苔不甚燥，而舌心虽黑或灰，无甚苔垢，均为伤阴之虚证，急宜壮水滋阴，固不得用硝、黄，亦不可用姜、附。

少阴主热，中藏君火，多属血虚，舌色多红，淡红浅红，血亏本色；浮红紫红，血热已极；鲜红灼红，阴虚火剧；嫩红干红，阴虚水涸。舌红转绛，血液虚极，绛润虚热，绛干燥热，绛而起刺，血热火烈，绛而燥烈，阴伤液竭。

秀按：心开窍于舌，故舌红为心之正色，舌绛为心之真脏色，真脏脉现者病多危，真脏色现者病尤危，故不论脉证如何，见绛舌多不吉。凡心经血热则舌正红，色如红花；热毒重则舌深红，色如红缎；热毒尤重则舌娇红，色如桃花；热毒重而血瘀则舌紫红，色如胭脂，此皆为红色舌。尖红者心火上炎也；根红者血热下烁也；通红无苔及似有苔黏腻者，血热又夹秽浊也；红星、红斑、红裂、红碎者，热毒盛极也；红中兼有白苔者，客寒包火也；红中兼有黑苔者，邪热传肾也；红中夹两条灰色者，湿热兼夹冷食也；红中起白疱点者，心热灼肺也；红中兼黄黑有芒刺者，心热转入胃腑也；若淡红者血虚也；淡红无苔，反微红兼黄白苔者，气不化液也；甚则淡红带青者，血分虚寒也；惟红色柔嫩，如朱红柿，望之似润，扪之无津者，此为绛色舌，多由汗下太过，血液告竭，病多不治，张长沙炙甘草汤，用之亦多不及救。

厥阴气化主风，风从火化，舌多焦紫，亦有寒化，舌多青滑。舌见青紫，其病必凶，浮紫而赤，肝热络瘀，或阳热酒毒；淡紫带青，寒中肝肾，或酒后伤冷。

秀按： 厥阴气化主风，风从火化，舌色见紫，总属肝脏络瘀。因热而瘀者，舌必深紫而赤，或干或焦；因寒而瘀者，舌多淡紫带青，或滑或黯。他如痰瘀郁久，久饮冷酒，往往现紫色舌，惟紫而干晦。如煮熟猪肝色者，肝肾已坏，真脏色现也，必死。

（五）六经治法

太阳宜汗，少阳宜和，阳明宜下，太阴宜温，少阴宜补，厥阴宜清。

秀按： 此千古不易之法，但病有合并，方有离合，故治有先后、缓急、彼此之殊。须如星家之推命，纵同此八字，而取用神有大不同者，取用或差，全不验矣。医家亦然，病不外此六经，治不外此六法，而错综变化之间，倘取用不真，纵方能对证，往往先后倒施，缓急失机而贻祸，况方不对证乎？故能读古书，犹非难事，善取用神，实医者之第一难也。

太阴、少阴，大旨宜温；少阳、阳明、厥阴，大旨宜清。

斋按：根据文献记载：伤寒的六经，太阳寒化，阳明兼燥化，少阳兼火化，太阴兼湿化，少阴兼热化，厥阴兼风化。由于寒化，所以恶寒；燥化，所以渴不恶寒但恶热；湿化，所以腹满；火化，所以口苦咽干；而少阴之热化，是虚热，所以须从治，此为用药宜温、宜清的总方针。

吾四十余年阅历以来，凡病之属阳明、少阳、厥阴而宜凉泻清滋者，十有七八；如太阳、太阴、少阴之宜温散温补者，十仅三四。表里双解，三焦并论，温凉合用，通补兼施者，最居多数。

秀按：时代不同，南北异辙，其大端也。且也受病有浅深，气体有强弱，天质有阴阳，性情有刚柔，筋骨有坚脆，肢体有劳逸，年力有老少，风俗有习惯，奉养有膏粱藜藿之殊，心境有忧劳和乐之另，医必详辨其时、其地、其人之种种不同，而后对证发药。一病一方，方方合法，法法遵古，医能是，是亦足以对病人而无愧矣。

阳道实，故风寒实邪从太阳汗之；燥热实邪，从阳明下之；邪之微者，从少阳和之。阴道虚，故寒湿虚邪，从太阴温之，风热虚邪，从厥阴清之，虚之甚者，从少阴补之。阳道虽实，而少阳为邪之微，故和而兼补，阴道本虚，而少阴尤虚之极，故补之须峻。

秀按：此六经证治，须用六法之原理也。故俗称伤寒无补法者谬，惟用补法、下法，较汗、和、温、清四法为尤难，难在刚刚恰好耳。

伤寒证治，全藉阳明。邪在太阳，须藉胃汁以汗之；邪结阳明，须藉胃汁以下之；邪郁少阳，须藉胃汁以和之。太阴以温为主，救胃阳也；厥阴以清为主，救胃阴也。由太阴湿胜而伤及肾阳者，救胃阳以护肾阳；由厥阴风胜而伤及肾阴者，救胃阴以滋肾阴，皆不离阳明治也。

秀按：伤寒虽分六经，而三阳为要。三阳则又以阳明为尤要，以胃主生阳故也。若三阴不过阳明甲里事耳，未有胃阳不虚而见太阴证者，亦未有胃阴不虚而见厥阴证者。至于少阴，尤为阳明之底板。惟阳明告竭，方致少阴底板外露。若阳明充盛，必无病及少阴之理。盖少阴有温、清二法：其宜温者，则由胃阳偏虚，太阴湿土偏胜而致；其宜清者，则由胃阴偏虚，厥阴风木偏胜而致。阳明偏虚，则见太阴厥阴；阳明中竭，则露少阴底板。故阳明固三阴之外护，亦三阳之同赖也。如太阳宜发汗，少阳宜养汗，汗非阳明之津液乎？

风寒风湿，治在太阳；风温风火，治在少阳；暑热燥火，治在阳明；寒湿湿温，治在太阴；中寒治在少阴；风热治在厥阴。

秀按：六淫之邪，惟寒湿伤阳，风暑燥火，则无不伤阴。故治四时杂感，以存津液为要。

凡伤寒病，均以开郁为先，如表郁而汗，里郁而下，寒湿而温，火燥而清，皆所以通其气之郁也。病变不同，一气之通塞耳。塞则病，通则安，无所谓补益也，补益乃服食法，非治病法，然间有因虚不能托邪者，亦须略佐补托。伤寒证治，全藉阳明。邪在太阳，须藉胃汁以汗之。邪结阳明，须藉胃汁以下之。邪郁少阳，须藉胃汁以和之。太阴以温为主，救胃阳也。厥阴以清为主，救胃阴也。由太阴湿胜而伤及肾阳者，救胃阳以护肾阳。由厥阴风胜而伤及肾阴者，救胃阴以滋肾阴，皆不离阳明治也。

秀按：病无补法，开其郁，通其塞而已，固也。但其中非无因病致虚，及病不因虚而人虚之证，自宜通补并进。然通者自通其病，补者自补其虚，虽两相兼，仍两不相背也。其要诀，治寒病须察其有无热邪，治热病须察其有无寒邪，治虚病须察其有无实邪，治实病须察其有无虚邪，留心久久，自能识病于病外，而不为病所欺弄矣。

（六）六经用药法

太阳宜汗。轻则杏、苏、橘红，重则麻、桂、薄荷，而葱头尤为发汗之通用。

少阳宜和。轻则生姜、绿茶，重则柴胡、黄芩，浅则木贼、青皮，深则青蒿、鳖甲，而阴阳水尤为和解之通用。

阳明宜下。轻则枳实、槟榔，重则大黄、芒硝，滑则桃、杏、五仁，润则当归、苁蓉，下水结则主生军，应用则用，别无他药可代，切勿以疲药塞责，药稳当而病反不稳当也。惟清宁丸最为缓下之通用，用麻仁脾约丸亦为滑肠之要药。

太阴宜温。轻则藿、朴、橘、半，重则附、桂、姜、萸，而香砂尤为温运之和药，姜枣亦为温调之常品。

少阴宜补。滋阴轻则归、芍、生地，重则阿胶、鸡黄，而石斛、麦冬，尤生津液之良药；补阳刚则附子、肉桂，柔则鹿胶、虎骨，而黄连、官桂，尤为交阴阳之良品。

厥阴宜清。清宣心包，轻则栀、翘、菖蒲，重则犀、羚、牛黄，而竹叶、灯心，尤为清宣包络之轻品；清泄肝阳，轻则桑、菊、丹皮，重则龙胆、芦荟，而条芩、竹茹，尤为清泄肝阳之轻品。

按:《通俗伤寒论》以六经辨伤寒（包括寒、温两类感证）。又鉴于江南滨海，地处温湿，其感症自与中原的感寒燥者迥异。因此，俞根初说百病不外六经，正治不外六法，按经审证，对证立方，六法为君，十法为佐，治伤寒已无余蕴。拟定了不少清灵稳定的方剂，全书共载 101 方，以精切实用、疗效确切为临床医家所喜用。

（七）六经总诀

以六经钤百病，为确定之总诀；以三焦赅疫症，为变通之捷诀。

秀按:病变无常，不出六经之外。《伤寒论》之六经，乃百病之六经，非伤寒所独也。惟疫邪分布充斥，无复六经可辨，故喻嘉言创立三焦以施治。上焦升逐、中焦疏逐、下焦决逐，而无不注重解毒，确得治疫之要。

凡勘外感病，必先能治伤寒；凡勘伤寒病，必先能治阳明。阳明之为病，实证多属于火，虚证多属于水，暴病多属于食，久病多属于血。

秀按:伤寒六经并重，而俞氏独注重阳明者，以风寒、暑湿、湿温、温热，一经传到阳明，皆成燥火重病。其生其死，不过浃辰之间。即日用对病真方，尚恐不及，若仅视同他病，力求轻稳，缓缓延之，而病多有迫不及待者。俞氏善用凉泻，故能善治阳明，而名医之名，亦由此得。其实临证审病，火化水化，伤食蓄血，分析极清，即所用方法，轻重合度，非率尔操舵者比。

凡伤寒证，恶寒自罢，汗出而热仍不解，即转属阳明之候，当此之时，无论风暑湿，所感不同，而同归火化。

秀按：风寒暑湿，悉能化火，故火病独多。火必就燥，阳明专主燥气，故久必归阳明。

伤寒本无定体，中阳溜经，中阴溜腑，惟入阳经气分，则太阳为先；入阴经血分，则少阴为先。

秀按：《灵枢·邪气脏腑病形》篇曰：中于面则下阳明，中于项则下太阳，中于颊则下少阳，其中于膺背两胁亦中其经。又曰：中于阴者常从臂始。柯韵伯注《伤寒论》云：本论太阳受邪，有中项、中背之别，中项则头项强痛，中背则背强几几也。阳明有中面、中膺之别，中面则目痛鼻干，中膺则胸中痞硬也。少阳有中颊、中胁之别，中颊则口苦咽干，中胁则胁下痞硬也。此岐伯中阳溜经之义。其云邪中于阴，从臂始者，谓自经及脏，脏气实而不能容，则邪还于腑。故本论三阴，皆有自利证，是寒邪还腑也；三阴皆有可下证，是热邪还腑也。此岐伯中阴溜腑之义。

至于太阳主通体毫毛，为肤表之第一层，故风寒必首伤太阳。然亦有不从太阳而竟至手太阴肺经者，以肺主皮毛，《黄帝内经》所谓风寒客于人，病入舍于肺是也。手少阴经属心，心主血，病入阴经血分，自当先传少阴。然亦有不先传少阴，而竟至足厥阴肝经者，以肝主藏血，《黄帝内经》所谓风气通于肝，入则发惊骇是也。又云风寒虽入舍于肺，弗治，病即传而行之肝也。此皆扩无伤寒本无定体之义。故伤寒有循经传，越经传，并经传，逆经传，首尾传，各种传变之不同。

凡勘伤寒，先明六气，风寒在下，燥热在上，湿气居中，火游行其间，不病则为六气，病即为六淫。

秀按： 热指暑言。四时之序，春为风，夏为暑，长夏为湿，秋为燥，冬为寒，皆有外因。火则本无外因，然《内经》言百病之生，皆生于风寒暑湿燥火，则并及于火而为六，病则名曰六淫。盖以风暑湿燥寒感于外，火即应之于内，则在内之火，即此在外之五气有以致之，故火但曰游行其间，后贤所以有五气皆从火化之说也。

凡勘伤寒，首辨六气，次辨阴阳虚实，阴证必目瞑嗜卧，声低息短，少气懒言，身重恶寒；阳证必张目不眠，声音响亮，口臭气粗，身轻恶热。虚证必脉细、皮寒、气少，泄利前后，饮食不入；实证必脉盛、皮热、腹胀、闷瞀、前后不通。

秀按： 此辨阴阳虚实之总诀。

伤寒新感，自太阳递入三阴；温热伏邪，自三阴发出三阳，惟疫邪吸自口鼻，直行中道，流布三焦，一经杂见，二三经证者多，一日骤传一二经或二三经者尤多。

秀按： 伤寒之邪，自表传里，里证皆表证所侵入。温热之邪，自里达表，表证皆里证所浮越，惟疫邪由膜原中道，随表里虚实乘隙而发，不循经络传次，亦不能一发便尽。吴又可发明九传及热结旁流、胶闭而非燥结，皆为特识。

凡病伤寒而成温病者，阳经之寒变为热，则归于气，或归于血，阴经之寒变为热，则归于血，不归于气。

秀按： 伤寒由气分陷入血分，温热由血分转出气分，故伤寒多始自太阳，温热多始自阳明或始自少阴，此即热归于气或归于血之明辨也。

病无伏气，虽感风寒暑湿之邪，病尚不重，重病皆新邪引发伏邪者也。惟所伏之邪，在膜原则水与火互结，病多湿温；

在营分则血与热互结，病多温热，邪气内伏，往往屡夺屡发，因而殒命者，总由邪热炽盛，郁火熏蒸，血液胶凝，脉络窒塞，营卫不通，内闭外脱而死。

秀按：伏气有二：伤寒伏气，即春温夏热病也；伤暑伏气，即秋温冬温病也。所伏之气不同，而受病之体质各异，故治法与伤寒、伤暑正法亦异。且邪伏既久，气血亦钝而不灵，灵其气机，清其血热，为治伏邪第一要义。但人之脏性有阴阳、体质有强弱，故就中又有轻重虚实之分焉。

六经实热，总清阳明；六经虚寒，总温太阴；六经实寒，总散太阳；六经虚热，总滋厥阴。

秀按：此治六经寒、热、虚、实之总诀，非博历知病者不能道。

外风宜散，内风宜息，表寒宜汗，里寒宜温，伤暑宜清，中暑宜开，伏暑宜下，风湿寒湿，宜汗宜温，暑湿芳淡，湿火苦泄，寒燥湿润，热燥凉润，上燥救津，中燥增液，下燥滋血，久必增精。郁火宜发，实火宜泻，暑火宜补，阴火宜引。

秀按：此治四时六淫之总诀，风无定性，视寒热燥湿为转移。故风寒温散，风热凉散，风燥辛润，风湿辛燥。寒与暑为对待，燥与湿为对待，各宜对证发药。

惟火证独多，如风寒湿闭郁表气，郁而化火者，治宜辛温发散；内伤饮食生冷，遏而化火者，治宜辛热消导。此二者，皆为郁火，《内经》所谓火郁发之也。外感温暑燥热，增助内热成火者，治宜辛凉甘润；内伤饮食辛热，致火得热愈炽者，治宜苦寒消导。此二者，皆为实火，丹溪所谓气有余便是火，《内经》所谓实者泻之是也。气不足，致令脾阳郁而成火者，李东垣所谓阳虚发热也，治宜甘温以补中气，少佐甘凉以泻浮火；肾水虚，致令肝火冲而上炎者，朱丹溪所谓阴虚发热也，治宜甘平以滋真水，少佐酸辛以泄相火。此二者，皆为虚火，《内经》所谓精气夺则虚，虚者补之是也。若夫郁火、实火、虚火之外，别有一种阴火者，此即阴盛格阳之火，亦即阴极似阳之火，木华《海赋》所谓阳冰不治、阴火潜然者也。

其于病也，虽见种种火象，如面赤戴阳，除中能食，手足躁扰。欲入泥水中坐，而用药则惟大辛大热，直破其阴以回阳，少佐甘咸，以引火归原。惟温热伏邪，最多假阴火证，如热壅于上，气不下行，而见热深厥深，两足如冰或两手亦冷，确似下寒上热之证者，切不可误认为阴火，辄用桂附而曰迎阳破阴、导龙归海，以致酷烈胃液，烁涸肾阴，祸不旋踵，吾辈其审慎之。

伤寒一发汗而表寒即解，温热一发汗而里热愈炽，故伤寒以发表为先，温热以清里为主。伤寒多伤阳，故来路以扶阳为急务，温热多伤阴，故来路以滋阴为要法，扶阳滋阴，均宜侧重阳明。

秀按： 伤寒注重寒水，表分实寒，自宜发汗；里气虚寒，自宜扶阳。温热归重燥火，初治清里，末治滋阴，前哲确定之成法。如伏热发于上焦，虚烦懊侬，与栀豉汤。伏热发于中焦，干燥烦渴，与白虎汤。伏热发于下焦，小便赤热，与猪苓汤。上焦清宣，中焦清降，下焦清利，此皆清里之法也。惟滋阴一法，其先后缓急之间，最宜分际清析。但俞氏独重阳明者，以胃为十二经之海，五脏六腑之大源也。以余所验，未经汗、下、和解者，为阳盛致燥之阳明，以清火泻阳为急；已经汗、下、和解者，为阴枯致燥之阳明，以润燥滋阴为主。滋阴药之先后宜否，当以此为标准。

邪留气分，每易疏透，轻则自汗而解，重则解以战汗狂汗；邪留血分，恒多胶滞，轻则发疹而解，重则解以发斑发疹。

秀按：气，轻清也。正虚邪实，邪气与正气争，则发战汗出而解。正不虚，邪已甚，正气欲逼邪外出，与邪气竞争，则发狂、汗出而解。邪正俱衰，阴阳自和，则不战不狂，汗自出而解。邪之从自汗、战汗、狂汗而解者以此。

至于血，重浊也。邪留血分，则邪气逼伏甚重，急则从疹解，稍缓则从疮疡解，皆为外解。若邪不从外解而传里，则依附胃肠糟粕，必从大便解。伤寒重病然，温热伏邪然，时行疫病亦然。

《内经》治伤寒只有汗下两法，谓未入于腑者，可汗而已，已入于腑者，可下而已。又云：发表不远热，攻里不远寒。治法何等直捷。余谓发表不仅一汗法，凡发疹、发斑、发瘄、发痘，使邪从表而出者，皆谓之发表。攻里亦不仅一下法，凡导痰、蠲饮、消食、去积、通瘀、杀虫、利小便、逐败精，使邪从里而出者，皆谓之攻里。

秀按：此语极为明通。凡邪从外来，必从外去。发表固为外解，攻里亦为外解，总之使邪有出路而已，使邪早有出路而已。即有人虚证实者，不过佐以托邪之法、护正之方，究当以祛邪为主，邪早退一日，正即早安一日，此为治一切感证之总诀。

邪去正乃安，故逐邪以发表攻里为先；正足邪自去，故扶正以滋阴补阳为主。古人去病补虚，总不外发表、攻里、滋阴、补阳四大法。

秀按：凡治伤寒，必先去病，病去则虚者亦生，病留则实者亦死。不拘风寒、暑湿、温热、疫疠，总以逐邪为功。宜发则发，宜攻则攻，不必论邪之同异。惟四损四不足，如大劳、大欲及大病、久病后，气血两虚，阴阳并亏，名为四损。若感时邪，正气先亏，邪气自陷，此为内伤兼外感。凡遇此等，不可以常法正治，当从其损而调之。损其肺者益其气，损其心者调其营卫，损其脾者调其饮食、适其寒温，损其肝者缓其中，损其肾者益其精，调之不愈者，稍以常法治之。一损二损，轻者或可挽回，重者治之不及；三损四损，化源已绝，枯魄独存，虽卢扁亦无所施其技矣。若四不足：①气不足。如气不足以息，言不足以听，或欲言而不能，感邪虽重，反无胀、满、痞、塞之证。②血不足。如面色萎黄，唇口刮白，或因吐衄血崩，或因产后亡血过多，或因肠风脏毒所致，感邪虽重，面目又无阳色。③阴不足。如五液干枯，肌肤甲错，感邪虽重，应汗不汗。④阳不足。如四肢厥逆，下利清谷，肌体恶寒，恒多泄泻，至夜益甚，或口鼻冷气，感邪虽重，反无发热燥渴苔刺等症。此为虚中夹实，若遇此等，宜急峻补，虚证补回，感邪未尽，稍从感证法治之，但必辨虚多实多，或标急本急。细参现症脉舌，如虚多实少而为本急者，先补其虚以顾本；实多虚少而为标急者，先去其实以治标。若补后虚证不退，及加变证者危，去邪后正随邪去，反现脱象者死。

论伤寒诊法

凡诊伤寒时病，须先观病人两目，次看口舌，以后用两手按其胸脘至小腹，有无痛处。再问其口渴与不渴，大小便通与不通，服过何药，或久或新。察其病之端的，然后切脉辨证。以症证脉。必要问得其由，切得其象，以问证切，以切证问。

查明其病源，审定其现象，预料其变症，心中了了，毫无疑似，始可断其吉凶生死，庶得用药无差，问心无愧，慎毋相对斯须，便处方药。此种诊法，最关紧要，此余数十年临症之心法也。试举其要以析言之。

按：望、闻、问、切是中医诊察疾病的重要手段，但由于各种疾病有不同的特点，故历代医家在"四诊"的基础上各自发明，叶天士辨治温病以辨舌、验齿、察斑疹、白㾦法。望诊，居"望、闻、问、切"四诊之首。清代名医林之翰说："四诊为岐黄之首务，而望大为切紧。"中医学认为，人体是一个统一的整体，体内五脏六腑气血盛衰皆能映射于面。面部的色泽、形态可反映出内脏及全身的生理病理状况，即所谓的"有诸内必形于外"。而俞氏辨治伤寒，主张四诊合参，望、切二诊，尤以观目、腹诊按胸腹为要。在《通俗伤寒论》中列有专篇加以探讨，为后世开启源流。其观舌察脉亦与众不同，则也是俞氏的创新，亦是绍派诊察伤寒时病特色之一。

观两目法说

《内经》云：五脏六腑之精皆上注于目，目系则上入于脑，脑为髓海，髓之精为瞳子。凡病至危，必察两目，视其目色以知病之存亡也。故观目为诊法之首要。凡开目欲见人者，阳症。闭目不欲见人者，阴症。目瞑者鼻将衄。目暗者肾将枯。目白发赤者，血热。目白发黄者，湿热。目眵多结者，肝火上盛。目睛不和者，热蒸脑系。目光炯炯者，燥病。燥甚则目无泪而干涩。目多昏蒙者，湿病。湿甚则目珠黄而眦烂。眼胞肿如卧蚕者，水气。眼胞上下黑色者，痰气。怒目而视者，肝气盛。横目斜视者，肝风动。阳气脱者，目不明。阴气脱者，目多瞀。目清能识人者，轻。睛昏不识人者，重。阳明实症，可治。少阴虚症，难治。目不了了，尚为可治之候。两目直视，则为不治之疾。热结胃腑，虽日中亦谵语神昏。目中妄有所见，热入血室。惟至夜则低声自语，目中如见鬼状，瞳神散大者，元神虚散。瞳神缩者，脑系枯结。目现赤缕，面红娇艳者，阴虚火旺。目睛不轮，舌强不语者，元神将脱。凡目有眵有泪，精采内含者，为有神气，凡病多吉。无眵无泪，白珠色兰，乌珠色滞，精采内夺，及浮光外露者，皆为无神气，凡病多凶。凡目睛正圆，及目斜视上视，目瞪目陷，皆为神气已去，病必不治。惟目睛微定，暂时即转动者，痰。即目直视斜视上视，移时即如常者，亦多因痰闭使然，又不可竟作不治论。

按：俞氏观目之法，首以目开闭别阴阳。凡开目欲见人者阳证，闭目不欲见人者阴证。次观神之有无测重危症的吉凶。凡目有多眵有泪，精采内含者，有为神气，凡病多吉；无眵无泪，白珠色兰，乌珠色滞，精采内夺及浮光外露者，皆为无神气，凡病多凶。俞氏通过观察患者目白、目眵、目泪、目胞等的变化，辨其属热属寒，为湿为风。

俞氏的观目法，使医者能在纷繁的证候中抓住主要矛盾，于危重病人尤为重要。何廉臣谓："俞氏以观目为诊法之首要，洵得诊断学的主脑。"他们认为："五脏六腑之精皆注于目，目系则上入于脑，脑为髓海，髓之精为瞳子。凡病至危，必察两目，视其目色以知病之存亡也。"故列观目为诊法之首要，对其观目的描述亦很仔细，如"凡开目欲见人者阳证，闭目不欲见人者阴证。目暝者鼻将衄，目暗者肾将枯，目白发赤者发热，目白发黄者湿热……"等等，深得伤寒望目之真谛。

论按胸腹

《内经》云：胸腹者，脏腑之郭也。考其部位层次，胸属肺，胸膺之间属心，其下有一横膈，绕肋骨一周。膈下属胃，大腹与脐属脾，脐四围又属小肠。脐下两腰属肾，两肾之旁及脐下，又属大肠，膀胱亦当脐下，故脐下又属膀胱。血室乃肝所司。血室大于膀胱，故小腹两旁，谓之少腹，乃血室之边际，属肝。少腹上连季胁，亦属肝。季胁上连肋骨，属胆。胸与腹向分三停。上停名胸，在上膈，心肺包络居之，即上焦也。膈下为胃，横曲如袋，胃下为小肠，为大肠。两傍一为肝胆，一为脾。是为中停。即中焦也。脐以下为下停，有膀胱，有冲任，有直肠。男有外肾，女有子宫。即下焦也。故胸腹为五脏六腑之宫城，阴阳气血之发源。若欲知其脏腑何如，则莫如按胸腹，名曰腹诊。其诊法，宜按摩数次，或轻或重，或击或抑，以察胸腹之坚软，拒按与否？并察胸腹之冷热，灼手与否？以定其病之寒热虚实。又如轻手循抚，自胸上而脐下，知皮肤之润燥，可以辨寒热。中手寻扪，问其痛不痛，以察邪气之有无。重手推按，察其硬否？更问其痛苦，以辨脏腑之虚实，沉积之何如。即诊脉中浮中沉之法也。惟左乳下虚里脉，脐间冲任脉，其中虚实，最为生死攸关。故于望闻问切四诊之外，更增一法。推为诊法上第四要诀。先按胸膈胁肋，按之胸痞者，湿阻气机，或肝气上逆。按之胸痛者，水结气分，或肺气上壅。按其膈中气塞者，非胆火横窜包络，即伏邪盘踞膜原。按其胁肋胀痛者，非痰热与气互结，即蓄饮与气相搏。胸前高起，按之气喘者，则为肺胀。膈间突起，按之实硬者，即是龟胸。若肝病须按两胁，两胁满实而有力者，肝平。两胁下痛引小腹者，肝郁。男子积在左胁下者，属疝气。女子块在右胁下者，属瘀血。两胁空虚，按之无力者，为肝虚。两胁胀痛，手不可按者，为肝痈。惟夏病霍乱痧胀者，每多夹水夹食夹血，与邪互并，结于胸胁。水结胸者，按之疼痛，推之辘辘。食结胸者，按之满痛，摩之嗳腐。血结胸者，痛不可按，时或昏厥。因虽不同，而其结痛拒按则同。次按满腹。凡仲景所云胃家者，指上中二脘而言。以手按之痞硬者，为胃家实。按其中脘，虽痞硬而揉之辘辘有声者，饮癖也。如上中下三脘，以指抚之，平而无涩滞者，胃中平和而无宿滞也。凡满腹痛，喜按者，属虚。拒按者，属实。喜暖手按抚者，属寒。喜冷物按放者，属热。按腹而其热灼手，愈按愈甚者，伏热。按腹而其热烙手，痛不可忍者，内痈。痛在心下脐上，硬痛拒按，按之则痛益甚者，食积。痛在脐旁小腹，按之则有块应手者，血瘀。腹痛牵引两胁，按之则软，吐水则痛减者，水气。惟虫病按腹有三候。腹有凝结如筋而硬者，以指久按，其硬移他处，又就所移者按之，其硬又移他处，或大腹或脐旁或小腹，无定处，是一候也。右手轻轻按腹，为时稍久，潜心候之，有物如蚯蚓蠢动，隐然应手，是二候也。高低凸凹，如畎亩状，熟按之，起伏聚散，上下往来，浮沉出没，是三候也。若绕脐痛，按之磊磊者，乃燥屎结于肠中，欲出不出之状。水肿胀满症，按之至脐，脐随手移左右。重手按之近乎脊。失脐根者，必死。此诊胸腹之大法也。然按胸必先按虚里（在左乳三寸下，脉之宗气也，即左心房尖与脉总管口衔接之处）。按之微动而不应者，宗气内虚。按之跃动而应衣者，宗气外泄。按之应手，动而不紧，缓而不急者，宗气积于膻中也，是为常。按之弹手，洪大而搏，或绝而不应者，皆心胃气绝也。病不治。虚里无动脉者必死。即虚里搏动而高者，亦为恶候。孕妇胎前症最忌。产后三冲症尤忌。虚损痨瘵症，逐日动高者切忌。惟猝惊疾走大怒后，或强力而动肢体者，虚里脉动虽高，移时即如平人者，不忌。总之，虚里为脉之宗气，与寸口六部相应。虚里脉高者，寸口脉亦多高。寸口脉结者，虚里脉亦必结。往往脉候难凭时，按虚里脉确有可据。虽多属阴虚火旺之证，或血虚风动之候，阴竭阳厥之际，然按之却有三候。浅按便得，深按不得者，气虚之候。轻按洪大，重按虚细者，血虚之候。按之有形，或三四至一止，或五六至一止，积聚之候。按腹之要，以脐为先，脐间动气，即冲任脉，在脐之上下左右。经云：动气在右，不可发汗，汗则衄而渴，心烦，饮水即吐。动气在左，不可发汗，汗则头眩，汗不止，筋惕肉瞤。动气在上，不可发汗，汗则气上冲，正在心中。动气在下，不可发汗，汗则无汗，心大烦，骨节痛，目眩，食入则吐，舌不得前。又云：动气在右，不可下，下之则津液内竭，咽燥鼻干，头眩心悸。动气在左，不可下，下之则腹内拘急，食不下，动气更剧，虽有身热，卧则欲蜷。动气在上，不可下，下之则掌握烦热，身浮汗泄，欲得水自灌。动气在下，下之则腹满头眩。食则圊谷，心下痞，且不可涌吐，吐则气上逆而晕厥，亦不可提补，提补则气上冲而眩痉。故脐名神阙，是神气之穴，为保生之根。凡诊脐间动脉者，密排右三指，或左三指，以按脐之上下左右。动而和缓有力，一息二至，绕脐充实者，肾气充也。一息五六至，冲任伏热也。按之虚冷，其动沉微者，命门不足也。按之热燥，其动细数，上支中脘者，阴虚气冲也。按之分散一息一至者，为元气虚败。按之不动，而指如入灰中者，为冲任空竭之候。且可辨其假寒假热。按冲任脉动而热，热能灼手者，症虽寒战咬牙，肢厥下利，是为真热而假寒。若按腹两旁虽热，于冲任脉久按之，无热而冷，症虽面红口渴，脉数舌赤，是为真寒而假热。总之，冲任脉动，皆伏热伤阴，阴虚火动之证。平人则发病。病人则难治。惟素有肝热者，亦常有之，尚无大害。若素禀母体气郁，一病温热夹食，肠中必有积热，热盛则冲任脉动，动而低者热尚轻，动而高者热甚重。兼虚里脉亦动跃者必死。如能积热渐下，冲任脉动渐微，及下净而冲任脉不动者多生。若冲任脉动跃震手，见于久泻久痢者，乃下多亡阴之候，病终不治。

按：腹诊，源于《内经》，经云："胸腹者，脏腑之郭也。"俞根初认为"胸腹为五脏六腑之宫城，阴阳气血之发源。若欲知脏腑何如，则莫如按胸腹，名曰腹诊。"并把腹诊"推为诊法之第四要诀"（一为观目、二为看齿、三为看舌苔、四为按胸腹）。《通俗伤寒论》特辟专章加以记述。其部位为"按胸必先按虚里……按腹之要，以脐为先，脐间动气，即冲任脉"。其方法为"宜按摩数次，或轻或重，或击或抑，以察胸腹之软坚，拒按与否，并察胸腹之冷热，灼手与否，以定其病之寒热虚实"。俞氏并将腹诊的意义概括为：①虚里测吉凶。按之应手，动而不紧，缓而不急者，宗气积于腹中，是为常。其病理变化，按之微动而不应者，宗气内虚；按之跃动而应衣者，宗气外泄。按之弹手，洪大而搏，或绝而不应者，皆心胃气绝，病不治。虚里无动脉者心死；搏动而高者，亦为恶候。②冲任辨真假寒热。他认为，诊冲任预后与虚里同功，而辨寒热真假尤为可据。按冲任脉动而热，热能灼手者，症虽寒战咬牙，肢厥不利，是为真热而假寒。若按腹两旁虽热，于冲任脉久按之，无热而冷，症虽面红口渴，脉数舌赤，是为真寒而假热。

③察有形实积。水积胸者，按之疼痛，推之辘辘。食结胸者，按之满痛，摩之嗳腐。血结胸者，痛不可按，时或昏厥。腹诊者，按皮肤之润燥冷热以辨寒热，按其软坚拒按否，以察邪之有无；重按察其痞硬以辨脏腑之虚实等，对诊断疾病有较大的参考价值。

徐荣斋先生称俞氏之腹诊法"能补中医诊断之不逮，可法可传"。中医腹诊虽散见于古代各家文献，但像绍派医家能系统地加以阐述并应用于临诊，实为鲜见。而通过腹诊确定虚实真假，具有极高的理论依据及应用价值。

伤寒脉舌说

脉舌已详前论总诀之中，兹又一再叮咛，重语以申明之者，诚以切脉辨舌，为临证断病，医生行道之必要，证有疑似凭诸脉，脉有疑似凭诸舌。前论只详六经脉舌。而切脉则诊法若何？部分若何？常脉怪脉若何？辨舌则形质若何？苔色若何？真苔假苔若何？未曾一一申论。故特分切脉举要、辨舌举要两道，以作临病之指南针。然脉理精微，心中易了，指下难明；舌色显著，既能目睹，又可手扪，辨舌较切脉为尤易。舌色之确切，究不同脉理之微茫；但其苔之易于变化，较脉象为尤速，即假苔染苔，亦必细观而详问。故临证切脉辨舌，全凭活法推求，可意会不可言传。经验多，心思细，自能得诊中三味。今试晰言其要。

按： 此俞氏对于望、切二诊中的舌诊、按脉亦有其自己的特点，不落俗习，首创了六经之下，每经有其主脉、主舌（苔）统领以为纲，以下细分相兼脉夹杂苔（舌）为其目，以纲统目，纲举目张，便利分证识证，对临床诊断有很好的实用价值。

论湿温伤寒

因：伏湿酝酿成温，新感暴寒而发，多发于首夏、初秋两时。但湿温为伏邪，寒为新邪，新旧夹发，乃寒湿温三气杂合之病，与暑湿兼寒，暑湿为伏气，寒为新感者，大同小异。惟湿温兼寒，寒湿重而温化尚缓；暑湿兼寒，湿热重而寒象多轻。证：初起头痛身重，恶寒无汗，胸痞腰疼，四肢倦怠，肌肉烦疼，胃钝腹满，便溏溺少。舌苔白滑，甚或白腻浮涨。脉：右缓而滞，左弦紧。此湿温兼寒，阻滞表分上中气机，足太阳与足太阴同病也。治：首宜芳淡辛散，藿香正气汤加葱、豉，和中解表，祛其搏束之外寒；次宜辛淡疏利，大橘皮汤加川朴（钱半）、蔻末（六分，冲），宣气利溺，化其郁伏之内湿。寒散湿去，则酝酿之温邪无所依附，其热自清；即或有余热未清者，只须大橘皮汤去苍术、官桂，加焦山栀、绵茵陈各三钱，以整肃之，足矣。余详"伤寒传入太阴火化"条。

按：湿温伤寒，一名湿温兼寒。何秀山说：湿温兼寒，与伤寒兼湿证，大旨相同。须从湿未化热与湿已化热，及有无夹痰夹食，随证酌治，庶免贻误。何廉臣说：湿温兼寒，有发于首夏梅雨蒸时者，有发于仲秋桂花蒸时者。一则防有春温伏热，一则防有夏暑内伏，其因虽有温暑之不同，而潜伏既久，酝酿蒸变，无一不同归火化。又加以外寒搏束，往往郁之愈甚，则发之愈暴，全在初起一二日。藿、朴、葱、豉，疏中发表，使寒湿从微汗而泄；蔻、苓、滑、通，芳透淡渗，使湿热从小便而泄，汗利兼行，表里双解，自然寒散湿开，伏热外达，易于措手。继辨其湿多热少，侧重太阴，用苦辛淡温法；

热多湿少，侧重阳明，用苦辛淡凉法；湿热俱多，则太阴阳明并治，当开泄清热，两法兼用。

论暑湿伤寒

因：先受湿，继受暑，复感暴寒而触发。亦有外感暑湿，内伤生冷而得者，夏月最多，初秋亦有。证：暑湿兼外寒者，初起即头痛发热，恶寒无汗，身重而痛，四肢倦怠，手足逆冷，小便已洒洒然毛耸，但前板齿燥，气粗心烦。甚则喘而嘘气；继则寒热似疟，湿重则寒多热少，暑重则热多寒少，胃不欲食，胸腹痞满，便溏或泄，溺短黄热。舌苔先白后黄，带腻或糙。暑湿兼内寒者，一起即头痛身重，凛凛畏寒，神烦而躁，肢懈胸满，腹痛吐泻，甚则手足俱冷，或两胫逆冷，小便不利，或短涩热。舌苔白滑，或灰滑，甚则黑滑，或淡白。脉：左弦细而紧，右迟而滞者，此由避暑纳凉，暑反为寒与湿所遏，周身阳气不得伸越，张洁古所谓"静而得之，因暑自致之病"也；若脉沉紧，甚则沉弦而细者，此由引饮过多，及恣食瓜果生冷，脾胃为寒湿所伤，张路玉所谓"因热伤冷，而为夏月之内伤寒病"也。治：暑湿兼外寒，法当辛温解表，芳淡疏里，藿香正气汤加西香薷钱半、光杏仁三钱为主。微汗出，外寒解，即以大橘皮汤，温化其湿，湿去则暑无所依而去矣；若犹余暑未净者，前方去苍术、官桂，加山栀、连翘、青蒿等肃清之。暑湿兼内寒，法当温化生冷，辛淡渗湿，胃苓汤加公丁香九支、广木香两匙磨汁冲为主。寒水去，吐泻止，即以香砂二陈汤，温运胃阳；阳和而暑湿渐从火化，改用大橘皮汤去桂、术，加山栀、黄芩、茵陈、青蒿子等清化之。

按：暑湿伤寒，一名暑湿兼寒。何秀山说：此夏月之杂感证也。外感多由于先受暑湿，后冒风雨之新寒，《内经》所谓"生于阳者，得之风雨寒暑"是也；内伤多由于畏热却暑，浴冷卧风，及过啖冰瓜所致，《内经》所谓"生于阴者，得之饮食居处"是也，乃暑湿病之兼证夹证，非伤暑湿之本证也。凡暑为寒湿所遏，生冷所郁，俞氏方法，稳而惬当。与前哲所立香薷饮加减五方，及大顺散、冷香饮子、浆水散等剂，意虽相同，而选药制方，尤鲜流弊，后学当遵用之。何廉臣亦说：夏月伤暑，最多兼夹之证。凡暑轻而寒湿重者，暑即寓于寒湿之中，为寒湿吸收而同化，故散寒即所以散暑，治湿即所以治暑。此惟阳虚多湿者为然，俞氏方法，固为正治，若其人阴虚多火，暑即寓于火之中，纵感风寒，亦为客寒包火之证，初用益元散加葱、豉、薄荷，令其微汗，以解外束之新寒；继用叶氏薷杏汤（西香薷七分，光杏仁、飞滑石、丝瓜叶各三钱，丝通草钱半，白蔻末五分冲）轻宣凉淡以清利之。余邪不解者，则以吴氏清络饮（鲜银花、鲜扁豆花、鲜丝瓜皮、鲜竹叶心、鲜荷叶边、西瓜翠衣各二钱）辛凉芳香以肃清之。若其间暑湿并重者，酌用张氏苍术白虎汤加减（杜苍术一钱拌研石膏六钱，蔻末五分拌研滑石六钱，知母三钱，草果仁四分，荷叶包陈仓米三钱，卷心竹叶二钱）。其他变证，可仿热证例治。至瓜果与油腻杂进，多用六和汤加减，亦不敢率投姜、附。

论秋燥伤寒

因：秋深初凉，西风肃杀，感之者多病风燥，此属燥凉，较严冬风寒为轻。若久晴无雨，秋阳以曝，感之者多病温燥，此属燥热，较暮春风温为重。然间有夹暑湿内伏而发，故其病有肺燥脾湿者，亦有肺燥肠热者，以及胃燥肝热者，脾湿肾燥者。全在临证者，先其所因，伏其所主，推求其受病之源而已。证：凉燥犯肺者，初起头痛身热，恶寒无汗，鼻鸣而塞，状类风寒，惟唇燥嗌干，干咳连声，胸满气逆，两胁串疼，皮肤干痛，舌苔白薄而干，扪之戟手。温燥伤肺者，初起头疼身热，干咳无痰，即咯痰多稀而黏，气逆而喘，咽喉干痛，鼻干唇燥，胸满胁疼，心烦口渴，舌苔白薄而燥，边尖俱红。若秋燥伏暑，当辨其夹湿化火两端。如湿遏热郁者，浅则多肺燥脾湿，一起即洒淅恶寒，寒已发热，鼻唇先干。咽喉干痛，气逆干咳，肢懈身痛，渴不思饮，饮水即吐，烦闷不宁，胸胁胀疼，大腹满痛，便泄不爽，尿短赤热，舌苔粗如积粉，两边白滑，深则多脾湿肾燥，肢懈无力，周身疼重，咳痰咸而稀黏，气喘息短，颧红足冷，脚心反热，甚则痿厥，后则便泄、泄而后重，前则精滑，尿后余沥。妇女则带多腰酸，舌圆胖嫩，上罩一层黏苔，边滑根燥。若暑从火化者，浅则多肺燥肠热，上则喉痒干咳，咳甚则痰黏带血，血色鲜红，胸胁串疼，下则腹热如焚，大便水泄如注，肛门热痛，甚或腹痛泄泻，泻必艰涩难行，似痢非痢，肠中切痛，有似硬梗，按之痛甚，舌苔干燥起刺，兼有裂纹；深则多胃燥肝热，大渴引饮，饮不解渴，灼热自汗，四肢虽厥，而心烦恶热，时而气逆干呕，时而气冲脘痛，筋脉拘疼，不能转侧，甚则手足瘛疭，状如惊痫，男子睾丸疝痛，妇人少腹连腰牵疼，脐间动气，按之坚而震手，便多燥结，或便脓血，或里急欲便而不得，或后重欲圊，欲了而不了，尿短赤涩，或点滴而急痛。脉：燥证脉多细涩，虽有因兼证变证，而化浮洪虚大弦数等兼脉，重按则无有不细不涩也。治：凉燥犯肺，以苦温为君，佐以辛甘，香苏葱豉汤去香附，加光杏仁（三钱）、炙百部（二钱）、紫菀（三钱）、白前（二钱），温润以开通上焦，上焦得通，凉燥自解。若犹痰多便闭腹痛者，则用五仁橘皮汤，加全瓜蒌（四钱，生姜四分拌捣极烂）、干薤白（四枚，白酒洗捣）、紫菀（四钱）、前胡（二钱），辛温以流利气机。终用归芍异功散加减（归身二钱，白芍钱半，潞党参、云茯苓、清炙草、蜜炙广皮各一钱，金橘脯、蜜枣各两枚，切碎），气血双补以善后。

温燥伤肺，以辛凉为君，佐以苦甘，清燥救肺汤加减（冬桑叶三钱，光杏仁二钱，冰糖水炒石膏、大麦冬、真柿霜、南沙参各钱半，生甘草八分，鸡子白两枚，秋梨皮五钱）。气喘者，加蜜炙苏子（一钱）、鲜柏子仁（三钱）、鲜茅根（五钱）；痰多者，加川贝（三钱）、淡竹沥（两瓢冲）、瓜蒌仁（五钱，杵）；胸闷者，加梨汁（两瓢）、广郁金汁（四匙）；呕逆者，加芦根汁（两瓢）、鲜淡竹茹（四钱）、炒黄枇杷叶（一两），凉润以清肃上焦。上焦既清，若犹烦渴气逆欲呕者，则用竹叶石膏汤去半夏，加蔗浆、梨汁（各两瓢，冲），生姜汁（两滴，冲），甘寒以滋养气液。终用清燥养营汤，加霍石斛（三钱），营阴双补以善后。

肺燥脾湿，先与辛凉解表，轻清化气，葱豉桔梗汤加紫菀、杏仁，辛润利肺以宣上。上焦得宣，气化湿开，则用加减半夏泻心汤去半夏，加川贝（三钱）、芦笋（二两），苦辛淡滑以去湿。湿去，则暑无所依，其热自退。热退而津气两伤，液郁化痰者，则用二冬二母散加味（淡天冬、提麦冬、知母各一钱，川贝母、南北沙参各三钱，梨汁、竹沥各两瓢，姜汁三滴，和匀同冲），甘润佐辛润，化气生津以活痰。痰少咳减，终用加减玉竹饮子（生玉竹、川贝母各三钱，西洋参、浙苓、紫菀各二钱，蜜炙橘红、桔梗、炙草各八分），气液双补，兼理余痰以善后。

脾湿肾燥，较肺燥脾湿，病尤深而难疗，必须润燥合宜，始克有济。但须辨其阳虚多湿，湿伤肾气而燥者，阴凝则燥也。治宜温润，每用《金匮》肾气汤加减（淡附子八分拌捣熟地四钱，紫瑶桂四分拌捣山茱萸一钱二分，生打淮药三钱，南芡实四钱，淡苁蓉三钱，半硫丸一钱），温化肾气以流湿润燥，肾气化则阴凝自解。终与黑地黄丸（制苍术二两，大熟地四两，黑炮姜二钱，五味子四钱，先用姜半夏五钱，北秫米一两，煎取浓汁为丸，每服钱半，日二服，砂仁四分，泡汤送下），脾肾双补以善后。

阴虚多火，湿热耗肾而燥者，阴竭则燥也，治宜清润，每用知柏地黄汤加减（知母二钱，川柏五分，陈阿胶钱半，生打山药三钱，泽泻一钱，南芡实三钱，川连四分，先用生晒术二钱，熟地六钱，彻丝，清浆水泡取汁出，代水煎药），滋养阴液以坚肾燥脾，肾阴坚则液竭可回。终与补阴益气煎去升、柴，加春砂仁（五分，捣），甜石莲（钱半，杵），补中填下以善后。

肺燥肠热，则用阿胶黄芩汤（陈阿胶、青子芩各三钱，甜杏仁、生桑皮各二钱，生白芍一钱，生甘草八分，鲜车前草、甘蔗梢各五钱，先用生糯米一两，开水泡取汁出，代水煎药），甘凉复酸苦寒，清润肺燥以坚肠。

胃燥肝热，则用清燥养营汤去归、橘，加龙胆草（八分，盐水炒）、生川柏（六分）、东白薇（四钱），甘寒复咸苦寒，清润胃燥以泄肝。风动瘛疭者，加羚角（钱半，先煎）、莹白童便（一杯冲）；大便燥结者，加风化硝（三钱）、净白蜜（一两，二味煎汤代水）。其余对证方药，已详六淫中燥病药例，随证选用可也。

　　按：秋燥伤寒，总名秋燥，俗通称风燥。对燥症的论述，多综述前人学说经验。俞根初从凉燥犯肺、温燥伤肺、肺燥脾湿、脾湿肾燥、肺燥肠热、胃燥肝热六个证治中阐发。何廉臣则在俞氏基础上，提出治燥分寒温。他补充了叶天士之法，可以说是集"秋伤干燥"的证治。归纳上述各家学说，益以自己治验，说六气之中，惟燥气难明。盖燥有凉燥、温燥、上燥、下燥之分，凉燥者，燥之胜气也，治以温润，杏苏散主之。温燥者，燥之复气也，治以清润，清燥救肺汤主之。上燥治气，吴氏桑杏汤主之。下燥治血，滋燥养荣汤主之。

参考文献

1. 俞根初. 通俗伤寒论 [M]. 上海：六也堂书局，1932.

2. 何廉臣. 增订通俗伤寒论 [M]. 上海：六也堂书局，1934.

3. 徐荣斋. 重订通俗伤寒论 [M]. 杭州：新医书局，1955.

第五章

何秀山医话

何秀山，清代绍兴人，生卒不详，系何廉臣之祖父，精通医理，为一代名医。何氏常与俞根初切磋医技，《通俗伤寒论》手稿，是由俞根初赠何秀山。何氏是第一个对《通俗伤寒论》发蒙者。他将俞根初《通俗伤寒论》的三卷抄于本上，进行系统研究。每条每段各加按语，或做阐发，或做补缺，务使"俞氏一生辨证用药之卓识雄心昭然若发蒙"，为"绍派伤寒"理论体系的发展做出了贡献。

论六经气化

六经气化,《内经》所言,某经之上云者,谓脏腑为本,经脉为标,脏腑居经脉之上,故称上焉。某气治之云者,谓其主治者,皆其本气也,本气根于脏腑,是本气居经脉之上也。由脏腑本气,循经脉下行,其中所络之处,名为中见也。中见之下,其经脉外走手足,以成六经,各有三阳三阴之不同,则系六气之末,故曰气之标也。或标同于本,或标同于中,标本各有不同,而气化之应,亦异象矣。故六经各有病情好恶之不一,其间少阳太阴从本者,以少阳本火而标阳,太阴本湿而标阴,标本同气而从本。然少阴太阳,亦有中气,而不言从中者,以少阳之中,厥阴风木也,木火同气,木从火化矣,故不从中。太阴之中,阳明燥金也,土金相生,燥从湿化矣,故不从中。少阴太阳,从本从标者,以少阴本热而标阴,太阳本寒而标阳,标本异气,故或从本,或从标。然少阴太阳,亦有中气,以少阴之中,太阳寒水也;太阳之中,少阴君火也。同于本则异于标,同于标则异于本,故皆不从中气也。至若阳明厥阴,不从标本,从乎中者,以阳明之中,太阴湿土也,亦以燥从湿化矣;厥阴之中,少阳相火也,亦以风从火化矣,故不从标本,而从中气。要之标本生化,以风遇火,则从火化;以燥遇湿,则从湿化,总不离于水流湿,火就燥,同气相求之义耳。然有正化、有对化、有从化、有逆化,逆从得施,标本相移。故《内经》云:有其在标而求之于标,有其在本而求之于本,有其在本而求之于标,有其在标而求之于本。故治有取标而得者,有取本而得者;有逆取而得者,有从取而得者。知逆与从正行无间,知标本者万举万当。张长沙全部《伤寒论》悉根于此，此即六经气化之真理也，为治一切感证之首要。学者先于此穷究其理，又能广求古训，博采众法，则临证之际，自能应用无穷矣。

按：伤寒一症传受颇多，不越乎火化、水化、水火合化三端。从火化者，多少阳相火证，阳明燥实证，厥阴风热证；从水化者，多阳明水结证，太阴寒湿证，少阴虚寒证；从水火合化者，多太阴湿热证，少阴、厥阴寒热错杂证。

论六经方药

后汉张仲景著《伤寒杂病论》，传一百一十三方，方方皆古；立三百九十七法，法法遵经。又以六经钤百病，为不易之定法；以此病例彼病，为启悟之捷法。故历代名贤奉为正宗。正宗则诚正宗矣，然就余临证经验，尚不敷用者，以其间兼证、夹证、变证、坏证，证证不同，还须旁采耳。余临证时，凡遇纯实证，每参以张子和法；纯虚证，每参以张景岳法；实中夹虚证、虚中夹实证，每参以张石顽法。庶几博采众法，法法不离古人，而实未尝执古人之成法也。

按：何秀山洞悉俞根初之心法。以六经辨伤寒（包括寒、温两类感证）。又鉴于江南滨海，地处温湿，其感症自与中原的感寒燥者迥异。俞根初说百病不外六经，正治不外六法，按经审证，对证立方，六法为君，十法为佐，治伤寒已无余蕴。拟定了不少清灵稳定的方剂，全书共载 101 方，以精切实用，疗效确切为临床医家所喜用。

加减葳蕤汤方以玉竹滋阴润燥为君，臣以葱、豉、薄、桔疏风散；佐以白薇苦咸降泄；使甘草、红枣甘润滋脾增液，以助玉竹之滋阴润燥，为阴虚体感冒风温及冬温咳嗽、咽干痰结之良剂。

按：本方加减葳蕤汤由唐代孙思邈的《备急千金要方》师仲景之法而又不守仲景方为特点，拟葳蕤汤治风温，开滋阴解表剂之先河。由此加减而来。而《千金》葳蕤汤是在麻黄汤的基础上，加独活、川芎、青木香、葳蕤、白薇组成，是发表清里剂。然方中辛温之药颇多，于温热病证，毕竟不够恰当，故张璐在《千金方衍义》中说："多有热伤津液，无大热而渴者，不妨裁去麻、杏，易入葱、豉以通阳郁；栝蒌以滋津液；喘息气上，芎、独亦勿轻试。虚不胜寒，石膏难以概施，或以竹清心，茯苓守中，则补救备至，于以补《千金》之未逮。"俞根初受张氏论的启发，保留《千金》之葳蕤、白薇、甘草，另配入葱白、豆豉、薄荷、桔梗、大枣，则创加减葳蕤汤。以发表清里易为解表滋阴之剂，既补《千金》葳蕤汤之未备，又开创阴虚外感风热之治法，是对《千金》葳蕤汤制方运用的丰富与发展。

加减葳蕤汤方证为素体阴虚，外感风热之证。阴虚者，易生内热，今感风热外邪，头痛身热而微恶风寒，咳嗽咽干而痰稠难出，以及心烦口渴，是正常见症。但舌赤脉数，是素体虚而有内热之症。"汗之为物，以阳气为运用，以阴精为材料……其有阳气有余，阴精不足，又为温热升发之气所烁，而汗自出，或不出者，必用辛凉以止其自汗出之汗，用甘凉甘润培养其阴精为材料，以为正汗之地。""养阴而不留邪，发汗并不伤阴。"故何氏认为本方为阴虚体感冒风温及冬温咳嗽、咽干痰结之良剂。

女子善怀，每多抑郁，故表郁无汗，以香苏饮为主方。盖香附为气中血药，善疏气郁；紫苏为血中气药，善解血郁；况又臣以葱、豉轻扬发表；佐以陈皮理气，炙草和药，又气血调和，则表郁解而津津汗出矣。此为妊妇伤寒之主方，既能疏郁达表，又能调气安胎。血虚者可略加归、芍、参，严氏紫苏饮子法，专门产科者注意之。

按： 何秀山认为女子善怀，每多抑郁，故表郁无汗。本方证为妊娠伤寒而设。妊妇感受风寒，不可峻剂取汗，以免损津耗液，亦需安胎以护胎元。

少阳相火，郁于腠理而不达者，则作寒热，非柴胡不能达，亦非黄芩不能清，与少阳经气适然相应，故以为君。若表邪未罢，而兼寒水之气者，则发寒愈重，证必身疼无汗，故必臣以葛根、羌、防之辛甘气猛，助柴胡以升散阳气，使邪离于阴，而寒自已。里邪已盛，而兼燥金之气者，则发热亦甚，证必口渴恶热，亦必臣以知母、石膏之苦甘性寒，助黄芩引阴气下降，使邪离于阳，而热自已。佐以猪苓之淡渗，分离阴阳不得交并；使以白蔻之开达气机，甘草之缓和诸药，而为和解表里之重剂，亦为调剂阴阳、善止寒热之良方也。善用者往往一剂而瘳。

按： 柴芩双解汤治疗风寒疟。疟因风寒转变者，初起恶寒，头疼身痛，继即邪传少阳，寒已而热，热已而汗，寒长热短，确有定候，胸胁痞满，呕吐黄涎，舌苔白多黄少，或两边白滑，中心灰腻。若伏暑重感冷风而发者，初起寒多热少，肢冷胁痛，渴喜热饮，饮即吐涎，继则寒热并重，或寒轻热重，舌苔白滑，略兼黄色，或灰腻色之疟发寒热并重者。

《内经》言：邪气内薄五脏，横连膜原。膜者，横膈之膜；原者，空隙之处，外通肌腠，内近胃腑，即三焦之关键，为内外交界之地，实一身之半表半里也。凡外邪每由膜原入内，内邪每由膜原达外，此吴又可治疫邪初犯膜原，所以有达原饮之作也。今俞氏以柴芩为君者，以柴胡疏达膜原之气机，黄芩苦泄膜原之郁火也。臣以枳、桔开上，朴、果疏中，青、槟达下，以开达三焦之气机，使膜原伏邪从三焦而外达肌腠也。佐以荷梗透之；使以甘草和之。可见和解之中兼有开上、畅中、导下之能，共收宣畅三焦、透达募原之功。认为，虽云达原，实为和解三焦之良方。较之吴氏原方，奏功尤捷。然必湿重于热，阻滞膜原，始为适宜。若湿已开，热已透，相火炽盛，再投此剂，反助相火愈炽，适劫胆汁而烁肝阴，酿成火旺生风，痉厥兼臻之变矣。用此方者其审慎之。

按：膜原外通肌腠，内通胃腑，为三焦之门户，居一身半表半里之位。温疫之邪，从口鼻而入。邪在半表半里，出入营卫之间，正邪相争之时，则疟疾发作，发有定时；邪阻膜原，则三焦气机失畅，积湿酿痰，故见胸膈痞满；气机被郁化热，湿郁热伏于里，内扰心神则见心烦懊恼，内阻清阳则头眩；痰湿内郁于肺则咯痰不爽，苔白粗如积粉，扪之糙涩，脉弦而滑者，均为痰湿阻于膜原之证。柴胡达原饮由小柴胡汤去参、夏、姜、枣，加枳壳、桔梗、荷梗、厚朴、草果、青皮、槟榔衍化而成。以透表解热以疏达膜原气机，"为外邪之在半表半里者引出之，使达于表而外邪自散"。治疗湿热痰疟，郁阻募原之疟疾。募原为本焦之门户，湿热疟邪郁伏募原，致使三焦气化失司，痰浊内阻；少阳枢机不利，出现的往来寒热，休作有时，间日发疟，头眩，胸膈痞满，心烦懊恼，咳痰不爽，口腻厌食，便秘腹胀，苔厚腻如积粉，脉弦之证；疟因风寒转变者，初起恶寒无汗，头疼身痛，继即邪传少阳，疟发寒热并重者。湿郁热伏、热重于湿者不宜。若湿已开，热已透，相火炽盛，再投此剂，反助相火愈炽，适劫胆汁而烁肝阴，致肝火旺生风，痉厥之变者，故此方慎用。

足少阳胆与手少阳三焦合为一经，其气化一寄于胆中以化水谷，一发于三焦以行腠理。若受湿遏热郁，则三焦之气机不畅，胆中之相火乃炽，故以蒿、芩、竹茹为君，以清泄胆火；胆火炽，必犯胃而液郁为痰，故臣以枳壳、二陈，和胃化痰；然必下焦之气机通畅，斯胆中之相火清和，故又佐以碧玉，引相火下泄，使以赤苓，俾湿热下出，均从膀胱而去。此为和解胆经之良方。凡胸痞作呕，寒热如疟者，投无不效。

按：蒿芩清胆汤用于邪传少阳腑证：寒热如疟，寒轻热重。口苦胸闷，吐酸苦水，或呕黄涎而黏，甚则干呕呃逆，胸胁胀疼，舌红苔白，间现色杂，脉数而右滑左弦之相火上逆，少阳腑病偏于半里证者；暑湿成疟，热重于湿者，即王士雄说，"风寒之疟可以升散，暑湿之疟必须清解"；及湿热弥漫气分，热重于湿，气机不畅，小便黄少者。蒿芩清胆汤纯属祛邪之剂，体虚者不宜单独使用。

少阳证初病在气，久必入络，其血在将结未结之间，而寒热如疟，胸胁串痛，至夜尤甚者，陷入于足厥阴之肝络也。若但据寒热现状，便投小柴胡原方，则人参、姜、枣，温补助阳，反令血愈亏而热愈结，热结则表里闭固，内火益炽，立竭其阴而肝风内动矣。此方君以柴胡入经和气，即臣以川芎入络和血，妙在佐以归、地、白芍之养血敛阴，即使以半夏、甘草之辛甘化阳，庶几阴阳和，俾阴液外溢则汗出，而寒热胁痛自止矣。此为疏气和血，妊妇寒热之良方。

按：少阳证初病在气，久必入络，其血在将结未结之间，而寒热如疟，胸胁串痛，至夜尤甚者，陷入于足厥阴之肝络。

大便秘一证，有热结，有气滞，有液枯。热结则诸承气为正治，固已；气滞必求其所以滞之者，而为之去其滞，如食滞则枳实导滞，痰滞则加味凉膈，瘀滞则桃仁承气，饮滞则蠲饮万灵，寒滞则厚朴七物，热滞则六磨饮子，皆足奏功。液枯多兼热结，则养荣承气为正治；若液枯而兼气滞，轻则五仁橘皮，重则张氏济川。夫济川煎，注重肝肾，以肾主二便，故君以苁蓉、牛膝，滋肾阴以通便也；肝主疏泄，故臣以当归、枳壳，一则辛润肝阴，一则苦泄肝气，妙在升麻升清气以输脾，泽泻降浊气以输膀胱；佐蓉、膝以成润利之功。张景岳谓：病浅虚损而大便不通，则硝、黄攻击等剂必不可用；如势有不得不通者，宜此方主之。此方用通于补之剂也，最妙。俞氏引用，良有以也。谤之者，妄开滋润之说，为庸医逢迎富贵之诡术，亦未免信口雌黄矣。

按：《景岳全书·秘结》篇谓："便秘有不得不通者，凡伤寒杂证等病，但属阳明实热可攻之类，皆宜以热结治法通而去之，若察其元气已虚，既不可泻而下焦胀闭，又通不宜缓者，但用济川煎主之，则无有不达。"俞根初列攻下剂增液润肠兼调气法。方名"济川"者，乃资助河川以行舟车之义，本方温润之中而寓有通便之功，服之可使肾复精充，五液并行，开合有序，肠得濡润而大便自调，故方名"济川"。何秀山方论精到，以通补并用，升降相因，寓通于补之中，寄降于升之内的特点，具有温肾润肠，养血通便功能。用于习惯性便秘，老年、产后便秘属于肾虚精亏肠燥者满意。

血虚生风者，非真有风也，实因血不养筋，筋脉拘挛，伸缩不能自如，故手足瘛疭，类似风动，故名曰内虚暗风，通称肝风。温热病末路多见此症者，以热伤血液故也。方以阿胶、鸡子黄为君，取其血肉有情，液多质重，以滋血液而息肝风；臣以芍、草、茯神木，一则酸甘化阴以柔肝，一则以木制木而息风；然心血虚者，肝阳必亢，故佐以决明、牡蛎，介类潜阳；筋挛者络亦不舒，故使以钩藤、络石，通络舒筋也。此为养血滋阴，柔肝息风之良方。

按：阿胶鸡子黄汤亦用于水亏火亢，液涸动风，心烦不寐，肌肤枯燥，神气衰弱，咽干尿短，舌红尖绛之内虚暗风者。阿胶鸡子黄汤以滋阴养血息风立法，临证可不拘外感、内伤，只要见有阴血不足，无以养筋之证候，便可投之。

小伤寒证说

《内经》云：善治者，治皮毛。又曰：因其轻而扬之，宜以辛散轻扬法，疏达皮毛，葱白香豉汤主之。鲜葱白五枚，切碎，淡豆豉三钱，鲜生姜一钱，去皮，上药用水碗半，煎成一碗，去渣热服，覆被而卧，俄顷即微微汗出而解。忌酸冷油腻数日，自无传变。此例创自元丹溪翁，继起者明王氏肯堂，今则惟俞君根初矣。宜古宜今，简要不繁，后学当奉为圭臬。案语以文言道俗，罗罗清疏；方则出自《外台秘要》，最切时用。

按：小伤寒，病名，一名冒寒，属四时感冒类病证。多因四时偶感寒气，或因贪凉冒风。出现肌肤紧缩、皮毛粟起、头痛怕风、鼻塞声重、频打喷嚏、清涕时流、身不发热、舌如平人，苔或白薄而润，脉右浮，左弦而缓。浮则为风，弦而缓，浮、弦则为受风中之凉。俞根初认为，此即偶尔冒寒之小疾，邪但袭皮毛，不入经络，病多无传变，俗称"小伤寒"是也。此疾四时皆有，绍地颇多。《内经》说："因其轻而扬之。"小伤寒以辛散轻扬、疏达皮毛法治之，宜以葱白香豉汤（《备急千金要方》）主之。即鲜葱白五枚（切碎），淡豆豉三钱，鲜生姜一钱（去皮）。煎汤，去渣热服，覆被而卧，致微微汗出而解，忌酸冷油腻。然而，小伤寒并非绝对不发生传变，何廉臣先生曾在《全国名医验案类编》中提出："冒风，即鼻伤风也。病人每视为微疾，多不服药，不避风寒，不慎饮食；必至咳逆痰多，胸闷胃钝，或身发热，而成肺病。"因此，患小伤寒病者应提高警惕，注意防患于未然，做到早期诊断，早期治疗，以防止疾病进一步发展、传变。

两感伤寒说

两感伤寒，夏月最多，后贤皆名曰中寒，世俗又谓之吊脚痧，多死于挑痧及香散痧药，目击心伤。俞君参用丹溪、南阳两家治法，确是对症良方，然则两感证亦有可治之道，不可遽必其死也。

按：两感伤寒，是指阴阳两经表里同病，又称"伤寒两感"。如既有太阳经表证的发热、头痛，同时又有少阴经里证的神倦、肢冷、脉微。吊脚痧，病证名。霍乱症状剧烈而有转筋者，即霍乱转筋。《霍乱燃犀说》卷上："霍乱有称为吊脚痧者，即霍乱之剧而转筋者，原非另有一证也。"

伤寒兼湿证说

伤寒兼湿热者甚多，湿热酿痰者亦甚多。故丹溪翁大阐痰湿法门，谓：十人九湿，湿生痰，痰生热。然其所论多外生之湿，少及本身之湿热。仲景书论寒湿、风湿者多，论湿热惟黄疸及痞证而已，如茵陈栀子等方与小陷胸泻心诸法，皆为湿热发黄、湿热成痦而设。盖伤寒误遏，使内湿上甚为热，热郁发黄，轻则茵陈蒿汤、茵陈五苓散等；重则栀子大黄汤、大黄硝石汤等。或利或下，皆以祛内郁之湿热也。伤寒误下，则变痦满，亦有不经攻下而胸痦者，由其人素多痰湿热，一经外邪触动，即逆上而痦满，故仲景特立小陷胸诸泻心法，正以祛逆上之痰湿热一也。

按：伤寒兼湿，一名寒湿，《内经》分寒气胜者为寒痹，湿气胜者为湿痹。

论风温伤寒

风温四时皆有，惟春为甚。新感从口鼻而内袭三焦，伏气多匿于膜原，或内舍于营，二证属于肺胃者，照俞君按证施治，自能奏效。若邪伏膜原，初用微发其汗后，风寒之表邪虽解，而膜原之伏邪，尚欲出而不能遽出，证必寒热如疟，胸膈痦满，心中懊侬，呕吐不食。速用柴胡达原饮开达膜原，使伏邪外溃，热从外透。此时辨其为燥热，则用新加白虎汤，辛凉甘寒以清泄之；为湿热，则用增减黄连泻心汤，苦辛淡渗以清利之。如有下证，辨其轻重缓急，酌用诸承气法引而竭之。若内舍于营，证较膜原伏邪为尤急，初用葱豉桔梗汤辛凉发汗后，表邪虽解，暂时热退身凉，而胸腹之热不除，继即灼热自汗，烦躁不寐，神识时清时昏，夜多谵语，脉数舌绛，甚则肢厥脉陷，急宜清透营热，使伏热转出气分，气宣卫泄，或从疹癍而解，或从狂汗而解。轻则玳瑁郁金汤，重则犀地清络饮，皆可选用；剧则紫雪品行军散，历验如神。

按：风温伤寒，一名风温兼寒，俗称风寒包火。邪伏膜原，开达膜原，使伏邪外溃，热从外透。重症则急宜清透营热，使伏热转出气分，气宣卫泄。

论风湿伤寒

风湿伤寒，一田野间俗名耳。俞君遵守经旨，因症施治，精切不磨，洵不愧积学之老名医也。但此证新而轻浅，能任辛散香燥者，极易奏功。予曾用五苓散加羌防治着痹，桂枝汤加二乌治行痹，麻黄汤加术附治痛痹，效如桴鼓。若久而深重，血瘀化火，液郁化痰，皮肤不荣，经络时疏，大筋软短，小筋弛长，手足麻痹，骨痿于床者，最难奏效。俗谓"痛风易治，木风难医"，真阅历之谚也。惟有用《外台》竹沥汤，化下丹溪神效活络丹，生津涤痰，活血通络，以渐取效。间服史国公酒，养血祛风，舒筋活络。一面嘱病家访求善针者，七日一针，二七一针，以疏通其脉络，内外并治而已。

按：风湿伤寒，即风、寒、湿三气合而成痹，故通称痹证，《伤寒论》总名湿痹，风胜者名风湿，寒胜者名寒湿。何秀山谓：湿温伤寒，湿温兼寒名湿温兼寒，与伤寒兼湿证，大旨相同。须从湿未化热与湿已化热，及有无夹痰夹食，随证酌治，庶免贻误。

论春温伤寒

春温兼寒，初用葱豉桔梗汤，辛凉开表，先解其外感，最稳。若不开表，则表寒何由而解。表寒既解，则伏热始可外溃。热从少阳胆经而出者，多发疹点，新加木贼煎加牛蒡、连翘以透疹；热从阳明胃经而出者，多发瘢，新加白虎汤加牛蒡、连翘以透瘢。疹瘢既透，则里热悉从外达，应即身凉脉静而愈。若犹不愈，则胃肠必有积热，选用诸承气汤，急攻之以存津液，病多速愈。此伏气春温实证之治法也。若春温虚证，伏于少阴血分阴分者，其阴血既伤，肝风易动，切忌妄用柴、葛、荆、防，升发其阳以劫阴。阴虚则内风窜动，上窜脑户，则头摇晕厥；横窜筋脉，则手足瘛疭。如初起热因寒郁而不宣，宜用连翘栀豉汤去蔻末，加鲜葱白、苏薄荷，轻清透发以宣泄之，气宣热透，血虚液燥，继与清燥养营汤加野菰根、鲜茅根，甘凉濡润以肃清之。继则虚多邪少，当以养阴退热为主，如阿胶黄连汤之属，切不可纯用苦寒，重伤正气。此伏气春温虚证之治法也。

按： 春温伤寒，名客寒包火，俗称冷温。何氏谓俞氏分清虚实，按证施治，于虚证侧重热入精室，尤治下虚之要着。虽然，夹阴伤寒，已为难治；夹阴温病，更多速死。全在初诊时，辨证确实，用药精切，心思灵敏，随机策应，庶可急救此种危证也。

论暑湿伤寒

此夏月之杂感证也。外感多由于先受暑湿，后冒风雨之新寒，《内经》所谓"生于阳者，得之风雨寒暑"是也；内伤多由于畏热却暑，浴冷卧风，及过啖冰瓜所致，《内经》所谓"生于阴者，得之饮食居处"是也，乃暑湿病之兼证夹证，非伤暑湿之本证也。凡暑为寒湿所遏，生冷所郁，俞氏方法，稳而惬当。与前哲所立香薷饮加减五方，及大顺散、冷香饮子、浆水散等剂，意虽相同，而选药制方，尤鲜流弊，后学当遵用之。

按： 暑湿伤寒，一名暑湿兼寒。

论秋燥伤寒

春月地气动而湿胜，故春分以后，风湿暑湿之证多；秋月天气肃而燥胜，故秋分以后，风燥凉燥之证多。若天气晴暖，秋阳以曝，温燥之证，反多于凉燥。前哲沈氏目南谓：《性理大全》"燥属次寒"，感其气者，遵《内经》"燥淫所胜，平以苦温，佐以辛甘"之法，主用香苏散加味，此治秋伤凉燥之方法也。喻嘉言谓：《生气通天论》"秋伤于燥，上逆而咳，发为痿厥"，燥病之要，一言而终，即"诸气𫗦郁，皆属于肺；诸痿喘呕，皆属于上"。二条指燥病言明甚，更多属于肺之燥。至左胠胁痛，不能转侧，嗌干面尘，身无膏泽，足外反热，腰痛筋挛，惊骇，丈夫癫疝，妇人少腹痛，目眛眦疮，则又燥病之本于肝而散见不一者也，而要皆秋伤于燥之征也。故治秋燥病，须分肺肝二脏，遵《内经》"燥化于天，热反胜之"之旨，一以甘寒为主，发明《内经》"燥者润之"之法，自制清燥救肺汤，随证加药，此治秋伤温燥之方法也。张石顽谓：燥在上必乘肺经，宜《千金》麦门冬汤（大麦冬四钱，生桑皮、鲜生地、紫菀、鲜淡竹茹各三钱，仙半夏一钱，蜜炙麻黄五分，白桔梗八分，清炙草生姜一片）；燥于下必乘大肠，须分邪实、津耗、血枯三端。邪实者，通幽润燥汤（油当归二钱五分，桃仁泥、大麻仁、生川军各一钱，生、熟地各钱半，生甘草五分，杜红花一分，蜜炙升麻三分，槟榔汁二匙冲）；津耗者，异功散加减（潞党参、浙苓、蜜炙广皮、麻仁研各一钱，天、麦冬各钱半，生甘草五分，沉香汁两匙冲）；血枯者，《千金》生地黄汤（鲜生地汁二合，麦冬汁、净白蜜各一瓢，淡竹沥两瓢，生姜汁四滴，一先用生玉竹、知母、花粉、茯神、鲜地骨皮各二钱，生石膏四钱，煎取清汁，和入地、冬等五汁，重汤煎十余滚服，日三夜一），或六味地黄汤加减（熟地四钱，淡苁蓉、生首乌、当归各三钱，淮药、茯苓、丹皮、泽泻各钱半）。燥在血脉，多血虚生风证，宜以滋燥养营汤（生、熟地各四钱，当归、白芍各二钱，秦艽、防风各一钱，蜜炙川连六分，生甘草八分）治外，内补地黄丸（熟地、归身、白芍、生地、元参、知母、川柏、山药、萸肉、甘杞子、淡苁蓉，蜜丸，每服三钱，空心盐汤送下）治内，润燥养营为第一义；燥在阴分，多手足痿弱证，养阴药中，必加黄柏以坚之，如虎潜丸之类（盐酒蜜炙黑川柏、炙龟板、熟地各三两，知母、淮牛膝各二两，白芍、锁阳、归身、炙虎胫骨各一两五钱，炮姜五钱，醇酒为丸。痿而厥冷，加淡附片五钱，淡盐汤下三钱）。由是三说以推之，燥病初中末之方药，洵云大备。

按：秋燥伤寒，总名秋燥，俗通称风燥。何廉臣说，凡治燥病，先辨凉温。

论发癍伤寒

今世俗通称发癍伤寒者，实因发疹误作发癍耳。或有发癍，大率由温热兼寒，初起不敢用辛凉开达，仍拘守伤寒成法，恣用辛温燥烈之药，强逼邪热走入营中而发。故凡伤寒发癍，多由于汗下失当；温热发癍，多由于应清失清。皆由邪遏于胃而热蒸成癍。如果初治不误，何致成癍？惟温毒、热疫两证，必发癍疹。若已成癍，当其将发未发之际，首必辨其证候。凡若汗、若清、若下后，邪仍不解，其人壮热无汗，胸膈烦闷，喘嗽呕恶，起卧不安，呻吟不寐，耳聋足冷，两寸关脉

躁盛，甚或沉伏，便是瘟点欲出之候。及其既出，先将红纸蘸
香油燃着，照看病人面部、背心、胸膛、四肢，有大红点平铺
于皮肤之上，谓之瘟；若小红点突起于皮肤之上，谓之疹。瘟
大而疹小，瘟平而疹突，瘟重而疹轻。瘟夹丹疹并发者重，瘟
夹豌疮并发者尤重。黑瘟如果实靥，蓝瘟如烂青果，极重而必
死不治。至其治法，总以凉血宣气、解毒透瘟为首要。凉血如
犀角、羚角、大青叶、鲜生地、鲜茅根、青蒿脑、紫草、丹
皮、山栀、元参之类，宣气如葱白、豆豉、葛根、薄荷、嫩桑
芽、水芦笋、菰根尖、青箬叶、鲜竹叶卷心、鲜石菖蒲叶之
类；解毒如净银花、鲜菊叶、鲜蒲公英、紫花地丁、生绿豆
汁、莹白金汁、人中黄、尿浸石膏、大黑木耳、紫金锭片之
类；透瘟如牛蒡、连翘、蝉衣、僵蚕、角刺、钩藤、刺蒺藜、
鲜西河柳叶之类（蒺藜、河柳二味配入于清凉药中，善能循经
速达，提瘟最捷，切勿嫌其性温透，弃而不用）。如瘟伏而不
出，嵌于肉里，非略佐以升麻、细辛之升窜，瘟毒终不得速
透。若毒蕴便闭，又当以解毒承气、犀连承气等汤速下之，必
里气通而伏瘟随出。如果内伤脾阳，气虚下陷，脉虚大无力
者，则以补中益气汤、人参三白汤等，升补中气以提透之。内
伤肾阳，阳被阴遏，脉沉细或沉微者，则以真武汤加高丽参、
鹿角尖，通脉四逆汤加人参、鹿茸，温化阴凝以补托之。二者
必阳气通而虚瘟乃出，盖温毒证内邪壅结，得凉泻药，疏通其
里而瘟出，与虚寒证阴气寒凝，得温补药，鼓舞其阳而瘟出，
其法虽殊，其理则一。若脾肾阴虚、冲任阴虚，则以张氏补阴
益气煎、陶氏逍遥汤二方为主，随证加减。一则峻补其下，疏
启其中；一则清补其阴，疏启其气。得屡次补托滋垫，而虚瘟
始出，又与阴证发瘟，得温补以鼓舞而出，同一理也。故凡治

癥，必察病人元气虚实，阴阳盛衰，先其所因，辨其现证，察其色脉，庶免草率误人之弊。俞君治癥方法，大致已备，学者由此而推广之，足以展治癥之精微矣。

　　按： 发癥伤寒，伤寒证汗下适宜，温热病清解得法，邪不壅塞，并不发癥，即有隐隐见点者，亦惟疹子居多。孙络血热者多发红疹，膜留湿热者多发白疹（"白疹"后人改曰"白痦"，其实"痦"是"疹"之俗称）。何氏阐发并论述详尽。

参考文献

1. 俞根初 . 通俗伤寒论 [M]. 上海：六也堂书局，1932.

2. 何廉臣 . 增订通俗伤寒论 [M]. 上海：六也堂书局，1934.

第六章

周伯度医话

周岩，字伯度，清代山阴（浙江绍兴）人。有感于前人注释仲圣书时，对用药心法探析较少，崇尚仲景学说，提出："读仲圣书而不先辨本草，犹航断港绝潢而望至于海也……非特不效，抑且贻害。"故其在晚年集平生之识验，采百家之精英，著成《本草思辨录》四卷。《本草思辨录》反映了清末在"西学东渐"时期，医家周伯度已认识到：学好中医应当同时注重"致知"和"力行"两方面；临床上重视"辨证"与"辨药"结合；努力在中西对比中发现中医的优势，并进一步卫护中医，发扬中医；要对于中医中"医道"的未来始终保持乐观态度；时刻注意中医经典医理和本草中所存在多层次的思辨观等。

论六气感证之——风

此所谓风，专主伤风之风甚于寒者。风所来之方不同，亦随时令为寒温。惟经云：邪之所凑，其气必虚。又云：风从外入，令人振寒。即使但感于风，亦必腠理开而洒然寒，其兼夹寒者无论矣。考古以辛温发散为治，理自莫易。若已传阳明化热，与所感为温热之风，则不在此例。《伤寒论》之中风，犹今之谓伤风，不过有轻重之分。故桂枝汤于四时伤风，亦有宜者。昔贤固言之矣，然必汗自出而脉浮弱，始为切合。

按：此周伯度所言六气，实为六淫。无论六气还是六淫，均应依据《内经》所言："邪之所凑，其气必虚。"同一风邪，遇体质强壮未致病者，则仅可言自然界正常六气之风；若遇体质虚弱而致伤风者，方能言此为六淫之风邪。

关于临床使用桂枝汤，是否必须"汗自出而脉浮弱"，伤寒大家李克绍则认为："把桂枝汤看成是表证有汗的专剂，也是不对的。因为无汗的表证，有时也可以用桂枝汤发汗。如'太阳病，外证未解，脉浮弱者，当以汗解，宜桂枝汤'这条并未说太阳表虚证未解，而是说不论有汗无汗，只要外证未解脉浮弱的，都当用桂枝汤解表。又如'太阴病脉浮者，可发汗宜桂枝汤'，人所共知，三阴表证都是不会发汗的，兹用桂枝汤发太阴表证之汗，这又证明，太阴之为病脉弱，只要脉浮而弱，无汗也可用桂枝汤。再看桂枝汤方后注，'若不汗，更服依前法''又不汗，后服小促其间''若汗不出，乃服至二三剂'。这些'不汗''汗不出'等词，解释为药汗不出，或解释为和服药前一样，仍然不见汗出，都是可以讲通的。"

伤风又称感冒，凡偶感风寒，头痛发热，咳嗽涕出即是。

《黄帝内经》云：至下之地，春菊常在，故东南卑湿之区，伤风最多。徐洄溪有《伤风难治论》，尤在泾则引《黄帝内经》劳风法在肺下一段，以证伤风不解便成劳之谚，足见伤风难治，自古已然。

按：绍地亦位于中国版图东部偏南，处于亚热带季风气候区，湿润多雨，尤其是每年梅雨季节，气候更是氤氲潮湿，故本地患者多兼湿热，若外感伤风，遣方用药时需酌加清热化湿之品，若仅用一般辛温发散之品，恐影响疗效。

恶风固必恶寒，惟伤风之恶风恶寒只在皮肤之表，非若伤寒之恶寒，近烈火而不减，恶风处密室而亦畏也。伤风伤寒，同为太阳表证，太阳证必头痛，不痛非是。伤寒治之得宜，六七日间可愈，伤风而误治，为害亦甚钜，直作平等观可矣。

按：参照《伤寒论》中关于桂枝汤条文，"太阳中风……汗自出，啬啬恶寒，渐渐恶风，翕翕发热，鼻鸣干呕者，桂枝汤主之""阳明病，脉迟，汗出多，微恶寒者，表未解，可发汗，宜桂枝汤"，并对比"太阳病，头痛发热，身疼腰痛，骨节疼痛，恶风无汗而喘者，麻黄汤主之"，可知，伤风（中风）症状较之伤寒要轻缓，但不论伤寒还是伤风，治疗时均宜平等视之，不因病情较轻而轻视，若误治，则生害亦巨。

伤寒偏死下虚人，是固然矣。伤风而下虚，亦每有数日而毙者。误入麻黄汤，即与伤寒戴阳证相似，前人医案具在，可取而按也。有一种似伤风而实非伤风，乃为肾元久亏，肾水泛滥以为痰，浮阳冲激而成嗽也。

按：周伯度此所谓"下虚"，乃肾元亏虚、元阳不足之意。肾元久亏，身之根本动摇，遇外感内伤，预后均差。若误入麻黄汤，辛温发散峻剂，则可引动虚阳上越，症似戴阳。

肾元久亏，阳虚无以蒸化水液而聚为痰饮，随虚阳上浮而致咳嗽。

论六气感证之——寒

此所谓寒，专主伤风之寒甚于风者。伤风本一证，而区为两门，犹仲景于伤寒而分标中风伤寒两名也。徐洄溪云：恶风未有不恶寒者。邹润安云：寒非风，何以能及人之身，风非寒，何以能中人之卫，风与寒一而二二而一者也。观此两说，可知寒之不离乎风，别有中寒门列下，故以此为伤风之寒云。

伤寒非不兼风，以寒重而名伤寒，伤风非不兼寒，以风重而名伤风，二病正相对待。桂枝可疗伤寒之风，麻黄即可疗伤风之寒，虽伤风之寒，不如伤寒之重，而寒甚于风则有之。其寒同，则其宜麻黄亦同，所虑病轻药重，转蒙其害耳。愚每以麻黄汤加减，麻黄用二三分辄效，古方固不在墨守也。

按： 风邪与寒邪，往往兼杂而难分，实难区别，仅风与寒孰轻孰重而已。中医通过人体所反映的证候属于伤寒或者中风而一分为二，临床随证灵活增减药物，不可墨守成规。

伤风咳嗽，若邪伏肺系者，竟非麻黄不解。喻氏云：风寒外束，宜华盖散。但华盖散内有桑皮，仲景谓风寒勿取，（《金匮》王不留行散方）。诚能引邪深入，永无愈期，喻氏殆未察耳。

按： 伤风咳嗽、邪伏肺系，以麻黄辛温发散风寒、宣肺平喘。因桑白皮味甘性寒，风寒外束之伤风咳嗽用之，恐致寒邪郁闭不出，关门留寇，疾病难愈。诚临床实际，若伤风咳嗽而无肺热、痰热咳喘，则不用桑白皮；若呈外寒内热之势，则仿仲景麻杏石甘汤之意，以华盖散加减，外散风寒，内祛痰热，方为正解。

论六气感证之——暑

《说文》：暍，伤暑也。《伤寒论》：太阳中热者，暍是也。故中热即中暍，中暍即中暑，暑热暍三字，并无二义。张洁古以动而得之为中热，静而得之为中暑。喻氏驳之云：道途中暍（喝）之人，岂可云静得。动静二字，止可分外感内伤，动而得之，是外感天日之暑热，静而得之，是避暑热而反受阴湿风露瓜果生冷之伤。观此可知暑无动静之分，而别有动得静得之所以然矣。

按：喻氏所言"静而得之，是避暑热而反受阴湿风露瓜果生冷之伤"，即阴暑。

喻氏云：六气，春主厥阴风木，秋主阳明燥金，冬主太阳寒水，各行其政。惟春分后秋分前，少阴君火，太阴湿土，少阳相火，三气合行其事。天本热也，而益以日之暑，日本烈也，而载以地之湿，三气交动，时分时合。其分也，以风动于中，胜湿解蒸，不觉其若，其合也，天之热气下，地之湿气上，人在气交之中，受其炎蒸，无隙可避。多有体倦神昏，肌肤痹起，胸肩痤出，头面疖生者矣，甚则消渴痈疽吐泻疟痢，又无所不病矣。其不能淡泊滋味，屏逐声色者，且以湿热预伤金水二脏，为秋冬发病之根，故病之繁且苛者，莫如夏月为最。此种名论，医家病家，皆不可不知。至于暑湿名义，则暑自暑，湿自湿，不得谓暑为湿热合一之病，观仲景于中暍一证，分白虎加人参汤治热，一物瓜蒂汤治湿，不并为一方，意可知矣。

按：暑邪为夏至之后，立秋之前，致病具有炎热、升散、兼湿特性的外邪。夏至之后、立秋之前，正值我国长江中下游地区梅雨时节，"天之热气下，地之湿气上"，气候炎热氤氲，人居其中，感受暑邪、湿热之邪，百病丛生。此时，宜饮食清淡，清心避暑，否则易预伤肺肾两脏，为秋冬发病之根，故夏月养生避病很重要，医家病家均宜知晓。至于周伯度认为"暑自暑，湿自湿，不得谓暑为湿热合一之病"，并举仲景之例为佐证，应认为暑邪与湿热之邪的区别在于：前者有明显的季节性，主要发生在夏至之后、立秋之前，暑邪虽多夹湿，但未必一定夹湿，且具有扰神耗气伤津等特点，与湿热之邪有明显区别。

中暑固即中热，而与温热病之热，则有不同。《内经》：气虚身热，得之伤暑。凡暑脉必虚，故治暑必兼顾其虚，白虎汤若不加人参，则不可以治暑。或问有据乎？曰：有。白虎加人参汤，仲景屡用于伤寒，无人参之白虎汤，则不一旋于中暍，犹不可知暑之所以为暑乎。

按：周氏所言"凡暑脉必虚，故治暑必兼顾其虚，白虎汤若不加人参，则不可以治暑"，实则在讲暑邪能耗气伤津，仲景常用人参补气益阴，例如《伤寒论》第26条"服桂枝汤，大汗出后，大烦渴不解，脉洪大者，白虎加人参汤主之"；第96条条文后加减"若渴，去半夏，加人参合前成四两半、瓜蒌根四两""若不渴，外有微热者，去人参，加桂枝三两"。

夏月人身之阳，以汗而外泄，人身之阴，以热而内耗，阴阳两有不足，过用甘温，易竭其阴，过用苦寒，易亡其阳。故仲景于暍病，但用一甘一寒，阴阳平治之剂，此治暑之正病也。

按：夏月乃暑气所主，暑邪易耗伤人之气阴。饮食或药物若过于辛温，则消耗阴液，过于苦寒，则损其阳气，故治暑用药宜平和。

受暑而湿甚于热者，去湿即所以去暑，寒凉遏其阳气而病者，无汗亦须透表，吐利者，急宜和解，甚则加以温药，此治暑之兼病也。治病须先识病名，故缀此说以示区别。

按：中暑治疗虽以清暑利湿为大法，但往往会夹杂兼症，若兼有外感寒邪，郁遏肺气，出现无汗，亦须辛温发汗透表，若出现呕吐下利，急当和解，有是证用是药，对症治疗。

夏月阴气在内，以阳气发散于外也。阴气非寒气，不得率用热药，若脾胃自伤寒凉，则不在此例。

按：夏月人体阳气随自然界气候变化而向外发散，中焦脾胃阳气反虚，更易受寒邪侵害，故此时不可贪凉饮冷或妄用寒凉药物。同时，人体阴气内守，此阴气非阴寒内盛之寒邪，亦不可乱用辛热，耗竭内阴。

论六气感证之——风温

风温一证，众说纷歧，莫衷一是。《伤寒论》若发汗已，身灼热者，名曰风温一条，注家或与上条发热而渴，不恶寒者为温病连讲，或本条自为讲，窃谓玩若发汗已四字语气，自是从上文说下，否则无根，即《千金》葳蕤汤，为此条补治法。其先若非伏气发温，亦必不如是用药，当以此条与上条连讲为是，此一说也。《伤寒序例》，谓阳脉浮滑，阴脉濡弱者，更遇于风，变为风温。尤在泾以前风未绝，后风继之，以阳遇阳，相得益炽释之。与仲景之言异，此二说也。陶节庵辈，以素伤于风，复伤于热，风热相搏，即为风温。此三说也。近人以冬温春温，吸受风温，先犯手太阴者为风温，此四说也。窃尝综而论之。第一说，是误汗后病变之名，未可遂据为风温之本病。第二说，何谓更遇，并未指明，尤氏之释，亦颇龃龉不安，若云误汗后更遇于风，则仲景又何尝有此文，故序例可置不议。第三说，风热相搏极是，而必谓先伤后伤，学者若不知活看，难免刻舟求剑之弊。第四说，以吸受温风为风温，风与温不分先后，虽似稍戾于古，然治法实无二致，此叶天士、陈平伯辈论风温皆是，可取以为则也。

按：周氏此段列举了四种风温的定义，前三者与当今对风温的定义区别甚大，第四说与今日风温定义接近。

风为百病之长而无定体，如天时寒冷，则风从寒化而成伤寒，温暖，则风从热化而为风温，风一也。而寒热迥异，若以治伤寒之法治风温，则大谬矣。

按：风为百病之长，袭人致病最多，常兼他邪合而伤人，为外邪致病的先导，兼寒而成伤寒，兼热而成风温，邪之性质与疾病性质均已改变，故治法有别。

风温与湿温，同为外感之温病，《难经》亦谓之伤寒。夫温病而冠之以风与湿，此即与温热病有异处。而风温与湿温，又复不同，皆宜审辨。风温病，春月与冬季居多，其证或恶风，或不恶风，必身热咳嗽烦渴。风温为燥热之邪，燥则伤阴，热则伤津，泄热和阴，是一定之治法。陶节庵与喻氏叙风温证，俱有头痛字，叶天士云：风温有头痛，毕竟如此，但使看者愈难矣。

《外台》有风热而无风温，其引《巢氏病源》云：风热者，风热之气，先从皮毛入于肺也。叶天士亦谓温邪上受，首先犯肺，盖风温即风热，非二病也。

按：风温多发于冬春二季，为感受风热病邪，初起以肺卫表热证为特点的急性外感热病，可逆传心包，后期以肺胃阴伤为主。叶天士云："风温者，春月受风，其气已温。"他最先把风温作为春季的新感温病立论。

《千金》葳蕤汤，超超元著，今人未敢效用，张石顽于《千金方衍义》暨《医通》，两释是方，长言不已，而于孙真人所以立方之本旨，似未能尽得。夫今人治风温主辛凉，而古人必参以辛温者，岂今智而古愚哉？殆以古人体质坚致，遇伏气发温，必尚有余邪，欲化不化，伏于肌腠经脉。麻杏芎独，所以搜余邪而绝根株。葳蕤、白薇，为中风暴热之专药，协石膏以凉而散之。木香辟毒疫温鬼，甘草和诸药，皆不可少，故以为使，又恐麻杏芎独，药性过温，故用石膏独多，此汤又能治冬温者。冬温虽为非节之暖，值太阳寒水司令，不免夹有阴邪，不宜专用清法。合而观之，立方之旨尤显，惜张氏未经发出，又喻氏以风温为少阴厥阴病，拟亦指伏气发温，更遇于风。乃其所谓少阴厥阴者，则以素伤于风，复伤于热，素伤于风，岂亦犹伏气之发于少阴，宁能无误乎？总之葳蕤汤，是治伏邪未尽之风温。伏邪未尽之风温，今不概见，而古人精心之所在，何可使终于封蔀，而方则不录，恐学者不知审辨而漫施也。

按：《千金》葳蕤汤出自《千金要方》，治风温自汗身重，及冬温发热咳嗽。周氏解释方中用麻黄、杏仁、川芎、独活之理，乃是祛除伏于肌腠经脉的外感寒邪，这与我们现在治疗伏气发温的思路有较大差别。

论六气感证之——湿

湿为阴邪，遇阳虚之体，纵感受日久，不至化热，故仲景于寒湿无专方，以湿本毗于寒也。若兼热，则为热湿，不得第以湿名。叶天士云：寒不能生湿，因湿而为寒者有之。又云：但有湿而不蒸热，当于治湿药中加热药，以宣散利导之。可谓得仲景真谛矣。

按："但有湿而不蒸热，当于治湿药中加热药，以宣散利导之"，乃叶天士遵从仲景"病痰饮者，当以温药和之"的原则。而对于叶天士所言"寒不能生湿，因湿而为寒者有之"，以真武汤证为例，即是心肾阳虚、水湿内扰之因寒生湿的典型，不知叶天士具体所指为何。

湿分内得外得，雾雨水湿，或伤或中，得之于外，酒肴生冷，恣啖无节，得之于内，外属太阳，内属太阴，或少阴，治之不早，郁而成热，则变状多矣。中湿者脉沉，若风湿则脉浮，有风无风，以此别之。

按：临床常见因贪凉饮冷而致湿邪内生者，若素体热盛，则成湿热内蕴，绵延难愈，常以连朴饮等取效，但必须要求患者忌食寒凉之品，方可断根。

湿在上在外者，宜微汗以散之。在下在内者，宜燥之。或利小便，此大法也。伤于湿者，下先受之。上受之湿，偶有之耳，下受之湿，则坐卧践履，有难避而易受者。盖雨气通于肾，肾感湿即应。若肾之阳又虚，则更不得而拒之。所以先受，久则渐及于上，金匮肾著汤，即治下湿之一证。

按："湿在上在外者，宜微汗以散之。在下在内者，宜燥之。或利小便……"皆是因势利导之法。

湿上甚而热，喻氏以《金匮》痉病脉如蛇，与鼻塞内药鼻中两条当之。按下一条，确是湿上甚之证。上一条，则仲景明云痉病，且著其风强险恶之状，不当指为上甚之湿，治上甚之湿，以局方羌活胜湿汤为佳。然并不治痉即足寒亦当更详其因，未可以此漫施也。

雾伤皮腠，湿流关节，夫湿流必有所止，关节其止所也。仲景于关节疼痛，小便不利，大便反快者，便利其小便，则小便利者，舍微汗亦无治法。邹润安云：关节之大者无如膝，而又最近于腹，湿既痹于此，势不能下，又不能升，与其逐而下之。仍无出路，莫若就近使上于腹，或从小便，或从汗出而解。大豆黄卷，能使湿升而治筋挛膝痛，据此，则豆卷为湿流关节之要药，愚意秦艽、薏苡、牛膝、松节、萆薢、独活、海桐皮皆可酌加。

按：湿流关节，总属痹证。轻者可以秦艽、薏苡仁、牛膝、独活、海桐皮等取效，重者可呈关节肿大畸形，或痰热瘀相互胶着，可予桂枝芍药知母汤加减，或寒湿郁闭严重，可予乌头汤加减治疗。

论六气感证之——风湿

湿为阴邪，固矣。风为阳邪，似可与以寒药。不知风从外入，令人振寒，发散本宜辛温，况风为湿锢，更失其善变之性，故病名风湿，即寓寒于内，不得疑风湿之或有寒或有热。若风为热风，湿为热湿，则是风湿之兼夹有热。热从风化，热从湿化，则是风湿之变体非本体，皆不得谓之风湿。风湿者，非阳虚之人，不能有此疾也。

按：周氏认为，外感风湿者，必为阳虚之体，正如《素问》所云："邪之所凑，其气必虚。"阳虚之体明显者，即使外感风湿，郁而化热的可能性也比较小，体质基础之故。

喻氏著《风湿论》，于仲景治风湿在扶阳之意，发挥至透。但以其湿为夏月之热湿，方为治夏月之阳虚，未免合湿暍为一例矣。夫痉湿暍三者，虽有互见之因，非无各判之证，若云湿不离暍，岂夏月有湿病，而春秋冬无湿病乎？且治夏月之阳虚，可用桂附，治春秋冬三时之阳虚，反不得用桂附乎？喻氏知患风湿之有阳虚，不知惟阳虚而后患风湿，遂致于仲景书，窒而鲜通，其蔽在此。

按：喻昌在其《医门法律·风湿论》明言："湿在冬为寒湿，在春为风湿，在夏为热湿，在秋为燥湿，以湿土寄王于四季之末，其气每随四时之气而变迁。""其有不可发汗者，缘风湿相搏，多夹阳虚，阳虚即不可汗，但可用辛热气壮之药，扶阳以逐湿而已。"周氏似有断章取义之嫌。

痉渴暍篇，病者一身尽疼发热。日晡所剧者，名曰风湿一条，喻氏以当风取冷，为在夏月，实胜旧解。乃其谓桂枝附子、白术附子、甘草附子，三汤之治，悉在夏月，则又大误。夫阳气素虚之人，至夏月益虚者势必别有重证，不止风湿一端。盖风湿为夏月之风湿，喻氏不既云在夏为热湿为热风乎？苟非阳虚至极之人，难禁其毫不夹热，此时以桂附从事鲜不滋患，然则喻氏谓三方悉用于夏月者，愚则谓三方独不用于夏月也。世有知者当不河汉斯言。湿家身烦疼，可与麻黄加术汤一条，注家或单言湿，或言湿热两停，或言湿与寒合而成热生烦，或言湿兼寒而在表。愚谓但云湿家身烦疼者省文耳，按用麻黄汤加术，则必与麻黄汤证有相似之处。湿家不言风而风在内，亦犹伤寒不言风而非无风，湿与风郁于表而不解，与麻黄汤证之无汗发热身疼正同。所不同者身烦耳，身烦非心烦比，心烦由于热扰，身烦则因表实。风湿相搏则痛，故以身烦疼连称。言湿家者，著其证非伤寒，不言风湿相搏，身体疼烦者，错见于桂枝附子汤甘草附子汤两证，而身烦疼，尤为哀要所在，则不得不特标之也。愚以其方隶本门而不入湿门者以此。

按： 麻黄加术汤主治寒湿在表，仲景原文"湿家身烦疼，可与麻黄加术汤发其汗为宜"，麻黄配术，虽发汗而不致过汗，术得麻黄，能行表里之湿，全方散寒解表利湿之功也，此"烦"乃由寒湿困表所致，非热扰心神之烦。

观白术附子汤方下，所系数语，而阳虚之状，宛然如绘。一服觉身痹者，药力虽动其湿，而阳气未行，仍难转侧，三服都尽，阳气宜可振矣。而蜷缩如猬，尚困而不振也。且人身惟藉有阳气，手持足行，始轻矫无前，乃至湿痹不能转侧，阳气果安在乎？况不呕不渴，脉虚浮而涩，其为阳虚益无疑矣。此愚点窜喻氏之论，他风湿不必尽有此候，而大率由于阳虚，可即此以推之。

按：《金匮要略》白术附子汤方后注"一服觉身痹，半日许再服，三服都尽，其人如冒状，勿怪，即是术、附并走皮中逐水气，未得除故耳"，即《尚书·说命篇上》中曰"若药弗瞑眩，厥疾弗瘳"。

风无形而湿有形，风气迅而湿气滞，值雨淫湿胜之时，自风易却而湿难驱。若骤汗之，过汗之，则风去湿存，病仍不愈。但使阳气内蒸而不遽泄，肌肉关节之间，充满流行，则湿邪必无可容之地，此《金匮》诸方取微汗之旨也。发汗固宜微矣，即利小便，亦所当慎。仲景于小便利者，必于方中去桂，以桂枝能入膀胱通小便，不独走表驱风也。

按： 因湿性缠绵，治疗风湿，不可一味祛风，否则风却而湿稽留，病仍难愈，正如喻昌所言"骤则风去湿存，徐则风湿俱去也"。湿为阴邪，当以散寒、祛湿、扶阳为法，如《金匮要略》中麻黄加术汤、桂枝附子汤、白术附子汤等。

凡春夏之交，病人汗自出，肢体重痛，转侧难，小便不利，即属风湿。由阴雨湿蒸，或引饮过多所致，切勿误认为伤寒。治之宜五苓散加羌活。昔罗谦甫以五苓散治此疫，救活甚多，加羌活则张石顽之法也。

按： 外感阴雨湿邪故可致风湿，然贪凉饮冷过多，往往导致中焦寒湿阻滞而非外感之风湿，且与本条开篇周氏自身观点"不知风从外入，令人振寒，发散本宜辛温，况风为湿锢，更失其善变之性，故病名风湿"不统一。

论六气感证之——湿温

《难经》：湿温之脉，阳濡而弱，阴小而急。《活人书》：其人两胫逆冷，腹满，胸多汗，头目痛苦，妄言，脉阳濡而弱，阴小而急。治在太阴，不可发汗，汗出必不能言。耳聋，不知痛所在，身青面色变，名曰重暍。如此死者，医杀之耳，白虎加苍术汤主之。王宇泰云：凡阴病厥冷，两臂皆冷，胫冷臂不冷，则知非下厥上行，不当以阳微寒厥论治。张石顽云：暑伤气，故阳脉濡弱，湿伤血，故阴脉小急，观此数说，而湿温之证了然矣。《活人书》：以湿温为先伤湿，后中暑。《本事方》：谓先受暑，后受湿。而两书所用之方则同，可知先受后受，并不关病之出入。

按： 以伤湿、受暑之先后来定义湿温，过于机械，易误导初学者。

王孟英谓湿热即湿温，张石顽分湿热湿温为二，而不言其所以然。窃思湿热湿温，固不能无别。湿温者，湿与热比，多由内郁。湿温者，暑湿相搏，多由外感。内郁者徐，外感者暴，然此在初发之时则然，迨其变化，往往彼此互见，故孟英之言，亦未为尽失也。湿热病，属阳明太阴居多。中气实则病在阳明，中气虚则病在太阴，而大便之溏硬即因之。

按：此段为周伯度在前人见解的基础上，对湿热、湿温的特点、区别及二者的联系进行了阐述。

脾恶湿，夏月湿热相蒸，多有发黄之候。然与伤寒瘀热发黄，却有不同，彼属热多，其色明亮，此属湿多，其色黯晦。仲景论湿与风湿，皆属毗于寒之证。故发热身色如熏黄，并不以茵陈蒿汤主之。与茵陈蒿汤之治湿热发黄，绝不相混，即其明证。王孟英创为仲景湿温篇，而以仲景湿风湿之论入之，方则不录，岂仲景之误治耶。亦未识湿风湿与湿温之大不侔矣。

按：伤寒瘀热发黄治用茵陈蒿汤，此瘀热实指邪热郁滞，而与瘀血阻滞无关。若寒湿阻遏之阴黄，临床常以茵陈术附汤加减治疗。

罗谦甫谓仲景泻心汤诸方，取治湿热最当。愚则曾遇是证，其人素多痰湿，又中暑邪，遂胸满气逆，势极险恶，用生姜泻心汤，去干姜，加姜汁、竹沥，立见奇效。洵谦甫之善用仲景方也。湿温证，当以《活人书》为准。湿热证，可熟玩《温热经纬》叶氏、薛氏诸篇，本集不分列两门者，以二证原不相径庭也。湿温一证，即藏疫疠在内。一人受之，则为湿温，一方受之，则为疫疠。若燥热之疫，则与此大异。

按：仲景泻心汤类方有半夏泻心汤、生姜泻心汤、甘草泻心汤，主治胃热脾寒之痞证，罗氏、周氏以其治疗湿热、痰湿夹属邪之症，必当与其病机相投，方能取效。

论六气感证之——燥

燥为六气之一，《内经》言燥淫之病之治，不一而足。自非燥不为病，乃生气通天论，与阴阳应象论，两言秋伤于湿而不及燥。喻氏谓有脱误，当是长夏伤于湿，秋伤于燥。按：肺家热燥之证，核诸逆秋气则太阴不收，肺气焦满，肺病者喘嗽逆气，肺热叶焦则生痿躄之文，则上逆而嗽，发为痿厥，及冬生咳嗽，谓之秋伤于燥，未为不合。且土王四季，经言脾主长夏，断乎不易。王太仆因不明地理应六节气候之义，误以三之气为少阳，四之气为太阴。实乃三之气太阴，四之气少阳。高士宗正之（《素问直解》），与六气主岁主时，三阴三阳之次，及脾主长夏，无不符合，自当从高。夫脾主长夏，而云足太阴阳明主治，是湿土王时，已伏燥气，而少阳相火，又即继之。此易所以言土燥万物。秋燥二字，所以从火，安得犹伤于湿。殆长夏伤于湿，秋伤于燥，本句名连属，后世佚去一句，而误燥为湿，未可知耳。

按：《内经》言病机十九条，六气之中未涉燥邪，金元刘河间补其不足，言"诸涩枯涸，干劲皴揭，均属于燥"。

由前之说，阳明介相火寒水之间。秋分以前，自毗于热，秋分以后，自毗于寒。毗于热，则有伏气之病，火克金也。毗于寒，则有胜气之病，金克木也。热燥者阳，故感而即发，寒燥者阴，故久而积坚。热燥之治，古无其方，喻氏制清燥救肺汤，实大开后人智慧。寒燥如胁痛癫疝之类，《巢氏病源》以下诸书，皆不以为燥，而独责之寒。此在《内经》，亦若为分别部居者。清者温之，治寒燥也，燥者润之，治热燥也。不然，清与燥一也，而治则分之，宁无故哉。热燥寒燥，随乎时令之寒热，言其常耳。若时应热而反寒，时应寒而反热，则变热燥为寒燥，变寒燥为热燥，固有之矣。在乎临证详审，又不得以时拘也。

按： 今言秋燥，有温燥、凉燥之分，温燥以桑杏汤加减，凉燥以杏苏散化裁。清燥救肺汤功用清燥润肺、养阴益气，主治温燥伤肺、气阴两伤证，而无桑杏汤、杏苏散的疏风作用。

《内经》之言六气胜复，看似了然，而以胜复合之于病，则解悟转难。故挽近医家言胜复之病，多涉影响。夫所谓胜者，我胜彼而彼受制也。复者，彼受制而郁怒思复也。当我之胜，彼尚未复，迫彼之复，我已先胜。所以阳明司岁，或阳明司时，而有肝病，则为燥金胜气。若肺金自善，则不值少阴少阳司岁司时，未尝受制，乌得有复。肺病而有复气，必当在肺金受制之后。清燥救肺汤，则其治为感燥即病。又阳明之复，治以辛温，清燥救肺汤，则其中无温药，此其不可诬者也。然则谓喻氏遵经乎悖经乎？邪气反胜，王注不能淫胜于他气，反为不胜之气，为邪以胜之。盖司岁司时之本气，应胜而不能以胜，则发不司时之他气，反以不应胜而胜之。邪气者，不应胜而胜之谓也。不言病者，他章详之也。下文治以辛寒，佐以苦甘，正喻氏之所本，参之气交变论，岁金不及，亦复无异。但彼言五运，此言六气，五运之正化为太过无复，不及为对化有复。复则子为母复，六气无胜则无复，有胜必有复，复则受制而怒复，皆不容不辨耳。

按： 胜复是自然界由失衡到回归平衡的过程，有胜才有复，周而复始，以保持一个整体的动态平衡。

热气大来，火之胜也。金燥受邪，肺病生焉。此其热燥虽有轻重之分，而肺必先伤，则同燥气初感无遽及胃与大肠者。

沈目南、吴鞠通、陆九芝三家，皆好訾议喻氏，而己实愦愦。沈、吴但知燥为次寒，而不知燥亦有热，知燥有胜气复气，而不知燥有邪气反胜之病。沈以诸气膹郁，诸疾喘呕，尽属内伤。吴不知复气之非感而即发，并复有二义，又以杏苏散桂枝汤治风寒之方，改名之曰治燥，皆堪一噱。陆则泥于病机十九条之不言燥，遂谓燥必由他病转属，将经言燥淫之病，一概抹煞，又不知燥气之不先伤阳明，可谓愦愦之甚者矣。

按： 周氏认为"沈、吴但知燥为次寒""又以杏苏散桂枝汤治风寒之方，改名之曰治燥"，此是沈、吴已认识到燥非全热，治不可用辛凉，但以桂枝汤治凉燥确欠妥当。然非秋季便无桂枝汤证患者，临证还是要"有是证用是药"，亦不可谓秋季感冒咳嗽只有温燥、凉燥之分。

喻氏方固至妙，而于燥有寒热之分，似不甚究。燥为火气之余，原自夏来，乃谓秋不遽燥。如其说，必天降繁霜，地凝白卤而始燥矣。正当有寒燥之病，伺以制方则治热燥。于是欲圆其说，而引脉要之言，并以十月之温，为金位之下，火气承之。不知金亢既有火制，何待又治金病，新秋而得数脉，岂非即热燥之根源？其方治诸气膹郁，诸痿喘呕，膹郁者，肺家怒复之情。痿喘者，肺家被克所致，皆极合经旨。惟呕究属胃病，虽于胃热之呕，非不可治，而改属上为属肺，其如呕之非肺病何，凡此皆喻氏之微疵，不能为讳者也。

寒燥既当求之于寒矣。热燥而热重，如可用承气汤、白虎汤者，亦不以燥证名。惟不至于寒而亦非大热，随感而发者，始为燥病，始宜施以喻氏之方。然则所治实轻病耳。医家多赞之何也？曰：正以轻病而古多忽之。有关秋燥之一气，喻氏发之，其翼经觉后之功大矣。

按： 喻昌以清燥救肺汤治疗"诸气膹郁，诸痿喘呕"，因其认为如是症状均由肺之燥故，且曰："今拟此方，命名清燥救肺汤，大约以胃气为主，胃土为肺金之母也。"

胜气之燥病，见于肝者，当治其肝。或清肺以除燥本，邪气反胜之燥病，则但病救肺，不必旁涉。燥之为病，如皮肤皴揭，精血枯涸，痿痹消渴之类，不胜枚举，多由内伤所致，应归别论。

按： 内伤燥病，多由阴血不足所致，但也有因阳虚不能化阴而致，临床应仔细区别对待。

论六气感证之——火

火分君相，君火少阴，相火少阳。少阴者，足少阴也，而手少阴寓焉。地二生火，火生必于阴，故手少阴虽为君主之官，而其火则根于肾，与肾中之火相感应。伤寒少阴病，所以必心烦，以心为君火者。不知其静而坐镇。有南面之德者，肾也，非心也。少阳者，足少阳也，而手少阳寓焉。胆脉循颈至肩，出入三焦之路，故胆火动，而三焦之火亦无不动。以君心不主运，而少阳行君之令，佐以木火，故名相火。以相火为天火者，只见其勃发之迹，而不知胆藏于肝，肝固同源于肾也。

按： 正如火神派鼻祖郑钦安所说："人身一团血肉之躯，阴也，全赖一团真气运于其中而立命。"此"真气"即是肾中之火（阳），心火根源于肾火（阳）。

岁火太过，上临少阴少阳，少阴少阳之为火无异。少阴少阳司天，皆病本于肺，其淫胜之病无异。又《内经》论生化，每举寒暑燥湿风，五气而不及火，是知暑与火，虽二而一者也。鸡峰《普济方》，论外感诸疾而不分暑火，其亦有见于此矣。

按：今之所谓六淫，即风、寒、暑、湿、燥、火，将暑、火分论，且常将火邪与热邪并而论之。火（热）邪与暑邪具有明显区别，火（热）邪旺于夏季但四季可发，不像暑邪具有明显的季节性，其性趋上、易扰心神、易伤津耗气、易生风动血、易致疮痈，但不像暑邪那样夹有湿邪。

少阴为二之气，故少阴所至为暄，少阳为四之气，故少阳所至为炎暑。暄者温也。暑者热也。然温亦可谓热，热亦可谓温，如病温虚甚死，温该乎热也。人之伤于寒为病热，热该乎温也。暑以气言，则犹之温热。若以病言，则但可谓暑，而不可谓之温热，如汗出喘喝，气虚身热，必明著其暑状，示不与温热同也。所以然者，温热病是伏气所发，有发于阴，有发于阳，难以的指。暑气随感而发，必先伤手太阴，此皆经之凿凿可证者。仲景所以别出暍病篇，不与温病同论。今分暑与温热为两门，暑入暑门，已见于上，温热则属之火，而以备火之一气云。

火原不仅有温热病，但非感证，例不收入。感证之暑，已隶于暑门。又有何者可隶于火，温热非火之甚者乎？虽非感而即发，要必温发于温候，热发于热候，与传经之先有他病者不同，以此与暑门区分畛域，庶几指归各定。

按：周氏言"温热病是伏气所发"，与现今之春温定义相近，其由温热病邪内伏而发，而与风温、暑温、秋燥等其他温热类温病不同。

伏气之说，发于仲景，实与《内经》符合。喻氏以春温为伏气，夏暑非伏气，《金鉴》亦以后夏至日之病暑，为随时而病，不知上文病伤寒而成温，已明示伏气矣。病暑即谓病热，非指身热气虚之暑病也。喻氏论不藏精之义极精，即以其言春夏之病，皆起于冬核之，岂非热病亦由冬不藏精所致。至吴鞠通著《温病条辨》，而全不及伏气之病，竟似古有伏气而今无伏气，其师法叶氏。而于叶氏所谓春温以黄芩汤为主方者，亦悖之不顾，真可怪异。伏邪发于春为温病，发于夏为热病，言其常也。然春时亦有热病，夏日亦有温病，温者热之轻，热者温之重，故古人往往互称。

按："病暑即谓病热，非指身热气虚之暑病也"，此"暑病"即《内经》"气虚身热，得之伤暑"之"伤暑"。

伤寒之邪，自太阳递入三阴，伏气温热，自三阴传出三阳。太阳病发热而渴，不恶寒者为温病。夫不恶寒而渴，非太阳病而云太阳病者，以冬月伏藏之邪，感春令少阳之气，由内而发。其始固太阳也，寒闭成热，热铄其液，故发而即渴。表无邪郁，表里俱热，故不恶寒。延至三五日，或腹满，或下利，黄芩汤是正治之方。若因外邪先受，引动在里伏热，则宜先以辛凉解其新邪，继进苦寒以清里热。

按：周氏此处以伏邪由内而发"始故太阳"来解释仲景为何将此条温病内容纳于太阳病名下。然伤寒大家胡希恕等认为，仲景将其列于太阳病下，实为与真太阳病进行比较鉴别，关键区别在于是否恶寒、是否口渴。

黄芩汤治太阳少阳合病，或谓伤寒合病，或谓温病合病，周禹载更谓是伏气而非合病。按：黄芩一物，治少阳伏气，固为恰合，但下利可不藉甘枣。呕亦不宜姜夏。仲景断不如是之疏。窃谓其方于伤寒合病为切，然治温病，岂可不主黄芩，即热病亦不能舍此一物，加减随宜，而不执其方斯可矣。白虎汤之治，或以为腑病，或以为经病。按表里俱热四字，是用白虎汤之把鼻，石膏一味，善解肺胃之热，兼走表里，谓之经腑俱病亦可。

按： 叶天士在《三时伏气外感篇》中阐释道："昔贤以黄芩汤为主方，苦寒直清里热，热伏于阴，味苦坚阴，乃正治也。知温邪忌散，不与暴感门同法。若因外邪先受，引动在里伏热，必先辛凉以解新邪，继进苦寒以清里热。"

《伤寒论》主白虎汤有二条：一伤寒脉浮滑，一伤寒脉滑而厥。主白虎加人参汤有三条：一伤寒无大热，一伤寒脉浮发热，一伤寒若吐下后。沈尧封、王孟英以为中暍，他家则主伏气，然则温热之伏气与外感，非绝不可通，亦可见矣。

按： 叶天士有云："夏暑发自阳明。"暑热初起，阳明热盛而兼有津气耗伤，宜用白虎加人参汤。

温热病，用辛温发汗，多致不救。然有宜辛凉解散者，盖伏邪自内达外。热郁腠理之时，若不得外泄，必还入里而成可攻之证。益元散加葱豉、薄荷，即发汗之妙剂，或酌加神曲、浮萍、川贝母亦佳。

按： 病邪在表，急宜宣散之，因势利导也，若误治或延治，则易入里或成坏证。

王孟英云：伏气温病自里出表，先从血分而后及于气分。故起病之初，往往舌润无苔。其伏邪重者，初起即舌绛咽干，甚有肢冷脉伏之假象，亟宜大清阴分，继必厚腻黄浊之苔渐生。更有伏邪深沉，不能一齐出外者，虽治之得法，而苔退舌淡之后，逾一二日，舌复干绛，苔复黄燥，正如剥蕉抽茧，层出不穷，不比外感温邪，由卫及气，自营而血也。秋月伏暑证，轻浅者邪伏膜原，深沉者亦多如此。此理不发自孟英，而孟英言之綦详，故备录之。虽与辛凉散解之旨颇异，然伏气之发，原无定处，难拘一辙。《难经》云：温病之脉，行在诸经，不知何经之动，各随其经所在而取之。此可为治温热病之法矣。温热病，其脉洪大有力，此阳证见阳脉也，可治。若脉来沉细微小，此阳证见阴脉也，必死。

按：关于对春温的发病部位及证候类型，清代著名医家俞根初在《通俗伤寒论》中有精辟阐述："伏温内发，新寒外束，有实有虚，实邪多发于少阳募原，虚邪多发于少阴血分、阴分。"可与本段互参。

凡温热病，若发于三阴，脉微足冷者。多难治。但热无寒之温疟，是伏气为病，宜与温热同论，其余虽亦伏气，而其始受之因不一，例不收入。长夏受暑，过夏而发者，名伏暑。霜未降者轻，霜既降者重，冬日尤重。不入暑门者，以与伏气为类也。

按：《杂病源流犀烛》记载："伏暑症，暑久伏病也……若热毒之气既已受之，或为些小风寒所固，此毒遂渐渐入内，伏于三焦肠胃之间，或秋或冬，久久而发，此暑毒伏于人身之内。"日久毒深，故冬日发作尤重。

参考文献

1. 裘庆元.珍本医书集成 [M].北京：中国中医药出版社，2012.
2. 周岩.本草思辨录 [M].北京：中国中医药出版社，2013.

第七章

赵晴初医话

赵晴初（1823—1895），原名光燮，后改彦晖，晚年自号存存老人、寿补老人。清代会稽（绍兴）人，为清代同治、光绪年间名医。赵氏出身豪门，其父省园为绍兴巨富。幼攻举业，道光二十三年（1843）乡试，与周伯度为同科秀才，赵氏博学多才，工医，兼长诗词六法。后因兵乱，家渐中落，慈闱衰老而绝意进取仕途，力务为用之学，遂潜心精研医理而立身于杏林，悬壶后医名鹊起。著有《存存斋医话稿》等医籍。

气上腾便是水说

柯韵伯先生"气上腾便是水"一语，最足玩味。盖阳气凝结，津液不得上升，以致枯燥，治宜温热助阳，俾阴精上交阳位，如釜底加薪。釜中之水气上腾，而润泽有立至者。仲圣以八味肾气丸治消渴，亦此义。以肺为五脏六腑之华盖，下有暖气上蒸，即润而不渴，若下虚极，则阳气不能升，故肺干而渴。譬如釜中有水，以板盖之，下有火力，暖气上腾，而板能润，无火力，则水气不能上板，终不可得而润也。然枯燥由于阴竭者，则是泉源既竭，必须大剂濡养频服，如救焚然，始克有济。同一枯燥证，有阴凝阴竭之分，二证霄壤悬殊，万一误投，死生立判，不可不细审也。

按："阴中求阳""少火生气"，以滋阴助阳、补肾化气之意。然枯燥致阴竭者，当细审辨之。

论痰湿

痰属湿，为津液所化，盖行则为液，聚则为痰，流则为津，止则为涎，其所以流行聚止者，皆气为之也。庞安常有言："人身无倒上之痰，天下无逆流之水，故善治痰者，不治痰而治气，气顺则一身之津液亦随气而顺矣。"余谓"不治痰而治气"一语，为治痰妙谛。盖痰之患由于液不化，液之结由于气不化，气之为病不一，故痰之为病亦不一，必本其所因之气，而后可治其所结之痰。《医旨绪余》曰："治痰当察其源。"倘以二陈统治诸痰，因于湿者固宜，使无湿则何以当之？如因于火，则当治火，火降金清，秋令乃行，水无壅遏，痰安从生？丹溪朱氏曰："黄芩治痰，假其下火。"正谓此也。余可类推。

按：湿性重浊黏滞，湿聚成饮，饮凝成痰。治痰以不治痰而治气，以行气化痰，二陈汤主之。

论营卫之气

营卫之气，出入脏腑，流布经络，本生于谷，复消磨其谷，营卫非谷不能充，谷非营卫不能化。是营卫者，生身之大关键。不特营卫自病当注意，即脏腑有病，亦当顾及营卫也。《内经》谓"五脏之道皆出于经隧，以行血气，血气不和，百病乃生，是故守经隧焉。"夫所谓经隧者，非营卫所行之道路乎？出于经隧，以行血气者，是由内而外行于营卫。血气不和，百病乃生者，是由内而外行之血气，或行之不及，或行之太过，或偏于营，或偏于卫，皆为不和也。行之不及，则内不化而外不充，行之太过，则枝强而干弱，偏于营则阴胜，偏于卫则阳胜，百病乃生，自然之理也。是则营卫岂不为生身之大关键哉？医者治病遵《内经》守经隧之训，加意于营卫可也。读《金匮要略》营卫不利，则腹满胁鸣，相逐气转。营卫俱微，三焦无所御，四属断绝，身体羸瘦，益见荣卫之足重矣。即如痢疾一证，有寒热表证者，咸知有关于营卫。此外则以病轻在腑，病重在脏，罔不谓内病也。而孰知王肯堂《证治准绳》论痢之旧积新积，归重于营卫，《内经》守经隧之一语，此其一端欤！取其明白易晓，特拈出以印证之。其言曰："积有新旧之分。旧积者，气血食痰所化也。新积者，旧积已去，未几而复生也。然旧积宜下，新积禁下，其故何也？盖肠胃之熟腐水谷，转输糟粕者，皆营卫洒陈于六腑之功。今肠胃有邪，则营卫运行之度，为之阻滞，不能施化，故卫气郁而不舒，营气涩而不行，于是饮食积痰停于胃，糟粕留于肠，与气郁血涩之积，相夹而成滞下矣。必当下之，以通其壅塞。既下之后，升降仍不得行，清浊仍不能分，则卫气复郁，营气复涩，又得成新积，乌可复下之乎？但理其卫气，并和其营血，以调顺阴阳，则升降合节，积亦不滞而自化矣。"

按：经曰：其浮气之不循经者，为卫气；其精气之行于经者，为营气。阴阳相随，外内相贯，如环之无端。营卫之气由内而外行之血气，行之不及，或行之太过，或偏于营，或偏于卫，皆为不和，故理其卫气，和其营血，以调顺阴阳。

察病临诊说

医事难矣哉，学识荒陋者无论矣。其在术精名重，日诊百十人，精神不逮，大意处辄复误人。盖晨夕酬应，无少息时，索索无精思，昏昏有俗情，虽贤哲不免也。徐悔堂《听雨轩杂记》云：乾隆壬申，同里冯姓馆于枫桥蔡姓家，夏日蔡自外归，一蹶不起，气息奄然，因以重金急延薛生白先生诊，至则蔡口目悉闭，六脉皆沉，少妾泣于旁，亲朋议后事矣。薛曰："虚厥也。不必书方，且以独参汤灌之。"遽拱手上舆而别。众相顾，莫敢决，再延一符姓医入视，符曰："中暑也。当服清散之剂，参不可用。"众以二论相反，又相顾莫敢决。冯曰："吾闻六一散能祛暑邪，盖先试之。"乃以苇管灌之，果渐苏。符又投以解暑之剂，病即霍然。夫薛氏为一代之名医，只以匆匆一诊，未遑细审，并致疑于少妾之在旁，误以中暑为虚脱，几伤其生，医事不诚难乎其难哉！又《类案》载曾世荣先生治船中王氏子，头痛额赤，诸治不效，动即大哭，细审知为船篷小篾，刺入囟上皮内，镊去即愈。苟不细心审视，而率意妄治，愈治愈坏矣。是故医家临诊辨证，最要凝神定气，反复推详，慎毋相对斯须，便处方药也。

按： 赵氏列举名医草率诊治一事，误以中暑为虚脱。告诫要细心审视，不能率意妄治。医家临诊辨证，最要凝神定气，反复推详，慎毋相对斯须，便处方药。

药露说

熊三拔《泰西水法》云：凡诸药系草木果瓜谷菜诸部具有水性者，皆用新鲜物料，依法蒸馏得水，名之为露，以之为药，胜诸药物。何者？诸药既干既久，或失本性，如用陈米为酒，酒力无多。若以诸药煎为汤饮，味故不全，间有因煎失其本性者。若作丸散，并其渣滓下之，亦恐未善。然峻厉猛烈之品，不得不丸以缓之。凡人饮食，盖有三化，一曰火化，烹煮熟烂，二曰口化，细嚼缓咽，三曰胃化，蒸变传化。二化得力，不劳于胃，故食生冷，大嚼急咽，则胃受伤也。胃化既毕，乃传于脾，传脾之物，悉成乳糜，次乃分散，达于周身。其上妙者，化气归筋。其次妙者，化血归脉，用能滋益精髓，长养脏体，调和营卫。所谓妙者，饮食之精华也。故能宣越流通，无处不到，所存糟粕，乃下于大肠焉。今用丸散，皆干药合成，精华已耗，又须受变于胃，传送于脾，所沁入宣布，能有几何？其余悉成糟粕下坠而已。若用诸露，皆是精华，不待胃化脾传，已成微妙，且蒸馏所得，既于诸物体中最为上分，复得初力，则气厚势大，不见烧酒之味浓于他酒乎？

按： 古人丸散汤饮，各适其用，岂可偏废？诸药蒸露，义取清轻，大抵气津枯耗，胃弱不胜药力者，最为合宜。其三化之说，火化口化，不必具论，胃化一言，深可玩味。盖饮食药物入胃，全赖胃气蒸变传化，所以用药治病，先须权衡病人胃气及病势轻重，此古人急剂、缓剂、大剂、小剂之所由分也。如骤病胃气未伤，势又危重，非用大剂急剂不可，杯水车薪，奚济于事？一味稳当，实为因循误人。倘或病人胃气受伤，无论病轻病重，总宜小剂、缓剂，徐徐疏沦，庶可渐望转机。以病人胃气已伤，药气入胃，艰于蒸变传化。譬如力弱人，强令负重，其不颠踣者几希？

药露津液说

言诸药蒸露，为轻清之品，气津枯耗，胃弱不胜药力者，最为合宜。请更申其说焉。元仪曰："阴虚有三：肺胃之阴，则津液也。心脾之阴，则血脉也。肝肾之阴，则真精也。液生于气，惟清润之品可以生之。精生于味，非黏腻之物不能填之。血生于水谷，非调中州不能化之之。"是则人身中津液精血，皆属阴类，津液最轻清，血则较浓，精则更加厚矣。读《内经》"腠理开发，汗出溱溱，是谓津。谷入气满淖泽，注于骨，骨属屈伸泄泽，补益脑髓，皮肤润泽，是谓液"，则知津与液较，液亦略为浓厚矣。窃谓津者，虽属阴类，而犹未离乎阳气者也。何以言之？《内经》云："三焦出气，以温肌肉，充皮肤，为其津，其流而不行者为液。"岂非液则流而不行，津则犹随气流行者乎？《内经》又云："上焦开发，宣五谷味，熏肤充身泽毛，若雾露之溉，是谓气。"雾露所溉，万物皆润，岂非气中有津者乎？验之口中气呵水，愈足征气津之不相离矣。气若离乎津，则阳偏胜，即"气有余，便是火"是也。津若离乎气，则阴偏胜，即"水精不四布，结为痰饮"是也。蒸露以气上蒸而得露，虽水类而随气流行，体极轻清，以治气津枯耗，其功能有非他药所能及。泰西赞谓不待胃化脾传，已成微妙，余谓病人胃弱，不胜药力者，最为合宜。然其力甚薄，频频进之可也。其气亦易泄，新蒸者为佳。余治伤阴化燥证，清窍干涩，每用之获效。《内经》谓："九窍者，水注之器。"清窍干涩者，病人自觉火气从口鼻出，殆津离乎气，而气独上注欤！

按：雾露之溉，是谓气。雾露所溉，万物皆润。药露，赵氏谓病人胃弱，不胜药力者，最为合宜。然其力甚薄，频频进之可也。其气亦易泄，新蒸者为佳。

癍证说

时毒瘟疫，口鼻吸受，直行中道，邪伏募原，毒凝气滞，发为内癍，犹内痈之类。其脉短滑，似躁非躁，口干目赤，手足指冷，烦躁气急，不欲见火，恶闻人声，耳热面红，或作寒噤，昏不知人，郑声作笑。治宜宣通气血，解毒化癍为主，得脉和神清，方为毒化癍解。但其癍发于肠胃嗌膈之间，因肌肤间不可得而见，往往不知为癍证而误治者多矣。

按：温毒、热疫两证必发癍疹，但其癍发于肠胃嗌膈之间，因肌肤间不可得而见，往往不知为癍证而误治者多矣。何秀山谓：凡治癍，必察病人元气虚实，阴阳盛衰，先其所因，辨其现证，察其色脉，庶免草率误人之弊。

滑脉主痰说

滑脉多主痰，以津液凝结故也。然有顽痰阻阂气机，脉道因之不利，反见涩脉者，开通痰气，脉涩转滑，见之屡矣。又现证脉象的是痰证，而病人言无痰，服药后渐觉有痰，亦见之屡矣。阅《孙文宿医案》治庞姓，遭跌胁痛，服行血散血药多剂，痛不少减，孙诊脉左弦右滑数，曰："此痰火症也。"庞曰："躯虽肥，生平未尝有痰，徒以遭跌，积瘀血于胁间作痛耳！"孙曰："痰在经络间，不在肺，故不咳嗽，而亦不上出。脉书有云：滑为痰，弦为饮。据脉实痰火也。如瘀血，脉必沉伏，或芤或涩也。面色亦不带黄。前医以瘀血治者，皆徇公言，不以色脉为据耳。"乃用大瓜蒌带壳者二枚，重二两，研碎、枳实、甘草、前胡各一钱，贝母二钱，初服腹中辘辘有声，逾时大泻一二次，皆痰无血，痛减大半。再服又下痰数碗许，痛全止。三服腹中不复有声，亦不泻。盖前由痰积泻也，今无痰故不泻。观此，则诊病虽须详问，又当色脉合参，不可徇病人之言，为其所惑。又嘉言喻氏亦谓痰到胃始能从口吐出，到肠始能从下泻出。

按：脉滑为痰，弦为饮。赵氏病案说理，认为诊病虽须详问，又当色脉合参，但不可徇病人之言，为其所惑也。

木通说

《重庆堂随笔》谓，木通味苦，故泻心火由小肠出，诸本草皆云甘淡，或言微辛，岂诸君不但未经口尝，且茎莛亦未询乎？木通古名通草，今之通草，古名通脱木。云木通味甘淡，或通草之传误？未可知。其实今之木通味极苦且劣，世谓黄连是苦口药，殊不知黄连之味，苦而清，木通之味，苦而浊。叶氏医案以芦荟入汤剂，徐氏批曰："请自尝之，方知其苦。"愿以斯语移之木通。且木通性极迅利，不宜多用。余友沈杏田言，曾见一小儿，误服重剂木通汤药，小便遂不禁，继之以白膏，如精状，叫号惨痛而死，死后溺窍端，犹有精珠数粒。用木通者，其审慎之。

按： 赵晴初说木通。木通药材品种很复杂，目前使用多的是关木通，《中国药典》定为正品。历代本草所载的木通则为木通科木通，因含马兜铃酸致肾损害，目前已很少见用。

黄连说

黄连厚肠胃之说，窃尝疑之。以谓厚者，对待薄者而言者也。必使薄者不薄，始可谓之厚。若谓黄连能除湿热，即是厚肠胃，其于厚字之义，终未安也。迨历临痢证，往往滓秽夹脂膜以俱下，名曰肠垢，亦名刮肠痢，乃恍然悟平人肠胃内，本有脂膜，柔韧黏腻，紧贴于肠胃之四周，因病痢消烁逼迫而下，因下而肠胃内四周之脂膜渐薄，用黄连清湿热去其消烁逼迫之源，俾脂膜仍旧紧贴肠胃之内，乃所谓厚耳。虽然，肠与胃原一气贯通，但胃是胃，肠是肠，讵可混言？痢疾下肠垢，未闻下胃垢也。有刮肠痢，未闻有刮胃痢也。而且肠势盘曲，中空无几，湿热搅扰，易及周遭，或邪气刮脂膜而下行，或积秽曳脂膜以下出。若夫胃体广大，藏垢纳污，纵有湿热，未必伤及边际，剥及脂膜也。于是黄连厚肠胃之说，窃又疑之。疑胃字之未安也。及考《别录》则曰："调胃厚肠。"盖恍然悟黄连厚肠胃之说，系后人混而称之，非《别录》之本文也。黄连能除胃中之湿热，使胃气复其冲和，故谓之调。黄连能除肠内之湿热，使肠内脂膜不致消烁逼迫而下，故谓之厚。于以知古人下语，一字不苟，其精切有如是。

按：（沈仲圭语）黄连何以能厚肠，余尝为文论之。盖黄连有收敛制酵，及刺激肠黏膜并其附近之淋巴管，使淋巴球增殖，以增加抵抗力而消退炎症之效。又痢之病原，为变形虫及志贺氏菌，黄连能使淋巴球激增，以扑灭病源一也。黄连有消炎作用，能消退肠壁之炎症，二也。黄连有收敛功能，能结合肠壁之溃疡，三也。且其性敛而带清，勿论初痢久痢，无不合拍，四也。观此，本品所以能厚肠及为肠澼要药之故，不难涣然冰释矣。

五味子说

《本经》曰："五味子气味酸温无毒，主益气，咳逆上气，劳伤羸瘦，补不足，强阴，益男子精。"卢子繇《乘雅半偈》曰："五味俱全，酸收独重，故益降下之气。咳逆上气者，正肺用不足，不能自上而下以顺降入之令。劳伤羸瘦者，即《内经》云'烦劳则张，精绝使人煎厥内铄'也。此补劳伤致降令之不足，与补中益气之治不能升出者相反，能降便是强阴，阴强便能益精。设六淫外束，及肺气焦满，饵之反引邪入脏，永无出期。纵得生全，须夏火从中带出，或为瘾疹，或作疮疡，得汗乃解。倘未深解病情，愿言珍重。"晴初曰：此则五味子之功能，的在降入。凡病情涉于宜升宜出者，视为戈戟矣。盖肺统五脏六腑之气而主之，肾受五脏六腑之精而藏之。肾气原上际于肺，肺气亦下归于肾，一气自为升降者也。故上而咳逆上气，由六淫外束，饵此则外邪不特不能升，不能出，直引之及肾，而渐成虚损。倘同熟地、麦冬等用，酸而兼腻，不啻锢而闭之。卷一第十一条所谓不虚而做成虚，不损而做成损者，此类是也。若六淫七气有以耗散之，致肺失其降而不归，肺之气因耗散而日虚，肾之精因不藏而日损，此际不用五味子而谁用乎？五味子能收肺气入肾，肺气收，自不耗散，入肾，则五脏六腑之精，肾得受而藏之矣。虽然，论药则得一药之功能，论方则观众药之辅相，凡药皆然，试即于五味子发其凡，可乎？五味子之功能在降入，病情宜升宜出者不可用，固已。第执此说以论药则可，若执此说以论方，则《金匮要略》中射干麻黄汤、厚朴麻黄汤、小青龙加石膏汤等方之用五味子，其说遂不可通。殊不知古人治病用药，每于实中求虚，虚中求实。不比后人之见虚治虚，见实治实，补者一味补，散者一味散，攻者一味攻也。故杂五味子于麻黄、细辛、桂枝、生姜诸表药中，杂五味子于射干、紫菀、款冬、杏仁、半夏诸降气降逆药中，杂五味子于石膏、干姜诸寒热药中，杂五味子于小麦、白芍、甘草、大枣诸安中药中，不嫌其夹杂，而于是表散药，得五味子不致于过散，降气降逆药，得五味子更助其降令，而且寒热药得五味子寒不伤正，热不劫津，安中药得五味子相得益彰。综而言之，用五味子意在保肺气，不使过泄，然皆辅相成方，非君药也。至桂苓味甘汤之治气冲加减者四方，苓甘五味姜辛汤，苓甘五味姜辛半夏汤，苓甘五味加姜辛半夏杏仁汤，苓甘五味加姜辛半杏大黄汤，以小青龙方中虽有五味子辅相之，究竟辛散之力大，能发越外邪，亦易动人冲气。冲气者，冲脉之气也。冲脉起于下焦，夹肾上行者也。气既冲矣，非敛不降。桂苓能抑冲气，甘草坐镇中宫，而敛降之权，当属之五味子矣。所以四方减去者惟桂枝，而加味以治咳满，以去其水，以治形肿，以治胃热冲面，至于五味子收敛肾气，屹然不动。不使其气复冲，苓甘若为之辅相者，终不易也。以是知一药有一药之功能，一方观众药之辅相，不识药性，安能处方？不识方义，安能用药？凡药皆然，岂特一五味子？试即以五味子发其凡，词费之诮，奚辞哉？

按:《本草纲目》有云："五味子，入补药熟用，入嗽药生用。""五味子酸咸入肝而补肾，辛苦入心而补肺，甘入中宫益脾胃。"是也。

白芥子说

白芥子气味辛温，善能利气豁痰。观治冷哮，用白芥子末涂肺俞、膏肓、百劳等穴，涂后麻督疼痛。防痘入目，用白芥子末涂足心，引毒归下。外用功效如是，其性烈从可知矣。其末水发，撺入食品，食些少，辄令人目泪鼻涕交出，其性开发走液，亦从可知矣。缪仲醇《本草经疏》云："能搜剔内外痰结，及胸膈寒痰冷涎壅塞者。"然肺经有热，与阴火虚炎，咳嗽生痰者，法在所忌。奈世医狃于三子养亲汤一方，不论燥证火证，动辄用之，甚且用至数钱，其意原在利气豁痰，殊不知辛烈之品，烁液劫津，耗气动火，其害甚大。余尝见风温咳嗽证，误用白芥子，致动血见红，甚至喉痛声哑。但罔有归咎于白芥子者，损人而不任过，白芥子抑何幸欤？诸本草均云肺经有热虚火亢者忌用，岂未之见耶？

按：《本草纲目》："白芥子，辛能入肺，温能发散，故有利气豁痰，温中开胃，散痛消肿辟恶之功。"本品辛温走散，耗气伤阴，久咳肺虚及阴虚火旺者忌用。

临证用方遣药说

古人随证以立方，非立方以待病。熟察病情，详审用药，味味与病针锋相对，无滥无遗，适至其所，如写真焉。肖其人而止，不可以意增减也。千变万化之中，具有一定不易之理，活泼圆机，有非语言文字所能解说，在学者心领神会而已。其所以设立方名者，规矩准绳，照示来学。非谓某方一定治某病，某病一定用某方也。古方夥矣，岂能尽记？纵能尽记，而未能变通，虽多奚益？即如桂枝汤一方，加桂枝分两，名曰桂枝加桂汤，加芍药分两，名曰桂枝加芍药汤，去芍药，名曰桂枝去芍药汤，桂枝甘草二味，名曰桂枝甘草汤，芍药、甘草二味，名曰芍药甘草汤，甘草一味，名曰甘草汤，信手拈来，头头是道。一方可分为数方，数方可合为一方，增一药之分两，即所以减他药之分两，而另名为一方，取一味二味，即名为一方，药随病为转移，方随证为增减，因物付物，何容心焉？设悬拟一方，以治一病，印定后人眼目，天下岂有呆板之病证，待呆板之方药耶？奈何张景岳《新方八阵》及《黄元御八种书》内，自制之法，不一而足，岂以古方为不足用，而有待于新制乎？集数味药，辄名一方，方不可胜穷，徒眩人意耳！

按：尝谓："古人随证以立方，非立方以待病。"曹炳章先生云："只有板方，没有板病。"临证用方遣药全在随机应变，方能中的。

邪、心包与桂枝说

《内经》曰："心者，君主之官，神明出焉。"又曰："心者，生之本，神之变也。"是故心不受邪，受邪即死。凡外感证之病涉心者，皆在心包络与血脉也。盖包络为心主之宫城，血脉为心主之支脉。邪入包络则神昏，邪入血脉亦神昏，但所入之邪有浅深，所现之证有轻重。如邪入包络，包络离心较近，故神昏全然不知人事。如入血脉，血脉离心较远，故呼之能觉，与之言，亦知人事，若任其自睡，而心放即昏沉矣。有邪在血脉，因失治而渐入包络者，此由浅而入深也。有邪在包络，因治得其法，而渐归血脉者，此由深而出浅也。又有邪盛势锐，不从气分转入，不由血脉渐入，而直入心包络者，陡然昏厥，其证最凶，缓则不过一日，速则不及一时，当即告毙，以其直入包络而内犯心，犯心即死耳。章虚谷《伤寒本旨》有神昏谵语辨，谓得之于经历，古人所未道及，厥功甚大。盖邪闭血脉，外感病每多是证，医者未识其故，因而误治者多也。其论治法，邪闭血脉者，必须温通重用桂枝，则太执着矣。温热暑湿证现邪闭血脉，设遇热盛之证，其可重用桂枝乎？即使佐以凉药，亦难用也。虚谷未始不见及于此，只以"必须温通，重用桂枝"两语，横踞胸中，是以上文云"如风寒等邪而不提出"，温热暑湿者，亦以重用桂枝，有所窒碍。未免自相矛盾，而姑以风寒等邪混言之耳。下一"等"字以包括温热暑湿耳。不然，上文仲圣《伤寒论》中之神昏谵语，已辨之矣。此处何必再言风寒耶？总之闭者通之，此对待法也。桂枝可以通血脉之闭，桂枝究非热证所宜，但取能入血脉而具流利之品，或佐以辛温，加意防其闭遏血脉，则得之矣。倘医者遵信虚谷，执着必须温通，重用桂枝之说，以治热证，何异抱薪救火？为明辨之，不敢为先辈讳也。

按：外感证之病涉心者，皆在心包络与血脉，医者以温通重用桂枝。赵氏明辨之，不能一概遵信，执着必须温通，重用桂枝以治热证，否则抱薪救火矣。

参考文献

裘庆元.珍本医书集成 [M].北京：中国中医药出版社，2012.

第八章

何廉臣医话

何廉臣（1861—1929），名炳元，浙江绍兴人。享年七十。何氏出身于世医家庭，祖父何秀山为绍派伤寒名家，何氏从小耳濡目染，后经两次乡试失利，最终弃儒而专力于医。最初，他从同邑沈兰垞、严继春、沈云臣等医家研习医理。越三年，对《内经》《伤寒论》等经旨渐有所悟，学习金元四大家之学，亦有所心得。之后，继从名医樊开周临证三年，悉心汲取老师丰富的临床实践经验，后致力于明清各家学说的研究，收益颇多。何氏治伤寒学，致力甚勤，在泛览时，相互参证，进行探索；精读时，则潜心于《陶节庵六书》及《全生集》《伤寒准绳》的注解。对温病学的研究，则是从古今各家中取其精髓，尤其是清医学说。学术主张崇实黜华，强调实际，融汇中西，革新医学。为越中翘楚。

论六经气化

人体脏腑经络之标本，脏腑为本，居里；十二经为标，居表；表里相络者为中气，居中。所谓络者，乃表里相维络，如足太阳膀胱经络于肾，足少阴肾经络于膀胱也，余仿此。至于六经之气，以风、寒、热、湿、火、燥为本，三阴三阳为标，本标之中见者为中气。中气如少阳厥阴为表里，阳明太阴为表里，太阳少阴为表里，表里相通，则彼此互为中气。义出《内经》六微旨大论。此皆吾国古医论人生气化之精要也。窃谓既明六经气化，尤必明全体功用，庶于临证时，增多一番悟机，即于选药制方时，更多一番治法也。爰节述其大略云：全体各器官，各有功用。如骨主支持；筋肉主运动；皮肤主被覆、保护；脑主意思记性；心主循环血液，亦主悟性；肺主呼吸空气；脾主生白血球；肝主生胆汁；胆主藏胆汁；膵主生膵液（按：膵即胰，此即吾国所谓脾也。东西医所谓脾与胰，吾国王勋臣谓之总提）；胃主消化食物；小肠主吸收食物内之精液；大肠主吸收余液而传渣滓；肾主泌溺；男女生殖器主繁殖。此其大略也。是以就其功用而类别之，其支柱全体以为引动之基者，曰骨骼系统（有头部骨骼、干部骨骼、肢部骨骼三部，软骨韧带皆附属之）；附着于骨骼之上以起运动者，曰筋骨系统（其外部诸筋肉能使之随意运动者，曰随意筋，一曰自主筋；其内脏诸筋肉不能使之随意运动者，曰不随意筋，一曰不自主筋）；被覆于筋肉之前面以保护之者，曰皮肤系统（在外层而无神经及血管，不知痛亦不出血者，曰表皮；在内层而有神经及血管，知痛而有血者，曰真皮。其他毛发、爪甲、汗腺、皮脂腺、黏膜及结缔组织皆属之）。

其他制造滋养物者，曰消化器（自口腔、咽头、食道、胃、小肠、大肠以迄肛门，谓之消化管；附丽于消化管之唾腺、胃腺、肠腺、肝脏、脾脏等，皆以分泌消化液者，谓之消化腺）。复输运滋养物以分布全身者，曰循环器（此血液循环之器官也。其器官之主为心脏，余为血管，自心脏歧出，状如树枝，分派全身，渐成极细之无数小管，其小管复有此相合，愈合愈大，再归于心脏。其附属者，淋巴系也）。更收取全身之废料以运输之于体外者，曰排泄器（肺脏、皮肤及泌溺器是也）。其因运输废料以致血液污暗，而又能吸收养气。以使变为鲜红者，曰呼吸器（鼻腔、喉头、气管、肺脏及呼吸筋、横膈膜及肋骨内外之膜是也）。至于繁殖人类者，曰生殖器（有男性生殖器、女性生殖器二种。其为交接之作用者，谓之交接器；为繁殖之作用者，谓之繁殖器）。能统一骨骼、筋肉、皮肤、消化器、循环器、排泄器、呼吸器、生殖器，以使之各有作用者，曰神经系统（有动物性神经系统，其神经分布于动物性机关；植物性神经系统，其神经分布于植物性机关之别。其发神经之基所，曰中枢，脑脊髓及交感神经节是也，亦曰神经中枢；其分布于各部之神经，色白而状如细丝者，曰末梢，脑脊髓神经及交感神经是也，亦曰神经）。因而生特别之感觉者，曰五官器（耳、目、鼻、舌、皮肤是也）。笃志中医学者，能明乎此，则以新医学全体之功用，参合古医学六经之气化，庶乎虚实兼到，变化从心矣。惟人身百体，皮肉筋骨合成躯壳，其中实以脏腑，贯以脑筋，一物有一物之体用，以新医学为精确。而讲十二经标本气化，及八脉奇经十五大络贯穿周身、联络内外，而为血气运行之道路，以使之融会于全体，精义入神，以古医学占优胜。医必融贯古今中外，一炉而陶镕之，庶足为当今之医学大家也。

按：何氏融古今中西，阐述六经气化详尽之，谓："经脉部位与夫形层表里浅深之事，不可不讲，亦不可固执，着力乃在气化上推求，不得专在部位上拘泥。"正如徐荣斋先生说：何廉臣默契俞氏所提的伤寒传授不越火化、水化、水火合化三端。

论六经关键

唐氏容川曰：太阳膀胱，气化上行外达，充于皮毛，以卫外为固，故太阳主开；阳明胃经，主纳水谷，化津液，洒行五脏六腑，化糟粕，传入小肠大肠，其气化主内行下达，故阳明主阖；少阳三焦，内主膈膜，外主腠理，内外出入之气，均从腠理往来，上下往来之气，均从膈膜行走，故少阳专司转枢。太阴开者，手太阴肺主布散，足太阴脾主输运，凡血脉之周流，津液之四达，皆太阴司之，故曰太阴为开；厥阴为阖者，足厥阴肝经主藏下焦之阴气，使血脉潜而精不泄，手厥阴心包络主藏上焦之阴气，使阴血敛而火不作，故曰厥阴为阖；少阴为枢者，手少阴心经内含包络，下生脾土，能为二经之转枢，足少阴肾经上济肺经，下生肝木，亦能为二经之转枢也。

按：上述数者，何氏认为是审证施治之大关键，当应详究细辨。

论六经部分

张长沙治伤寒法，虽分六经，亦不外三焦。言六经者，明邪所从入之门，经行之径，病之所由起所由传也；不外三焦者，以有形之痰涎、水饮、瘀血、渣滓为邪所搏结，病之所由成所由变也。窃谓病在躯壳，当分六经形层；病入内脏，当辨三焦部分。详审其所夹何邪，分际清析，庶免颟顸之弊。其分析法，首辨三焦部分，分膈膜以上，清气主之，肺与心也；膈膜以下，浊气主之，脾胃、二肠、内肾、膀胱也；界乎清浊之间者为膈膜，乃肝胆部分也。从隔下而上，上至胸，旁至胁，皆清气与津液往来之所，其病不外痰涎、水饮，为邪所击搏，与气互结；由胃中脘及腹中，下抵少腹，乃有渣滓、瘀浊之物，邪气得以依附之而成下证。此上中下三焦之大要也。

按： 六经和三焦联系起来，"六经为感证传变之路径，三焦为传感证传变之归宿"。故当分六经形层；病入内脏，当辨三焦部分。

论六经病证

陆九芝曰：论经则以太阳阳明少阳为次。论病则太少之邪，俱入阳明。窃谓太阳主皮，为躯体最外一层。少阳主腠，为躯壳上第二层。盖腠理即网膜。《金匮》所谓三焦通会元真之处也。故太少两阳，病在皮腠，证多传变。两阳合明，病归中土，故不复传。由是推之，三阳传经，亦当以太阳少阳阳明为次。其三阳寒热之分，身虽大热而仍恶寒者，太阳也；寒已而热，热已而汗，寒热往来者，少阳也；始虽恶寒，一热而不复恶寒者，阳明也。

兼胃经证者，是少阳转属阳明，二阳合病。胃热已盛，就欲发斑之候。兼脾经证，由于失表，腠理闭塞，相火被湿郁遏，斑不得透之候。兼肾经证，由少阳相火大炽，逼入少阴，阴伤热盛之候。兼肺经证，由相火烁肺，热咳痰嗽，胸膈气痹之候。兼心经证，必其人心虚有痰，一经相火熏蒸，痰火即蒙闭清窍，每有目睛微定，昏厥如尸之候。兼小肠经证，由相火下窜，热结小肠，小肠为火府，两火相煽，每有逆乘心包之候。兼大肠经证，由相火炽盛，热结在里，心上痞硬，复往来寒热而呕者，热结肠痹也。

阳明热盛，最多蒸脑一症。病即神昏发痉。前哲不讲及此者，皆忘却《内经》"胃为五脏六腑之海，其清气上注于目，其悍气上冲于头，循咽喉，上走空窍，循眼系入络脑"数句耳。

少阴本证，陆九芝有少阴咽痛吐利寒热辨，语最明白，特节述其说曰：少阴病脉阴阳俱紧，反汗出者，法当咽痛而复吐利，此以热客于少阴之标，叔和《平脉法》所传师说伏气之病是也。先论咽痛，少阴之脉循喉咙，在初得病二三日，为阳邪结于会厌，但用生甘草解毒，桔梗排脓，半夏、鸡子白发声利咽，足矣。若夫下利胸满，心烦而咽痛，为阴虚液不上蒸者，治宜育阴复液，则猪肤汤加蜜粉者是；下利厥逆，面赤而咽痛，为阴盛格阳于上者，治宜驱阴复阳，则通脉四逆汤之加桔梗者是。是盖以阴虚阳盛皆可以致咽痛，故有必从两法而解者。再论吐利，饮食入口即吐，心下温温，欲吐复不能吐者，此胸中实，不可下而可吐也；膈有寒饮而吐，且干呕者，此有水气，不可吐而可温也。吐利交作，以手足不冷为吉。若吐且利而见厥逆，吐且利而见烦躁则凶，虽有吴茱萸一法亦未必及救矣。终论少阴下利，与厥阴下利，厥阴之利，多热少寒；少阴之利，多寒少热。故惟厥冷而或咳或悸，腹痛下重，是阳为阴遏之利，用四逆散；咳而呕渴，心烦不眠，是水热互结之利，用猪苓汤；小便不利，腹痛便脓血，是寒热不调之利，用桃花汤；自利清水，心下痛，二三日咽干口燥，六七日不大便，均腹满，是阳盛烁阴之利，用承气汤。凡若此者，皆为传经之邪，固属于热。若夫下利清谷，厥逆脉微，呕而汗出，引衣自盖，欲向壁卧，不喜见明，而又面赤戴阳者，则皆合于真武、附子四逆、通脉、白通诸方，为少阴虚寒之证，正与厥阴热利相反矣。少阴下利死证五条，吐利躁烦，四肢厥逆，恶寒身蜷，脉不至，不烦而躁，下利止而眩冒，六七日而息高者，虽尚有吴茱萸一法，终为不治之证，苟非利止手足温，身反发热，未易求其生也。

一切感证，邪传厥阴，当辨手足两经。手厥阴为包络，主血亦主脉，横通四布。如渴欲饮水，气上冲心，心中疼热，此由包络夹心火之热发动于上；甚则发厥，不语如尸，此由包络黏涎瘀血阻塞心与脑神气出入之清窍。当以涤涎祛瘀、通络开窍为君，参以散火透热，庶可救疗。足厥阴为肝，主藏血亦主回血，气化属风，内含胆火，或寒热互相进退，为厥热往来；或外寒内热，为厥深者热亦深；或下寒上热，为饥不欲食，食则吐蛔；或阴搏阳回，为左旋右转之抽风；或阳回阴复，为厥热停匀而自愈。至于风之生虫，必先积湿，故虫从风化，亦从湿化，其证多寒热错杂，当以苦降辛通酸泄为君，或佐息风，或佐存阴可也。

按：何氏定六经以治百病，从三焦以治时证，别开生面。

论六经舌脉

六经感证，浮为风，紧为寒，虚为暑，濡为湿，涩为燥，洪为火。前哲皆以此为依据。然余历所经验，亦难尽拘。假如风无定体者也，兼寒燥者紧数而浮，兼暑湿者濡缓而浮。暑湿夹秽之气，多从口鼻吸受，病发于内，脉多似数似缓，或不浮不沉而数，甚或濡缓模糊，至数不清。即燥证亦无定体，上燥主气，脉右浮涩沉数，下燥主血，脉左细弦而涩。火则无中立者也。六气多从火化，火化在经在气分，脉必洪盛，化火入胃腑，与渣滓相搏，脉必沉实而小，或沉数而小，甚则沉微而伏，实而小，微而伏，皆遏象也。迨里邪既下，脉转浮缓而不沉遏，日内必得汗解。若汗舌脉仍沉数者，邪未尽也。汗后脉转浮躁者，邪胜正也。汗后必身凉脉静，乃为邪尽。夫静者沉细之谓，然脉虽沉细，而至数分明，与暑湿之涩滞模糊者不同。数日内进食虚回，列脉转圆浮矣。至若温病疫证，则又不同。温病有风温、冷温、湿温、温热、温燥、温毒之各异。风温之脉，脉必右大于左，左亦盛躁，尺肤热甚。冷温之脉，右虽洪盛，左反弦紧。湿温之脉，右濡而弱，左小而急。温热之脉，尺寸俱浮，浮之而滑，沉之散涩。温燥之脉，右多浮涩沉散，左多浮弦搏指。温毒之脉，脉多浮俱盛，愈按愈甚。疫症虽多，总由吸受种种霉菌之毒，酿成传染诸病。其为病也，不外阳毒阴毒。阳毒则血必实热，脉多右手洪搏，左则弦数盛躁；阴毒则气多虚寒，脉多微软无力，甚则沉微似伏，或浮大而散。病初虽由外而受，成证必由内而发。此六淫感证及一切疫证，脉象之异如此。故俞东扶谓治病之难，难在识证；识证之难，难在识脉，良有以也。窃为吾国诊断学，以切脉居其末，非谓脉不可凭，谓仅恃乎脉而脉无凭，徒泥乎脉而脉更无凭，必也观形察色，验舌辨苔，查病源，度病所，审病状，究病变，然后参之以脉，虽脉象无定，而活法在人，自不为脉所惑矣。

苔色白而薄者，寒邪在表，固已。然必白浮滑薄，其苔刮去即还者，太阳经表受寒邪也。若全舌白苔，浮涨浮腻，渐积而干，微厚而刮不脱者，寒邪欲化火也。如初起白薄而燥刺者，温病因感寒而发，肺津已伤也。白薄而黏腻者，湿邪在于气分也。故同一苔色薄白，一主寒邪在表，一主气郁不舒，一主肺津受伤。

凡寒邪已离太阳之表，未入阳明之里，正手少阳经也，故谓之半表半里。故凡白苔浮滑而带腻带涨，刮之有净有不净者，乃寒邪已传手少阳经，正半表半里之部分也，故俞氏柴胡枳桔汤适合此证。若舌苔粗如积粉，扪之糙涩，刮之不尽，湿热已结于胸膈腹膜之原，故谓之膜原。原指膜中空隙处言，外通肌肉，内近胃腑，为内外交界之地，实一身之半表半里也。故在外之邪，必由膜原入内；在内之邪，必由膜原达外。吴又可创制达原饮，具有卓识，惟知母直清阳明之热，白芍疏泄厥阴之火，与少阳经殊未惬合。俞氏去知母、白芍二味，加枳、桔、柴、青四味，较原方尤为精当。盖枳、桔轻苦微辛，轻宣上焦，厚朴、草果温通中焦，青皮、槟榔直达下焦，柴胡达膜以疏解半表，黄芩泻火以清泄半里，使一味甘草以和诸药也。为治湿温时疫初起之良方，即寻常湿热类疟，用之亦有殊功。惟伏邪内舍于营，由少阴而转出少阳者，如春温证，少火皆成壮火，舌如淡红嫩红，或白中带红，尚为温病之轻证；一起即纯红鲜红，甚则起刺，此胆火炽而营分化热，则为温病之重证矣。

白苔主表，亦主半表半里；黄苔虽专主里，然有带白之分。临证时，但看舌苔带一分白，病亦带一分表。故黄白相兼，或灰白微黄，慎不可轻投三黄，一味苦泄。其中每有表邪未解，里热先结者，或气分郁热，或湿遏热伏，虽胸脘痞闷，宜从开泄，宣畅气机以达表。即黄薄而滑，亦为无形湿热，中有虚象，尤宜芳淡轻化，泄热透表。必纯黄无白，邪方离表而入里；如老黄，或深黄，或焦黄，邪方离经而入腑。然黄色不一，亦当详辨。

按：何氏博涉知病，多诊识脉观舌，屡用达药。其临床之经验，可法可师。

论六经治法

凡六淫邪气郁勃，既不得从表透达，则必向里而走空隙。而十二脏腑之中，惟胃为水谷之海，上下有口，最虚而善受，故六经之邪，皆能入之。邪入则胃实，胃实则津液干，津液干则死。故有不传少阳及三阴之伤寒，必无不犯阳明之伤寒。所以治法在二三日内，无论汗出不彻，或发汗不得，或未经发汗，但见口干烦闷，舌苔白燥，或按之涩，纵有太阳表证，亦是邪从火化，此时急撤风药，惟宜轻清和解，以存津液，阴液既充，则汗自涌出肌表而解，此发表时存津液之法也。若热既入里，邪从火化，火必就燥，张长沙承气诸方，皆急下之以存津液，不使胃中津液为实火燔灼枯槁而死，此攻里时存津液之法也。但今人肠胃脆薄者多，血气充实者少，故后贤又制白虎承气、养荣承气、增液承气，参入润燥濡液之剂，频频而进，令胃中津液充足，实邪自解。阴气外溢则得汗，阴液下润则便通，奏效虽迟，立法尤稳。

邪实于表为表实，邪实于里为里实。既有实邪，断不宜补于邪实之时。表实者宜发表，里实者攻其里而已。若遇有内伤宿病之人，适患外感时病，不得用峻汗峻攻之法，必参其人之形气盛衰，客邪微甚，本病之新久虚实，向来之宜寒宜热、宜燥宜润、宜降宜升、宜补宜泻，其间或夹痰，或夹瘀，或夹水，或夹火，或夹气，或夹食，务在审证详明，投剂果决，自然随手克应。故治外感或夹内伤，首必辨其虚中实、实中虚。

　　按："六淫之中，风寒暑湿燥等五气多从火化，种种传受之火症极多。"外感内伤之多火热症。火热病的证治，辨证分热在营卫之候，热在胸脯气分抑郁之候，热陷心包及心，血分灼烁之候，邪热攻脑或热毒上冲之候，热在胃肠之候，热陷肝肾之候，热陷冲任之候等七个证候群；并随证订立辛凉开达、轻清化气、甘寒救液、苦寒直降、清络宣气、清火兼消痰、清火兼导滞、清火兼通瘀、苦寒复甘寒、苦寒复酸寒、苦寒复咸寒等治疗法则。

论六经总诀

　　俞东扶曰：《内经》云，热病者皆伤寒之类也。是指诸凡骤热之病，皆当从类伤寒观，盖不同者但在太阳，其余则无不同。温热病只究三焦，不讲六经，此属妄言。仲景之六经，百病不出其范围，岂以伤寒之类，反与伤寒截然两途乎？叶案云：温邪吸自口鼻。此亦未确。仲景明云伏气之发，李明之、王安道俱言冬伤于寒，伏邪自口内而发。奈何以吴又可《温疫论》牵混耶。惟伤寒则足经为主，温热则手经病多耳。要诀在辨明虚实，辨得真方可下手。平素精研仲景《伤寒论》者，庶有妙旨。此与杨栗山所云"温病与伤寒，初病散表，前一节治法虽曰不同，而或清或攻，后一节治法原无大异"，其言适合。由此观之，定六经以治百病，乃古来历圣相传之定法；从三焦以治时证，为后贤别开生面之活法。其实六经三焦，皆创自《内经》。姑述发明三焦者，《内经》云：伤于风者上先受，伤于湿者下先受。又曰：燥热在上，湿气居中，风寒在下，火游行其间。又曰：病在上，取之下；病在中，旁取之；病在下，取之上。是《内经》论病施治，亦不执定六经也。厥后喻西昌从疫证创立三焦治法，叶长洲从《内经》六元发明三焦治法，分出卫气营血浅深辨法。吴淮阴乃演其说曰：治上焦如羽，治中焦如恒，治下焦如权。又曰：补上焦如鉴之空，补中焦如衡之平，补下焦如水之注。廉臣细参吴氏《条辨》峙立三焦，远不逮俞氏发明六经之精详，包括三焦而一无遗憾。噫！《通俗伤寒论》真堪为后学师范。

六经分治，陆九芝曰：六经之病以证分，于读书时，先明何经作何证，则于临证时，方知何经为何证。病者不告以我病在何经也，故必先读书而后临证，乃能明体达用。诚哉是言。

凡勘外感病，必先能治伤寒；凡勘伤寒病，必先能治阳明。阳明之为病，实证多属于火，虚证多属于水，暴病多属于食，久病多属于血。陆九芝曰：病在阳明之经，虽大不大，一用芩、连、膏、知，即能化大为小；病到阳明之腑，不危亦危，非用硝、黄、枳、朴，不能转危为安。病应下，下之安，乃为稳当，勿专认不敢下而致危者为稳当也。语最精审。

伏气温病，有兼风、兼寒、兼湿、兼毒之不同。伏气热病，有兼气、兼湿、兼燥之不同。惟伏暑之邪，古无是说。至深秋而发者，始见于叶氏《指南》。霜未降者轻，霜既降者重，冬至尤重。然竟有伏至来春始发者。由于秋暑过酷，冬令仍温，收藏之令不行，中气因太泄而伤，邪热因中虚而伏，其绵延淹滞，较《指南》所论更甚。调治之法则尤难，非参、芪所能托，芩、连所能清，惟藉轻清灵通之品，缓缓拨醒其气机，疏透其血络，始可十救一二。若稍一呆钝，则非火闭，即气脱矣。临证者不可不细审也。

凡时感病，夹脾虚者难治，夹肾虚者尤难治。盖外感邪气，多从汗下清泄而外解。若夹脾虚者，脾阳虚则表不能作汗，脾阴虚则里不任攻下。或得汗矣，或阳气随汗而脱；或得下矣，则阴气从下而脱。即纯用清泄，中气亦不克支持，药愈凉而邪愈遏，脾气不得上升，往往中满便泄，气怯神倦，卒至自汗气脱而死。又夹肾虚者，有阴虚阳虚之分：阳虚者，一经汗下清利，则脱绝之症随见；阴虚者，一经汗下温散，则枯竭之症随见，往往邪未去而正气即脱。到此虚实关头，必须时时诊察。

按： 病变无常，不出六经之外。何氏对温热病只究三焦，不讲六经提出异议。提出了湿多者，湿重于热，其病发自太阴肺脾，多兼风寒，疏中解表，使风寒从皮腠而排泄；芳淡渗利，使湿邪从肾膀而排泄。汗利兼行，自然湿开热透，表里双解。热多者，其病多发于阳明胃肠，虽或外兼风邪，总是热结在里，表里俱热。宜内通外达，表里两彻，使湿邪从汗利而双解。

论六经方药

小柴胡汤，惟风寒正疟，邪在少阳者，可以按法而投。若温热暑湿诸疟，邪从口鼻而受，肺胃之气，先已窒滞，病发即不饥恶谷，脘闷苔黄，苟不分别，但执此汤奉为圣法，则参、甘、姜、枣，温补助邪，骤则液涸神昏，缓则邪留结痞，且有耗伤阴液而成疟痨者。此王孟英阅历有得之言也。用此方者其审慎之。

逍遥散法，养血疏肝，在妇科中尤为繁用。如此方去栀、丹，加制香附二钱，苏丹参三钱，调气活血，费伯雄推为调经之总方。经迟因于血气虚寒者，加鹿角胶三分（蛤粉拌炒松）、瑶桂心三分，以暖肝温经。因于血络凝滞者，加真新绛钱半，旋覆花三钱（包煎），光桃仁九粒，以活络调经。经早因于血热者，加鲜生地四钱，丹皮二钱，霜桑叶二钱，以凉血清经。因于血热液亏者，加生地四钱、生玉竹三钱、辰砂染麦冬二钱，以养血增液，使血液充足而经自调。经闭因于络瘀者，加大黄䗪虫丸三钱（或吞服，或绢包，同煎）。轻者但用益母膏五钱（冲），消瘀以通经闭。因于血枯者，加杞菊六味丸四钱（绢包煎），陈阿胶钱半，原方柴胡用鳖血拌炒，去薄荷易玫瑰花二朵（冲）。惟妇女情欲不遂，左脉弦出寸口，经闭或经痛经乱者，加制香附二钱，泽兰三钱，鲜生地五钱，广郁金三钱（杵），以和肝理脾，清心开郁。或崩或漏，因恚怒伤肝而气盛者，加制香附三钱，醋炒青皮一钱，伐其气以平之。血热者，加鲜生地五钱，焦山栀三钱，鲜茅根四十支，凉其血以清之。子宫痛极，手足不能伸舒，因于湿火下注者，加龙胆草八分，青子芩二钱，清麟丸三钱（包煎），急泻湿火以肃清之。外用细生地三钱，当归二钱，生白芍钱半，川芎一钱，明乳香一钱，同捣成饼，纳入阴中以止痛。阴痒因于湿热生虫者，加龙胆草一钱，川楝子钱半，蛇床子钱半（盐水炒），以杀其虫而止痒。外用桃仁、光杏仁各九粒，同雄精二分，研成膏蘸雄鸡肝中，纳入阴中，虫入鸡肝中，引其虫以外出，阴痒即止。阴疮溃烂出水者，防有梅毒，加土茯苓四钱，炒黑丑二钱，杜牛膝五钱，生川柏八分，以清解梅毒。外用子宫棉塞入阴中，多用硼酸水洗涤子宫，以清其毒火。血风疮症，遍身起痞瘭如丹毒状，或痒或痛，搔之成疮者，多由于风湿血燥，加鲜生地五钱，小川连八分，以凉血润燥，清疏风湿。

按：阐发以小柴胡汤证治，及逍遥散法，养血疏肝在妇科中的应用。

观两目说

肝脉交颠入脑，由脑系而通于目，故肝开窍于目，目则受灵机于脑。脑为元神之府。故《内经》曰：头倾视深，精神将夺。俞氏以观目为诊法之首要，洵得诊断学的主脑。盖因神以心为宅，以囟为门，而其所出入之窍，得以外见者惟目。以心脉上连目系，而目系上通于脑，故瞳神散大者，心神虚散。目不了了者，脑被火燥。目眶陷下者，脑气虚脱。目瞪直视者，脑髓无气。又兼舌强不语者，脑与心神气俱脱，故昏厥如尸。王清任《医林改错》曰：脑髓中一时无气，不但无灵机，必死一时。足以发明目睛定轮，昏厥不语之精义。宋《和剂局方》定出至宝、紫雪两方。一以犀、玳、麝香为君，一以犀、羚、麝香为君，诚得治脑之要诀。以犀、羚、玳瑁，虽皆为异类通灵之品，而实有清脑退炎之功。麝香尤足兴奋神经，而为壮脑提神之要药。彼诋中医无治脑之法者，真可谓门外汉矣。

按胸腹，虚里冲任，皆出自《内经》。经云：胃之大络，名曰虚里。动而应衣者，宗气泄也。虚里无动脉者死。又云：冲为血海，又为气街。其脉起于少腹之内胞中，夹脐左右上行，并足阳明之脉，至胸中而散，上夹咽。任主胞胎，其脉起于少腹之内，胞室之下，出会阴之分，上毛际，循脐中央，至膻中，上喉咙，绕唇，终于唇下之承浆穴，与督脉交。李志锐所谓饮食入胃，取汁变赤，由营卫上入于心，由心分布其重浊之汁，入冲脉化血。精华之汁，入任脉化精。冲是一身之总血管。任是一身之总精管是也。俞氏按胸以诊虚里，按腹以诊冲任，较诊太溪、趺阳，尤为可据。故腹诊之法，亦诊断上之必要。

按：四诊合参，望、切二诊，尤以观目、腹诊、按胸腹为要。俞根初所创，何氏加以阐发充实。

察舌说

凡舌苔白而黏腻，或灰白而黏，必因身冒雨露，湿着上焦气分。症必发热头重，一身尽痛，口腻不渴。先宜解肌去湿，如桂枝、秦艽、羌活、防风、白芷、二陈、二苓之类。次宜宣通气分，如藿梗、半夏、广皮、白蔻、滑石、通草、苡仁、枯芩、浙苓皮之类。使气分湿走，热自止矣。如苔白薄而干，或舌边兼红，气咳痰少，此风燥伤肺，津液已亏，急宜清燥救肺，如霜桑叶、甜杏仁、南沙参、瓜蒌仁、川贝、生甘、柿霜、梨汁、竹沥之类。以上两歌，总论舌苔之白润、白燥、白黏、白干。辨症之风寒、风热、风湿、风燥。此为外感风邪之首要。但其中又须活变，如同为舌白口渴之症，若湿邪内聚，津液不主上承者，当以舌白为主，而用辛温开湿，不以口渴为忌也。若燥邪上受，津液不司通降者，当以口渴为主，而用清润化燥，不以舌白为据也。

白而黏腻者寒湿。其症胸腹痞满，小便不利，大便反快。乃寒湿结于中焦，宜苦辛温淡药以开泄之。如苍术、川朴、半夏、陈皮、赤苓、猪苓之类。黄而黏腻者湿热。其症脘闷呕恶，二便不利，乃湿热结于中焦，宜苦辛凉淡药以开泄之，如黄芩、川连、半夏、枳实、滑石、通草、茵陈、冬瓜皮子之类。以予所验，吾绍寒湿证少，湿热最多。湿热者，湿与热互结不解也。其先受湿，后化热。在春秋冬三时，但名湿热。先受湿，后冒暑，在夏令即名暑湿。其实皆湿热之症也。其间因湿而蒸热者，必化其湿而热方退。因暑而蒸湿者，必清其暑而湿方行。此即"先其所因，伏其所主"之经旨也。

暑伤气分，舌苔多白，固已。但要辨其白糙者多夹秽，宜轻清芳透，如焦栀、豆豉、连翘、薄荷、茵陈、滑石、通草、青蒿脑、鲜淡竹叶、鲜枇杷叶、西瓜翠衣、鲜荷叶边之类。白腻者必夹湿。

按： 从吴坤安的察舌辨证歌中领悟，外感和杂病诊法，重视四诊合参，尤着意于舌诊，苔舌并重。

询二便说

观察二便，西医于诊断上最为注重。谓二便中往往含有霉菌微虫。必以化学药品，投入二便之中，细细辨析，以判其病毒之所在。此种诊断，实堪效法。凡肠寒者溺白，肠热者溺黄。清白如冷水者为阴寒。浑白如米泔者为湿热。红黄色者为实热。淡黄色者为虚热。深红老黄者为肝阳盛。浅红淡黄者为肾阴虚。清长而利者，心阳虚而肾气下陷也。短涩而痛者，心火盛而膀胱热结。尿自遗而不知者，病必死。尿极多而虚烦者，病亦危。小儿由睡中遗尿者，谓之尿床，肾与膀胱虚寒也。小儿初溲黄赤色，落地良久，凝如白膏者，谓之尿白，肝热逼成肾疳也。如饮一溲一，色亦凝如白膏，味甜无臭者，三消症中之下消。尿时点滴，尿管痛如刀割者，砂淋、石淋、血淋、膏淋、劳淋等之五淋症也。轻为湿火，重为淋毒。尿时不痛，色凝如膏，细白稠黏者，精浊之候。色如米泔，浑浊滑流者，尿浊之候。一为房事伤肾，一为湿火下注。太阳蓄血在膀胱，验其小便之利与不利。阳明蓄血在肠胃，验其大便之黑

与不黑。大抵虚寒之证，大便必或溏或泻。实热之证，大便必
既燥且结。故凡大便形如鸭粪而稀者寒湿，形如蟹渤而黏者暑
湿。下利清谷，有生腥气者，为阴寒。有酸臭气者，为积热。
大便色青，形稀而生腥气重者为脾肾虚寒。汁黏而臭秽气重者
为肝胆实热。大便老黄色者为实热，淡黄色者为虚热。大便红
如桃浆者为血热，黑如胶漆者为瘀热。大便白色者属脾虚，亦
主胆黄；酱色者属脾湿，亦主肠垢。大便褐色者火重，黑色者
火尤重。大便酸臭如坏醋者伤食滞，腥臭如败卵者伤乳积。大
便急迫作声者小肠热。肛门热灼而痛者直肠热。

　　按：问二便，在《通俗伤寒论》中专辟章节，何氏说观察
二便，西医于诊断上最为注重。认为此种诊断，实堪效法。故
此话详述，今仍然有用。

论伤寒

　　四时皆有伤寒，惟冬三月乃寒水司令，较三时之寒为独
盛。故前哲以冬月感寒即病者，为正伤寒，非谓春夏秋并无
伤寒也。医者苟能求原确实，辨证清楚，用药自不泥于时令
矣。所最误人者，一切时感证，古人皆谓之伤寒，遂致后世只
知伤寒，且但知温散发汗。若温热暑湿诸病，随时感发，并不
由于风寒诱起者，自当辛凉开达，芳淡清化，对病定方。奈医
家病家，无不通称曰伤寒，一见此等方药，即斥为凉遏，世俗
竟成为习惯，以致冤死载途，不得不归咎于创始者之定名失实
也。至循经传递，太阳由阳明而少阳，而太阴，而少阴，而厥
阴，自临证经验以来，千万人中实无一人，无怪南方无真伤寒
之说。若照俞氏所论，经验上数见不鲜，可谓知所取舍，不为
古人所欺。但予犹有怀疑者。伤寒一证，轻则用葱白香豉汤加

味，重则用苏羌达表汤加减，或用麻黄汤减其用量，往往一汗
即解，热退身凉而愈，何至于缠绵床席，传变有如斯之多，变
证轻重如斯之不一耶？推原其故，半由因循失治，半由纵横杂
治，或由别兼他邪，或由另夹宿病，或由素禀阴虚多火，或由
素体阳虚多湿，或由素性嗜好太多，或由素情忧怒无常，有此
种种原因，故变证层出不穷，方法亦随机策应。俞氏特立火
化、水化、水火合化三端，已握传变之主脑。然后审定各人之
特性素因，再将气候、风土、寒热燥湿、老幼男女等之各异，
及其体质强弱、脏性阴阳，与夫生活状态、旧病有无等关系，
辨其经络脏腑之外候，断其寒热虚实之真相，以决方剂。虽多
引用成方，略为加减，而信手拈来，适中病情。细绎其诊察之
法，大抵以头项背腰之变化察表，以面目九窍之变化察里，以
血脉睛舌之变化，察其病势之安危，断其病机之吉凶。予平日
研求，服膺叶法，旁参众法以补助之。

　　按：俞根初治伤寒尤重阳明，指出"伤寒证治，全藉阳
明""凡勘伤寒病，必先能治阳明"。认为"邪在太阳，须藉胃
汁以汗之；邪结阳明，须藉胃汁以下之；邪郁少阳，须藉胃汁
以和之；太阴以温为主，救胃阳也；厥阴以清为主，救胃阴
也；由太阴湿胜而伤及肾者，救胃阳以护肾阳；由厥阴风胜
而伤及肾阴者，救胃阴以滋肾阳，皆不离阳明治也。""伤寒多
伤阳，故末路以扶阳为急务；温热多伤阴，故末路以滋阴为要
法。扶阳滋阴，均宜侧重阳明。"何廉臣洞悉俞氏医理，认为
四时皆有伤寒，惟冬三月乃寒水司令，较三时之寒为独盛。故
前哲以冬月感寒即病者，为正伤寒，非谓春夏秋并无伤寒也。
医者苟能求原确实，辨证清楚，用药自不泥于时令矣。并阐明
了伤寒一证、变证的论治。

吾绍地居卑湿，天时温暖，人多喜饮茶酒，恣食瓜果。素禀阳旺者，胃湿恒多。素体阴盛者，脾湿亦不少。一逢夏秋之间，日间受暑，夜间贪凉，故人病伤寒兼湿为独多。俞氏区别兼寒湿、兼湿热两端，分际极清，治法方药，亦属正宗。予每宗其法，初用辛淡芳透以解表，藿香正气汤加减，最为繁用。继则观其体肥而面色白者，兼顾阳气。治用苦辛淡温法，或佐桂、苓，或佐姜、术。体瘦而面色苍者，兼顾津液，治以苦辛淡凉法，或佐芦、茅二根，或佐梨、蔗二汁。惟酒客里湿素盛，不重摄身，阴虚而夹湿热者，最为缠绵难愈。前哲善治湿证者，首推叶天士先生。其除气分之湿，用蔻仁、滑石、杏仁、川朴、姜半夏、瓜蒌皮为主，有热加竹叶、连翘、芦根等，全取轻清之品，走气道以除湿。湿伤脾阳，腹膨尿涩，用五苓散加椒目。一从肺治，用辛淡清化法；一从脾治，用辛淡温通法。此二者，皆为化气利湿之正法。湿热治肺，寒湿治脾，先生独得之薪传也。其他脘痞便溏之用苓桂术甘汤；吞酸形寒之用苓姜术桂汤；误攻寒湿成痞，变单腹胀之用真武汤加减；寒湿郁结伤阳，鸠聚为痛之用白通汤加味；酒客三焦皆闭，胸满不饥，二便不通之用半硫丸；酒客脾胃受伤，腹胀肢肿，二便不爽之用小温中丸。虽皆古人成法，而信手拈来，略为加减，恰中病情，足征其服古功深。又有病中啖厚味者，肠胃腻滞虽下，而留湿未解，胃不喜食，肛门坠痛，舌上白腐，用平胃散去甘草，加人参、炮姜、炒黑生附。阳伤痿弱，阴湿麻痹，虽痔血而用姜、附、苓、术。此二条，不因酒毒痔血，认作湿热血热，竟以苦辛温药通阳劫湿，尤觉高超。更有舌白身痛，足跗浮肿，太溪穴水流如注，谓湿邪伏于足少阴经，而用鹿茸、淡附子、草果仁、浙苓、菟丝，以温煦阳气。湿久脾阳消乏，肾真亦败，中年未育子，用茯苓、菟丝、苍术、韭子、大茴、鹿茸、淡附子、胡芦巴、补骨脂、赤石脂，仿安肾丸法。均非浅识所能步武。此皆寒湿传变之方法也。湿热上升清窍，头胀耳聋，呃忒鼻衄，舌色带白，咽喉欲闭，谓邪阻上窍空虚之所，非苦寒直入胃中可治，而用连翘、牛蒡、银花、马勃、射干、金汁，乃轻扬肺气，清芬达郁法。湿热内陷包络，身热神昏，四肢不暖，用犀角、元参、连翘心、石菖蒲、银花、赤豆皮，煎送至宝丹，乃清热通窍，芳香辟秽法。湿热夹秽，分布营卫，充斥三焦，头胀身痛，神识昏闭，渴不多饮，小水不通，舌苔白腻，用生苡仁、茯苓皮、大腹皮、通草、猪苓、淡竹叶、广郁金汁、石菖蒲汁，煎送牛黄丸，乃淡渗宣窍，芳香通神法。湿热阻中，气滞脘痛，大便不爽，用豆豉、枳实、川连、姜汁、苓、半，热轻则去黄连，加广郁金、橘红、苡仁、杏仁，此湿伤气痹治法；热甚则用川连、生晒术、川朴、橘皮、淡生姜渣、酒煨大黄，水法丸服，此治气阻不爽，治腑宜通法。若湿热甚而舌白目黄，口渴尿赤，用桂枝木、浙苓皮、猪苓、泽泻、寒水石、生白术、绵茵陈，此从桂苓甘露饮加减，以宣通三焦。此皆湿热传变之方法也。至其用药，总以苦辛温治寒湿，苦辛寒治湿热，概以淡渗佐之。甘酸腻浊，在所不用。湿证备此诸法，大致楚楚矣。

按：何秀山认为"伤寒虽分六经，而三阳为要，三阳则又以阳明为尤要，以胃主生阳故也。若三阴不过阳明甲里事耳，未有胃阳不虚而见太阴证者，亦未有胃阴不虚而见厥阴证者；至于少阴，尤为阳明之底板，惟阳明告竭，方致少阴底板外露，若阳明充盛，必无病及少阴之理。盖少阴有温清两法，其宜温者，则由胃阳偏虚，太阴湿土偏胜所致；其宜清者，则由胃阴偏虚，厥阴风木偏胜所致。阳明偏虚，则见太阴厥阴；阳明中竭，则露少阴底板。故阳明固三阴之外护，亦三阳之同赖也"。何廉臣宗俞根初治法虽千变万化，但健脾应放在首位，脾胃若不健，药又岂能收功？根据因地、因时、因人分述诊治与方药。

伏气热病说

伏气热病，为时邪引动而发者，当看其兼夹之邪轻重如何。轻者可以兼治，重者即当在初起时着意先撤邪。俟新邪既解，再治伏邪，方不碍手。此须权其轻重缓急，以定其治法。

按：热病兼寒，因伏热初起为风寒所束，类似热证伤寒的初期治法，太阳作汗而解。调剂阴阳，听其自汗，非强发其汗。

暑湿伤寒说

夏月伤暑，最多兼夹之证。凡暑轻而寒湿重者，暑即寓于寒湿之中，为寒湿吸收而同化。故散寒即所以散暑，治湿即所以治暑。此惟阳虚多湿者为然。俞氏方法，固为正治。若其人阴虚多火，暑即寓于火之中，纵感风寒，亦为客寒包火之证。初用益元散加葱、豉、薄荷，令其微汗，以解外束之新寒。继用叶氏薷杏汤（西香薷七分，光杏仁、飞滑石、丝瓜叶各三钱，丝通草钱半，白蔻末五分冲），轻宣凉淡以清利之。余邪不解者，则以吴氏清络饮（鲜银花、鲜扁豆花、鲜丝瓜皮、鲜竹叶心、鲜荷叶边、西瓜翠衣各二钱），辛凉芳香以肃清之。若其间暑湿并重者，酌用张氏苍术白虎汤加减（杜苍术一钱拌研石膏六钱，蔻末五分拌研滑石六钱，知母三钱，草果仁四分，荷叶包陈仓米三钱，卷心竹叶二钱）。其他变证，可仿热证例治。至瓜果与油腻杂进，多用六和汤加减，亦不敢率投姜、附也。

按：暑为湿遏，初起邪在气分，即当分别湿多热多。湿多者，治以轻开肺气为主，肺主一身之气，气化则湿自化，即有兼邪，亦与之自化。湿气弥漫，本无形质，宜用体轻而味辛淡者治之。

燥病说

凡治燥病，先辨凉温。王孟英曰：以五气而论，则燥为凉邪。阴凝则燥，乃其本气。但秋承夏后，火之余炎未息。若火既就之，阴竭则燥，是其标气。治分温润凉润二法。费晋卿曰：燥者，干也，对湿言之也。立秋以后，湿气去而燥气来，初秋尚热，则燥而热。深秋既凉，则燥而凉。以燥为全体，而以热与凉为之用。兼此二义，方见燥字圆活，法当清润温润，次辨虚实。叶天士先生曰：秋燥一证，颇似春月风温。温自上受，燥自上伤，均是肺先受病。但春月为病，犹是冬令固密之余，秋令感伤，恰值夏月发泄之后，其体质之虚实不同。初起治肺为急。当以辛凉甘润之方，气燥自平而愈。若果有暴凉外束，只宜葱豉汤加杏仁、苏梗、前胡、桔梗之属。延绵日久，病必入血分，须审体质证候。总之，上燥治气，下燥治血。慎勿用苦燥劫烁胃汁也。又次辨燥湿。石芾南曰：病有燥湿，药有润燥。病有风燥、凉燥、暑燥、燥火、燥郁夹湿之分。药有辛润、温润、清润、咸润、润燥兼施之别。燥邪初伤肺气，气为邪阻，不能布津外通毛窍，故身无汗，寒热疼痛；又不能布津上濡清窍，下润胃肠，故口干舌燥，喉痒干咳，胸满气逆，二便不调。治者当辨燥湿二气孰轻孰重？所兼何邪（如兼风、兼寒、兼伏暑之类）？所化何邪（如化火、未化火之分）？所夹何邪（如夹水、夹痰、夹食、夹内伤之类）？对病发药，使之开通（开是由肺外达皮毛，与升散之直向上行者不同；通是由肺下达胃肠，通润通利，皆谓之通，非专指攻下言）。虽然燥病夹湿，用药最要灵活。专润燥，须防其滞湿；专渗湿，须防其益燥。必先诘其已往，以治其现在；治其现在，须顾其将来。

按：燥病从俞根初的凉燥犯肺、温燥伤肺、肺燥脾湿、脾湿肾燥、肺燥肠热、胃燥肝热六个证治阐发六气，认为燥气难明。燥有凉燥、温燥、上燥、下燥之分。凉燥者，燥之胜气，治以温润，杏苏散主之。温燥者，燥之复气，治以清润，清燥救肺汤主之。上燥治气，吴氏桑杏汤主之。下燥治血，滋燥养荣汤主之。

参考文献

1.何廉臣.增订通俗伤寒论 [M].上海：六也堂书局，1934.

2.何廉臣编著，连智华点校，王致谱审订.增订通俗伤寒论 [M].福建：福建科学技术出版社，2006.

第九章

胡宝书医话

胡宝书（1869—1933），字治安，别名玉函。浙江绍兴人，享年六十四岁。胡宝书医名名闻浙东，学宗叶、吴、王、雷，对《温病条辨》及《时病论》更有心得。对望诊有独特经验，一见病人的形态、神色、舌苔，即能辨证知因，非常熟练，并对患者的预后及医嘱，能要言不烦，极中肯綮。因此博得远近病家敬仰，为著名临床实践家，"绍派伤寒"杰出代表。

说医德

所谓种福者，即积善、积德于子孙也。吾家世医。一脉相承，切记大处着手，救急助危，毋忘医德，是其一；小处着眼，勤俭持家，清身自好，是其二。庭训义深，铭志于堂，日当三省焉。失足是医者最受教益的先生，要从临诊的失足中寻求大知。

按：崇尚积德以自律，医术仁心。谦虚和严谨的学风激励后学。

论诊法

问、闻、切，此乃国医诊病大法，病在身必现于外，面泽有变，举止有异，望、闻、切，均无需病家开口，医家细审辨证，可知疾病大半，再参诉述，定明病源。此上工诊治之技，非轻而易得者也。凡背负来诊，二手下垂之病人，多是重症，当以快诊处之。目既为五脏六腑精气所注之窍，神之有无则全现于目，目为正气盛衰之窗口，五脏六腑病变必现之所，非特病之危症方现。其经验为，凡开目欲见人者阳证，闭目不欲见人者阴证。久病目失所视，精气将夺，死在旦夕。肾虚黑睛色淡而无光，白睛色黄为肺热或痰湿内蒸，眼胞肿胀为脾肾蕴热壅滞。

湿热病虽实证居多，然邪一羁日久，病程迁延，每易见虚象。此时最忌犯虚虚实实之诫。脉数，有虚实之异。滑数脉为阳明实证，脉来滑数，身热、口燥、恶心、中宫停积不化，苔色黄燥而厚，病属湿热，邪入阳明胃腑。脉数而重按无力，则为虚象。脉数如浮，重按无力，发热自利，神识烦倦，咳呛声嘶，渴喜热饮，此非足三阳实热之症，乃体属阴越冬月失藏，久伏寒邪，蕴而化热，春令阳升，而病未及一月，即现虚靡不振之象，因津液先耗故也。脉尺部不应，关部虚涩，为虚中夹实之候。初病寒邪外浸，伤于气分，身热恶寒，渴饮，此邪气先犯肺卫，日久壅遏化热，而邪弛张，逆走膻中，遂致舌缩，二便俱闭，鼻鼾多声，神呆昏乱，脉左尺不应，而关虚涩，系邪热蔓延血分，已经入络，津液被劫，必渐昏寐，所谓内闭外脱，虚中夹实之症。其次，注重分辨同吊之异。脉弦而尺部兼迟，为太阴之湿与阳明之热相合之象；脉细两关更弦，则示热已化火。湿邪内伏郁久化热，谵语，神昏，苔黄而燥，脉弦，惟左尺兼迟，此太阴之湿与阳明之热相合矣。素有肝热，近夹时邪，伏邪随气发泄，苔燥，两舌边红，脉细两关更弦，时有呕逆，手足牵引，两颊带赤，乃肝木横行，势必痉厥。

按：胡氏四诊合参，善于观察。俞根初谓："凡诊伤寒时病，须先观病人两目，次看口舌，已后以两手按其胸腹至小腹。""胸腹为五脏六腑之宫城，阴阳气血之发源，若欲知脏腑何如，则莫如按胸腹，名曰腹诊。"胡宝书宗前辈之旨于临证中，按皮肤润燥冷热以辨寒热；按其软坚拒按否，以察邪之有无；重按察其痞硬程度，以辨脏腑之虚实。于判断疾病之寒热虚实，大有裨益。徐荣斋先生称腹诊"能补中医诊断之不逮，可法可传"。

伤寒杂病说

南方无真伤寒，多系温热，而吾绍地处卑湿，纯粹之温热亦少见，多夹湿邪为患。

按：明清之际，温病学说兴起，叶氏卫气营血辨证、吴氏三焦辨证遂盛行于江南。卫气营血、三焦辨证的创立，为辨治温热病提供了极大便利。然而，有些守旧的医家却认为，仲景之六经辨证，为统治一切外感热病的纲领，既已有六经辨证，就不必再套卫气营血、三焦辨证，并由此而引发了一场守旧派与创新派之间的"伤寒"与"温病"之战。两派各执己见，众说纷纭，使得临床医者莫衷一是，难以辨病处方。而胡氏以《内经》《难经》《伤寒论》等经典理论为依据，并以自己丰富的临床实践经验为基础，参诸家学说，慧眼独具，提出了"竖读伤寒、横看温病"的学术主张，将六经辨证、卫气营血辨证、三焦辨证有机结合起来，对辨治江南的外感热病提出明确治则。

《伤寒论》第三条谓："太阳病，或已发热，或未发热，必恶寒，体痛呕逆，脉阴阳俱紧者，名为伤寒。"第六条谓："太阳病，发热而渴，不恶寒者，为温病。"二条对比，同属太阳病，一名伤寒，一名温病。同有发热，一恶寒，一不恶寒，一口不渴，一口渴。若"伤寒""温病"不辨，认为均是太阳病，既是表证，即用麻黄汤发汗，或桂枝汤解肌，对伤寒可，对温病岂非相悖？若认斯症已传入阳明经，妄投白虎汤，亦有药过病所之弊。是病是证，王孟英认为"展气化以轻清"，当用栀豉汤加减，以山栀之轻泄，豆豉之透达，配芩、翘、蒌、苇，可收桴鼓之效。辨证差之毫厘，用药则失之千里。

按：胡氏以伤寒条文阐明其应用的理由，认为"鞠通本香岩之法，香岩本仲景之经，经验积累，步步深化，创察舌、辨苔、验齿、视斑以充实四诊内容，立六经、卫气营血、三焦分证以扩展八纲范围"，三个辨证法应"纵横交叉验证，以达到取长补短、施治有方"的目的，"若能将诸论融会贯通，熔外感热病于一炉，实吾辈医界之企望焉"。

江南气候温热，地处卑湿，不但真伤寒少见，纯粹之温热亦不多见，所致外感多夹湿邪为患。因此，治时病当化湿为先。治湿先须治气，气化则湿自化。湿之所以停滞者，皆因气之不运，运之则湿焉能留？运气之法，叶氏最精，即辛苦淡并用，上中下同治是也。上中下同治，以"宣、运、导"三法，"上焦宜宣，开肺气，疏腠理，甚则开窍，均属宣之范畴；中焦宜运，燥湿，化湿，开膈，快脾，均可归纳于运字之中；下焦宜导，渗湿，导湿，旨在分利小便，即古人'治湿不利小便，非其治也'之义。"又说：湿喜归脾，脾属太阴，与胃同居中央，为运化之枢纽。脾胃有病，每见胸弱痞闷，纳少肢倦。湿祛则脾运，脾运则胃苏，水谷之道路畅通。得谷者昌，此培后天本也。并告诫说：湿犯中焦，实则阳明，虚则太阴，此乃人所共知；而中宫为运化之枢机，不利则全身之气化旨不行，上下焦之湿亦因之而凝滞，故治湿虽须宣上、运中、导下并用，尤以运中为先，此乃人所未尽知也。

治湿证，透湿达邪法，分清透、凉透、宣窍透邪，俾湿由内达外而去，可补宣、运、导三法之未备。化湿透热方，主治湿遏热伏，不得外达，身热不扬，胸膈痞塞等证，方中枳壳、蒌皮、郁金破气解郁，散痞宽中，夏枯草、绿豆衣、连翘、淡竹叶既清又透，配焦山栀、晚蚕砂理三焦之湿，诸药共力，使湿有出路而热亦随之而去。主治热入营血，心烦不寐，身热夜甚，舌绛脉数的清营凉血方，虽热入营血，逼近心包，当务之急在于清营凉血，唯恐动血耗血，然仍未忘透邪。方中鲜生地拌捣大豆卷、郁金、丹皮清热化湿，凉中兼透，并配银花、连翘、焦山栀、栝蒌皮、卷心竹叶、灯心以清心泄热。宣窍透邪方专为邪闭心包，身热自溺，神昏谵语，角弓反张者而设，其病机有二，一为浊痰蒙窍，一为热盛动风。方中重用细辛、石菖蒲急开其窍，半夏、枳壳、天竺黄豁痰，僵蚕、钩藤息风，银花、连翘、栝蒌皮、焦山栀、益元散泄热透湿而达邪。又说：临床遇到湿热不扬、发痦、斑疹不畅、蒙闭，或高热持续不退者，尤应注意运用透湿祛邪法。清气泄热方后注释道：方中寒水石清热泻火虽为主药，倘若见患者痦疹隐隐，则当去寒水石之凉遏，改用桔梗、杏仁、银花之属，以利宣透肺气，而桔、杏、银能助方中之焦山栀、益元散、栝蒌皮透湿达邪。透湿达邪法若运用恰当，每能收意外之功，不可等闲视之。

　　按：江南气候温热，地处卑湿，不但真伤寒少见，纯粹之温热亦不多见，所致外感多夹湿邪为患。胡氏治湿重气化，治时病当化湿为先。宣、运、导三法有机结合，而结合各有侧重。

　　"留得一分阴津，即有一分生机。"温病多兼湿，化湿药多为香燥之品，又伤津耗液；若欲养阴，滋腻之物又恐碍湿。胡宝书说：南方偏热，阴津常苦不足，故香燥峻利、伤津耗液之品务须慎用，率尔误投，则亡阴动风之险立至，救之不易，诚不如保之为妥也。南方又多湿邪，中宫常苦不运，故阴柔滋腻、呆脾滞胃之品务戒勿用，否则健运失则，生气日索，即药力亦未能运至病所，欲病毒愈，不亦难哉！

　　按：胡氏处方遣药，除善于保护阴津，使之不受耗伤外，还重视热病后期阴津亏乏者的调养。所立清养胃阴方，主治病后胃阴受戕，方中以银柴胡、秦艽散余邪而清余热，带皮苓、扁豆衣、冬瓜仁、仙半夏、川石斛助运化而清养胃津。似此处理好了化湿与保阴的关系，则自无伤浮之虞。

《景岳全书》曰："凡有余之病，由气之实；不足之病，因气之虚。如风寒、积滞、痰饮、瘀血之属，气不行则邪不除，此气之实也；虚劳、遗精、亡阳、失血之属，气不固则元不复，此气之虚也。""所以病之生也，不离乎气；而医之治病也，亦不离乎气。"理气之法，即所谓"流水不腐，户枢不蠹"之意。

按：治时病化湿重气化，治杂病重视调畅气机，使"流水不腐，户枢不蠹"。

理气药运用说

理气药则偏重运脾胃之气，俾中焦气畅，后天之本固，宣上达下而全身气机通畅；治气机不运所致之胸膈不开、干呕不止，常使用佩兰叶、佛手花、白蔻仁等理气解郁、健脾醒胃之品，并以广郁金与范志曲（或建曲）相伍；治气闭所致的便结，用栝蒌仁、冬瓜仁、枳壳理气通便的同时，少佐杏仁、桔梗以开宣肺气，使表里同治，肺气宣达而腑气自通；重视虚实辨证。体虚病轻者，理气药量轻力薄，防其香燥走窜而耗伤正气。体实病重者，破气散郁，在所不惜。"百病多有痰作祟。"气郁患者，更易生痰。每在理气药中，加入贝母、仙半夏、橘红、茯苓等祛痰之品，使痰解气顺而安。理气药与化痰药的相互配伍，在病程久远者，尤显重要。

按：胡氏理气药归纳了上述四点，运用临床见有呕吐、不欲进食、胸闷、气急、便结等气机不运所致的症状，不论其病程新久、属虚属实，均以调畅气机为先。

处方用药说

运用轻可去实法，其义有二：六淫之邪初无形质，以气伤气，首先犯肺，必用轻药乃可开通，汗出而解，此其一。他医用重剂所不能愈之证，胡氏恒用轻剂起之；他医治盘根错节之重证，常须十几味，乃至几十味，胡氏则寥寥数味就能收效；他医需用名贵稀罕之品，胡氏则用普通常见药亦能获功，此其二。对轻以去实法的应用，也是辨证的。如对贵重药品的使用，认为可代则代之，非用不可则用之。余每在热病伤津方中以西洋参与白毛枫斗相配，煎汤代茶，作为益气润肺、清养胃阴、生津增液之举，服后确有显效。惟此二味价较昂贵，或用珠儿参代西洋参，鲜铁皮石斛代白毛枫斗，生津增液有余，兼可泻火，益气润肺之力不足耳。余用羚羊角，取其尖端，所虑者，此品物稀而价昂，必须审证确切，救危之机，或研粉先吞，或另煎先服，投之神效。

按：小轻可去实。方能起大症，平淡之剂可见神奇。

湿热夹食者，务消其食；夹痰者，务化其痰，否则邪有所恃，热不易退，湿不易去，病多反复。湿热可由饮食不节而起；湿热内滞，脾胃运化受阻，又每易致食积之证，故湿热夹食者最为常见。消食化滞方，药用楂炭、建曲、莱菔子、藿梗、川朴、陈皮、焦山栀、滑石等。

按：临床所见病证千变万化，有顺传逆传。胡宝书于"灵"字处颇见功夫，灵以应变。

湿热证治法

化湿发表法：恶寒无汗身重（湿遏卫阳），头胀痛，胸闷，苔白腻，脉浮缓者，当化湿发表，宜藿香、香薷、苍术、白术、薄荷、茯苓、半夏、陈皮等味。湿遏热伏不得外达，致有乍寒乍热，肢体倦怠，骨节酸楚，心胸不舒，气机不畅，诊脉迟（或涩迟），苔白腻而滑。症属类疟，慎防变幻，治类同上法，六和汤出入：广藿香、薄荷、杏仁、姜夏、建曲、川朴、大豆卷、紫苏叶、原滑石。

利湿退热法：恶寒发热（或汗出），浑身酸重疼痛，苔微黄而腻者，此乃湿热郁滞，不为汗解，宜利湿退热法。用滑石、大豆卷、茯苓皮、藿香、通草、泽泻、茵陈之类。湿邪内伏，郁而不达，日渐化热，两脉滑数，舌苔黄腻，胸闷高热，欲呕不呕，昼夜不寐，有时神昏（前半夜），证属湿温，慎防内陷。治宜清利并用，连朴饮合利湿之偏：川朴、黄连、焦栀、豆豉、淡竹叶、石菖蒲、广藿香、广郁金、益元散、茵陈。

通腑泄热法：发痉、神错、笑妄、脉数有力，开泄不效者（用过清热泄邪），湿热壅结胸膈（阳明实热上结），宜通腑泄热法，仿凉膈散加减：生锦纹（后下）、黄芩、焦山栀、薄荷、连翘、枳壳、郁金、益元散、瓜蒌皮、淡竹叶；若大便数日不通者（阳明实热），宜仿通腑泄热加重：番泻叶（后下）、玄明粉、黄芩、枳壳、广郁金、滑石、焦山栀、连翘、淡竹叶。此法均以腑通热退为度，不可过剂。

高热救治法：壮热烦渴，舌焦或缩，斑疹隐隐，胸痞自利，神昏痉厥，热邪充斥三焦，宜大剂犀角地黄汤加减：犀角、羚羊角、鲜生地、元参、银花、紫草、石菖蒲、赤芍、紫雪丹（分化服）二粒。湿从热化，壮热口渴不多饮，舌焦红或黄苔（热极耗阴，心包受灼），发痉、神昏、谵语者，宜犀角、羚羊、连翘、赤芍、鲜生地、元参、钩藤、银花、至宝丹（化服）一粒调送。湿热上蒙清窍，语言蒙昧不明，身又灼热，四肢痉厥，脉弦数，舌焦而黑，症情危险，可用芳香宣窍清热法：鲜石菖蒲、羚羊角（磨汁）、连翘、焦山栀、钩藤、益元散、广郁金、银花、灯心。

醒脾开胃法：湿温数日后脘中微闷，知饥不食，湿邪阻滞中焦。治拟：广藿香、佩兰、苍白术（各）、焦栀、茵陈、石菖蒲投之。湿阻清阳，蒙昧不明，气机不宣，心胸不舒，脘中微闷，胃纳无味，诊两脉弦迟，苔白厚腻，宜醒脾开胃法加利湿之品：广藿香、佩兰、陈皮、苍白术（各）、大腹皮、半夏、六一散、九节菖蒲、范志曲、茯苓、薏苡仁。

泄痞宣理法：湿遏发热，汗出胸痞（浊邪上干），口渴（液不上升），舌苔白，湿伏中焦气分。治拟泄痞宣理法：藿梗、半夏、蔻仁、佩兰、杏仁、枳壳、六一散、郁金、桔梗、川朴（症重加苍术、九节菖蒲）。如夹食者：藿香、苏梗、六一散、广郁金、白蔻仁（研粉冲）、焦山栀、通草、陈皮、鸡内金（舌根见黄）、炒谷芽。如病势略有转机，两脉虚软，按之不足，舌微红，以致胃气不苏，脾气不运，湿阻膀胱，小溲短赤，宜用上法加渗湿之藿香、佩兰、带皮茯苓、白术、新会皮、蔻壳、淡竹叶、生苡仁、蚕砂、泽泻、仙半夏、川朴。

利小便实大便法：湿浊阴滞，数日后出现自利水泻，口干，舌白神倦者，此湿邪欲外泄，当因势利导，用利小便则实大便原则：萹蓄、猪苓、泽泻、原滑石、白术、通草、马齿苋、黄芩。湿恋中州，脾失健运，小溲短赤，大便溏泄，腹中隐痛，两脉沉迟，苔白腻，四肢倦怠者，宜同法出入：萹蓄、马齿苋、广木香、广藿香、猪苓、六神曲、陈皮、六一散、车前子、炒白术、山楂炭。

湿热伤阴救治法：湿热证十余日，火势已退，唯口渴汗出，骨节痛，小便赤溺，余邪留滞经络，可用元米汤泡於术。日久湿热伤阴，尚有口燥汗出淋漓，骨节酸楚，小便赤溺，舌薄绛无苔，当湿热伤阴救治法。拟养阴利湿：麦冬、玄参、知母、橘络、赤苓、丝瓜络、丹皮、通草、苡仁、炒扁豆、稽豆衣、大豆卷。

湿热内郁大汗治法：湿热证四五日，忽大汗出，手足冷，脉细如丝或绝，口渴、茎痛而起坐自如，神清语亮，乃汗出过多，卫外之阳渐亡，湿热之邪仍结，一时表里不通，脉故伏，非正阳外脱也。宜五苓散去术，加滑石、酒炒川连、生地、黄芪皮、蒿梗、焦山栀、浮小麦、桑叶、稽豆衣。

湿热化痢调治太阴法：湿热内滞太阴，郁久而为滞下，其症胸痞，腹痛，下坠窘迫，脓血稠黏，里急后重，脉滑数者，宜调治太阴：煨葛根、炒黄芩、银花炭、荆芥炭、广木香、花槟榔、川朴、黄芩炭、陈皮、萹蓄等。

按：章岳然先生介绍胡氏《湿热证篇》十法。胡氏擅治"湿温伤寒"，阐明湿热证主证与病机。认为湿热证由受湿感暑，即湿温或湿邪久伏化热。始恶寒，阳为湿遏，后但热不寒，而郁而成热，则反恶热；汗出，热甚为阳明则汗出，热在湿中蒸湿为汗；胸痞，湿遏清阳则胸痞；舌白，湿邪内甚则舌白，或黄多湿热交蒸则舌黄；口渴者，热则液不升而口渴；不引饮，则热在湿中而不引饮。

药性探源说

人参：气温味甘，甘中带苦，补中益气之要药也。余用此药，是有分档，例如四君子汤用党参、配炙甘草以益气和中，辅白术、茯苓之健脾渗湿，达到益气健脾之功，脾健则气足，培后天之本，补生化之源；同升麻柴胡为伍，则能引之上升而补上、升清举陷，乃补中益气汤之要领也。人参、附子相配，则能益气回阳而固脱，名参附汤，药仅二味，力专而效显，非移山人参不可，或代以别直，才能挽救危局；唯独参汤之用参，每以野山人参，可惜价格昂贵，若以移山、别直权代，力逊而效差，恐难以胜任扶危救险之责职也。

西洋参：气薄，性凉，味甘苦，有补气生津之功。虽曰补气、益气之力，不及人参，但生津之功，胜于增液（增液汤），唉噙一片则口和而津生。余每在热病伤津方中以此参与白毛枫斗相配，煎汤代茶，作为益气润肺、清养胃阴、生津增液之举，服后确有显效。可惜此二味其价较贵，或用珠儿参代西洋参，鲜铁皮石斛代白毛枫斗，生津增液有余，兼可泻火，益气润肺之力不足耳。

黄芪：气薄，性温，味甘。补气升阳，实腠理而固表，托毒生肌，疗阴症之疮痏。余认为益气提神，逊于人参；升提举陷，胜于人参。配防己，分利三焦而能利水退肿；辅防风，补中寓散，治虚人感冒之良方也。

白术：气薄，性温，味甘苦。补脾燥湿之良药也。益气补中须与参、草为伍；燥湿祛痰毋忘苓、姜为使。分利三焦而通水道，则配焦山栀、厚朴与泽泻。余用此药，牢记"术满中宫"之庭训，凡胸痞脘闷者，当慎之。枳术丸一满一消，以消兼补，相辅相成对虚痞有利，实证妄投，恐有得不偿失之虞。

茯苓：气薄，性温，味甘淡。整只茯苓，边缘为苓皮，色褐；中间为茯苓，色白；二者之间色粉红者为赤苓；中串松树根者为茯神，故称抱木茯神，健脾和中、利水渗温之至药也。经云："赤者向丙丁，白者向壬癸，赤者能利水，白者能补脾。"苓皮可消肿，茯神能宁心。四类分档，各具其宜。四君子汤用茯苓，取其补中兼利；二陈汤中用茯苓，取其泻中寓补。善哉茯苓，余所常用也。茯苓能有七种搭配，既辅君，又使臣，条陈于下，俟供参酌。茯苓配苡仁，健脾渗湿之力增强；茯苓配扁豆，扶脾助运兼滋养胃阴；茯苓配芡实，扶脾建中而涩精固带；茯苓配杜赤豆，补血健脾渗湿而消肿（单纯渗湿消肿可用苓皮）；茯苓配稆豆衣，健脾补肾兼敛汗；茯苓配怀山药，双补脾肾之阴；茯苓（茯神）配石莲肉，扶脾建中，养心阴而安心神。

当归：气香，性温，味辛甘。全枝当归可分为三：当归头，养血祛风，上走头目颠顶，而治血虚头痛；当归身，补肾养血，乃血虚必备；当归尾，破血祛瘀，而通经络。全当归，活血和血，实血虚之要药也，入心经而养血，入肝经而藏血，入脾经而统血。余用当归，每配参、芪以补血，鉴于气为血帅，则补血之力更强；伍地、芍以养血；辅川芎、赤芍以行血；加桃、红、三棱、莪术以破血。尚有油当归者，有养血润肠通便之力，宜予虚人便秘。单方当归头一味与鲫鱼一尾煮汤顿服，治头风其效卓著。

川芎：性温，味辛，气香窜，血中之气药也。能行头目，下达血海，通行经隧，四物汤之用川芎，辛散地黄之凝滞，达到补血行血则能生血的目的；川芎茶调散之用川芎，助表散之品而散肌表血中之风。余用川芎多取其辛香走窜之力，推动阴血之运行，在痹证中常配合祛风药用之，可通达经络所谓"治风先治血，血行风自灭"其意就在于此。

芍药：性微寒，味苦，入肝经。有赤、白之分，白者带酸，养血柔肝，长于敛阴；赤者凉血活血，长于散瘀。余用生白芍配生甘草，取其酸甘缓急，治六腑之痛最良；配桂枝，既能协调营卫，又能克制桂枝辛热走窜之弊，避免动血生血之祸。余用赤芍配丹皮，以清血分之热，散血中之瘀，凡血热生风，风团痒疹发于肌表，浑身搔痒者，辅佐苦参、白鲜皮之类，服之疗效如神。

地黄：鲜生地，性寒，味甘苦。善清心火，凉血热而生津，止衄衃，牙宣，余多用于邪入营血之际，或发斑疹，热毒伤津者。常配丹皮、银、翘、芩、连、芦、茅根之属，即清营汤之类也。干地黄，性凉，味甘，长于滋阴凉血，除五心烦热，血证当用，兼润燥通便。余每用于热病后期，津伤液涸者，配玄参、麦冬、石斛、蔗浆、梨汁为伍，即增液汤之加味耳。熟地黄，性微温，味甘，擅长滋肝肾而补阴血。余以桂、附同用，导引入肾，治下元血虚精亏；与知、柏同倡，则滋阴壮水泻肾火。其弊泥膈，有碍胃气，必须配以木香，或陈皮、砂仁之类利气之品，达到腻中有疏也。对于肾亏骨弱，足跟疼痛而步履艰难者，可单用熟地一味捣烂，裹以薄纱，垫脚底，效良。

阿胶：驴皮之膏脂，山东阿泉水煎熬者为上品，贮藏年久者为佳，性微温，味甘平，善于补血止血，治血虚之要药也。因其能补血，妇利血症必备。因其能止血，虚劳失血最宜。余用阿胶，取陈，因其陈，熬炼之火性已退，温性得减，止血之力增强，对吐血、咳血、咯血、衄血及便血、尿血、崩漏用之得心应手，因其陈，滋阴润燥功效更显。治胁血，必配炙桑皮，取阿胶敛肺，桑皮泻肺，互为监制；治崩漏、便、溺之血，当配参、芪以守血脱益气之训。阿胶新、陈鉴别：新者表面光滑，色呈淡褐，性韧，不易碎折，陈者表面皲裂，色深褐，脆性，易碎裂。

沙参：沙参有南北之别。鲜沙参者即南沙参之鲜参也。性微寒，味甘淡，入肺经而润肺止咳，入胃经而养脾生津。治肺虚咳嗽首推南参，因其润肺止咳，祛痰之力较强；养胃生津可选北参，因其清养胃阴之力更足。余常选鲜沙参治温病后期，肺虚阴亏，胃阴耗伤，呛咳咽干，纳微口燥之象，取其南沙参之润肺止咳豁痰，备北沙参之养胃阴而生津、兼清余热之力，乃鲜者生津之力，远胜于干者也。

麦冬：气微香，性凉，味甘平。润肺清心，养胃生津。夫麦冬生胃液而养胃阴，更能入脾、以助脾气散精于肺，对定喘宁嗽者，因能润肺，引肺气清肃下行，通调水道以归膀胱也。所谓金清则火得平，火平则心宁。余选麦冬，常用于温热病后或秋燥，或阴虚劳嗽之症，凡出现肺燥失润，或胃热伤津者往往与沙参、生地为伍；凡烦热心悸、惊恐不寐者，加远志、枣仁、龙齿宁心除烦、定志以安心神。

天冬：性寒，味甘、苦。津液浓厚滑润，入肺以润燥热，故善利痰宁嗽；入胃以清胃热，故善生津止渴，入肾以滋胃水，故能益髓，壮骨强筋。因其汁多而浓滑，又能利肾窍而通二便。余用天冬，取其润燥而生津，对消渴之证最宜，不论上、中、下消均当重用。丹溪有活血润燥生津汤，石顽有二冬膏，二者典范，均可效法。

玄参：性寒，味苦而咸。因其苦而寒，故能清热而解毒，利咽喉。因其咸而多汁，故入肾，滋肾阴而益精，咸能软坚，散痰核而消疬肿。余用玄参，常配鲜生地、麦冬、胡黄连、生草以治口糜、喉痹，取其增液润喉兼有清浮游无根之火；玄参配夏枯草、象贝、牡蛎、山慈菇化痰、软坚、散积而消瘰疬。玄参苦泄，滑肠以通便，故有增液承气汤之设，治温病余邪未净，肠液耗伤，热结阳明，腑气不通，实液润肠良方也。余用此方增液生津、通便泄热，其效确切。

知母：性寒，味苦。有清热泻火，滋髓润燥之功，虚火、实火均可投之。因其苦寒，入肺，上能润肺燥，配贝母即二母散是也，治肺经燥热之咳；入胃，中能清胃火，配石膏、甘草、粳米即白虎汤是也，清阳明实热；入肾，下能泻肾火，配黄柏、肉桂即滋肾通关丸是也，治阴虚不能化阳，助膀胱之气化，而通利小便。余用知母，不越以上三条，揣度此药，滋而不腻，清而不浊，热病伤津，伍鲜石斛而生胃液，内燥消渴用之，取其液浓而滑，有滋阴润燥之能也。

何首乌：性微温，味苦涩，鲜者略带甘，其茎名夜交藤，性平，味甘。茎，入心经，心生血，入肝经，而肝藏血；根，既入肝又入肾，肾藏精，精血互生，故首乌有益精血、补肝肾、强筋壮骨之力，补血填精之功，生用则可润肠通便、兼清热毒，藤能宁心安神，疗虚烦失眠。余用首乌，取其补血精而益髓，每以四物为君，首乌为辅，佐以参、芪益气之品，"既补血而生血，又统帅血药而健身。津枯肠燥者用鲜（鲜首乌），虚烦不寐者用藤（夜交藤），俗称久服首乌，有黑须发、悦颜色者，此乃补血、养血、生血之功也，发为血之余，其华在面，血盛则发黑而颜华焉。

紫草：性寒，味甘略带苦，善凉血而解热毒，透斑疹，入心、肝二经。余用紫草仅守张氏紫草消毒饮之法，走心经，以清心凉血解毒；走肝经，而制止瘛疭抽搐，每在斑疹透而不彻，疹色或呈紫暗不鲜，乃热毒过盛，将欲动风之际，可配合银、翘、芩、连、蝉衣、桔梗透之；或赤芍、丹皮、生地凉之。对白痦之发，非其宵也。慎之。

丹皮：性微寒、味苦辛。血药中之参事也。实热用之能清热解毒；虚热用之能疗骨蒸除烦。为其养营血、清血热、凉血、活血而破瘀血，故血热清而不妄行，血流畅而积瘀通。余用丹皮，每在清营汤中加入，达到清营血而解热毒，疗效倍增，又可防热盛动血之虞，此防患于未然之举；清骨散中入丹皮，既滋阴、又凉血，虚热得清，骨蒸可退也。对于破血散瘀，丹皮之力逊于桃红之专。

苍术（茅术）：性温燥，味苦辛，擅长燥湿健脾，兼祛经络之湿痹，专治湿邪为患，入阳明、太阴二经。平胃散用苍术燥湿而理太阴；苍术白虎汤用苍术燥湿而清阳明。余用苍术，非实证、舌苔白腻或厚腻不化者不可。盖苍术乃辛散之峻剂，虚证用之则耗散气血，燥灼津液，故非邪实漫盛者不可妄投也。二妙、三妙，虽用苍术，蜜泛为丸，馀进缓图，药力不猛也。

厚朴：性温，味苦辛，行气宽中，燥湿散满，和胃降逆，为温中下气之要药也。惟其温燥，燥能祛湿，温能运气，对湿滞之症独专，与枳实、大黄合用以通实满；与苍术、陈皮同用则除湿满。余常以厚朴、焦山栀二者搭配，一湿一凉，温开而凉泄，循行三焦，通达于经隧，上焦助以宣肺，中焦赖以化湿，下焦藉以泄浊，十八方中之常用药也。然厚朴究非补品，实证相宜，虚证则悖。诚然，叶桂谓："多用则破气，少用则通阳。"不可过量，中病即止，切戒。

枳实（壳）：性寒，味苦酸，古人评此药"善消心下痞塞之痰，涤胃中隔宿之食，泄腹中积滞之气"。枳实（壳）气药也，气实当用，气虚则忌。余用枳实（壳），每配郁金，既破气而解郁，又散积而消滞。所谓气滞则郁结，气散则郁解，二者相辅相成，用之得当确有良效。然枳实与枳壳亦应分档，枳实善消肠积，枳壳专攻胸病，缓（枳壳）、速（枳实）之评，不够确切。

天花粉：性微寒，味甘润。清热生津，润肺止渴，外科评其消痈肿而排脓。余用天花粉常配沙参、麦冬、杏仁、贝母以治热病伤津，肺燥致咳之症；配增液汤加鲜石斛以治消渴，取其润燥止渴之功，助它药而倍增药效焉。

栝蒌：性凉，味甘润，能清上焦之热积，化浊痰之胶结，子能润肠通便，可导痰下行。余用栝蒌有三，一配黄连、枳壳以宽膈开膈，泄热除烦；二配半夏、僵蚕以豁痰通络以祛浊痰之胶结；三配薤白、半夏或加桂枝以宣痹通阳而治胸痹。

牛蒡子：性寒，味苦辛。主透发而疏散风热，能清泄而解毒滑肠。常用于外感风热，咳嗽咽痛之症，配以桔梗、芩、连、薄荷之辈。余常加范志曲以消中焦之湿食，认为该药既能上开肺气，利咽而豁痰；中消食积，通腑气而滑肠，使热从下泄。

桔梗：性平微温，味苦辛。辛开苦泄，故桔梗善开肺气而利咽祛痰。诚诸药之舟楫，肺经之引药也。余用桔梗辅牛蒡宣风热之肺气；加甘草、薄荷而利咽喉；配蝉衣以透发痧、疹、痘、斑之初起；加钩藤、姜蚕、薄荷以防热盛动风。经云："肺主皮毛"，如此，开肺气、宣化透达之举，以逐邪外出也。

蝉衣：性寒、味甘咸，散风热，利肺窍，透疹痧，退目翳。疏散风热，宣肺透疹功推第一。余用蝉衣必配桔梗，取其能散风、宣肺、透疹之力。疹透则热可散，热散则邪已祛，邪祛病向愈。虽宗吴氏"银翘散"为主方，但余每以蝉衣易牛蒡，方效更确。

薄荷：性凉，味辛。主散风热，利咽喉，发汗透疹。惟其辛凉而轻浮，故能散在上之风热，清利六阳之会首。少用则凉，多用则热，力能外达肌表，内通脏腑，为温病宜汗解者之要药。肝胆气火郁结不伸者，亦当用之。逍遥散中用薄荷，取其散郁之功也。余用薄荷，常配荆、防以散风热；伍牛蒡、桔梗，以利咽喉；辅蝉衣，以透斑疹。其气味清香，能够提神醒脑。薄荷与苍耳子煎汤外洗，可疗皮肤之痱子与痒疹。

紫苏：性温，味辛。主解表发汗，宜于风寒，又能宽中行气，治胀满之结，子能降气化痰，梗能安胎止呕，单方煎汁频饮能解鱼蟹之毒。余用紫苏，常代麻黄。虽然解表发汗之力逊于麻黄，而宽胸消胀者，乃麻黄所不及也。

荆芥：性温、味苦辛。祛风解表而发汗，风寒、风热均相宜，入血分炒炭而能止血。余用荆芥，治疗风温初期，取其祛风之力独胜，配薄荷以散风热，配苏叶以散风寒，憔其气温而轻，故能开腠理，疏散风邪而上清头目也。荆芥炭配槐花炭，治肠风便血其效确凿。

防风：性温、味辛甘。功同荆芥。余认为荆芥走血分，炒炭，故能止血，而祛血中之风；防风走气分，生用，擅长祛风湿而治搔痒。河间防风通圣散与丹溪独活汤，均重用防风，一治实症，一治虚症，尚有玉屏风散者，乃补中寓散之意也。

黄连：性寒而燥，味极苦，苦属火，寒属水。徐灵胎曰："黄连得火之味，水之性，故能治水火相乱之病，水火乱者湿热也。"凡药能去湿者必增热，能除热者必不能去湿，惟黄连能以苦燥湿，以寒除热，一举而两得焉。诚然，黄连有泻火解毒、清热燥湿之功明矣。余用黄连以清心火，治烦躁不寐必佐肉挂，达到水火既济而烦躁失眠自安；欲平肝火而降胃逆者，须配吴萸，则肝胃自和；欲治腹痛泻痢、肠澼者，与木香为伍，则运气止痛而实肠。《活人书·黄连香薷散》《外台·黄连解毒汤》，均以黄连为君，实暑湿、湿温化热诸证之良药也。

胡黄连：性寒，味苦，类似黄连之燥湿清热，清心火。实肠之力不及黄连，泻肝火、退潮热、除疳积胜于黄连。余用青蒿鳖甲汤佐以胡黄连，治温病后期，或阴虚潮热等症，其效更显。尚有单方以胡黄连配甘草、小青皮煎汤顿服，治小儿疳热口臭其效如神。

黄芩：性寒，味苦，清实热，泻肺火，除肠中湿热，善于安胎。《温病条辨》黄芩滑石汤，以退湿温化热之症；《伤寒论》黄芩汤治身热口苦，腹痛下痢。余用黄芩常配银翘，治各类温病，由卫转气之际，或肺热呛咳宣透失治之时，因枯芩中空象肺，而肺主皮毛，善清肺经气分之热也。条子芩辅助白术，能清热扶脾而安胎；乃妇科之良药也。

黄柏：性寒，味苦，类似芩、连，专长入肾而泻相火，非补肾实泻火之剂也。尤其对膀胱湿热滞留，小便频急，淋沥涩痛，或女子赤白带下，秽臭不堪，阴部肿痛，或男子相火过旺，梦遗滑精，配方得当，功如桴鼓。对用黄柏，取其燥湿清热，独泻相火之焰。常在八正散中易制军，清湿热而通淋利尿，其效更显；导赤散中加黄柏，清心利尿其力更峻；下肢丹毒红肿作痛，以黄柏配苍术、牛膝可疗；黄疸以栀子、茵陈为伍，必需佐以大黄。

栀子：性寒，味苦，轻清上行，能泻肺火，屈曲下行能泻三焦浮游之火，既清气热，又治血热，表里有热，双解功专。余用栀子，取其苦而清泄之性，每用于温病气热之际，热要心烦懊㤬者，合豉（豆卷）以透邪泄热，直达表、里；或以厚朴为伍，则温开而凉泄，除中焦之胀满；与茵陈搭配，退湿热熏蒸之黄疸；或与黄芩相合，以泻上焦肺火之燔灼；加连翘以清心泻火而除烦；八正散佐以栀子，泄下焦淋浊之蕴热，清热解毒，解毒汤用此而泻上、中、下三焦之实热，使热从水道而泄，此通利三焦，直趋膀胱之举也。栀子炒黑存性，是能凉血、止血，可与止血药为伍，疗或热妄行、吐血、衄血、尿血等血症。

大黄：性寒，味苦，泻实火，凉血热，导滞攻积，破瘀通经之峻药也。前贤评大黄有推陈致新之功，斩关夺将之能，故名之曰将军。配芒硝可攻下破积；配桃仁则通瘀血；配枳壳则除积气；配附子则温阳降浊；配茵陈可清泄湿热；配二黄（黄连、黄芩）则泻火凉血。其性沉而不浮，其用走而不守，如此等等，大黄之功备矣？余用大黄谨守古训，取其泻实。若食滞热积于肠胃者，按病情轻重缓急，选"三承气"择优而投，若温病初期，病在上、中二焦，可用凉膈散，清热泻火，开膈通便；中期，气阴两伤，腑实未通，可用新加黄龙汤，标本兼顾后期，单纯热伤胃津，肠液枯涸者，投以增液承气、加鲜石斛更妥，对血瘀杂病，则以桃仁承气汤加减，达到逐瘀生新，确有良效。实者当用，虚者慎之。对制大黄者，攻下之力已缓，利水道、泻膀胱湿热功专。

细辛：性温，味辛。散风止痛，止诸阳之头痛，当配羌活、白芷；齿痛，宜加白芷、石膏；凡头面之风均可驱也。祛风痹之痛。因其辛，所谓诸辛入肺，肺气赖辛以畅通。温肺化饮，需配半夏、干姜以治寒凝之痰饮；若欲发汗平喘，则推麻黄为主，细辛为辅而助之。肺为水之上源，直通水脏于肾，可助附子以扶阳温肾，开肾窍而利水道也。余用细辛，常与石菖蒲为伍，可宣九窍，常治痰浊蒙闭清窍之危病，药量宜轻，中病即止。

石菖蒲：性温，味辛苦，开心窍，益智慧，化痰湿，辟秽浊。由于其芳香能开窍，辛苦能清心，余用此药常为辅助，欲开心窍须助细辛，清心宁神必备枣仁。

橘皮（橘红、橘白、橘络、橘核、橘叶）：越陈越佳，故名陈皮。性温，味辛苦，走脾肺二经，去白性燥（橘红），能燥湿化痰为主，去红性温（橘白），则化湿和胃较良。与厚朴、半夏、苍术同用，则燥湿而健胃；与甘草、白术、参苓同用，则补脾而益胃。所谓有白术则补脾胃，无白术则泻脾胃，故补中汤用之益气，平胃散用之消谷，二陈汤用之除痰，干葛汤用之醒酒。余用橘皮谨守古训，每多以陈皮命名，若欲祛痰饮者，则改橘红，或化橘红。若欲解郁证而理脾胃者，则改橘白。诚然，橘皮者，同补药则补，同泻药则泻，同升药则升，同降药则降，李氏铭言颇为中的。橘核、橘叶、橘络经走肝经，治胁痛以橘络见长，乳痛以橘叶为良，疝痛唯橘核得消。

青皮：性温、味苦辛，疏肝化滞，破气散积，足厥阴之引经药也。君柴胡，配香附、郁金，可治肝气郁滞之两胁胀满；辅木香，配杭芍、甘草能疗肝胃气之剧痛；青、陈两皮同用，配六曲、山楂能和胃而消食。余用青皮理顺肝经，取其疏散之力，能破肝郁之积气，避免肝逆犯胃而有碍脾之转输。牢记见肝之病，务当实脾之旨。

香附：性温，味苦辛，略甘。善能疏肝理气，调经止痛，乃血中之气药也。妇科调经必用，内科气痛当备。《良方集腋》之良附丸治寒凝气滞之胃冷痛；《韩氏医通》之青囊丸治一切气痛。余认为，香附之所以理气，善理肝之气郁，散气解郁，是其本职。寒则配温，热则当散，温散二者亟需配合，用良姜之温，温于中也；用乌药之温，温于下也；若单靠香附之散，形单力薄，拙意每在处方中加入金铃子一味，金铃子其性虽凉，可以温凉相配，无太过不及之忧，反助香附理气止痛而散郁之力，此举可称温散二得，奏效更捷。

木香：性温，味苦辛，降气定痛功为最上，善治脘腹胀痛，肠鸣泻利之苦。香连丸以木香配黄连，取木香降气定痛，黄连燥湿清热，故有清化湿热，治痢止痛之力；木金散中以木香配郁金，取郁金活血解郁，配木香理气止痛，治胁、脘、腹诸痛，确有良效。余用木香常以木金散为主，或合金铃子散，或合青囊丸以治肝郁气滞或脾气郁滞，木逆克土之胁痛、脘腹诸痛。水泻单用煨木香加黄连，合炮姜；痢疾在白头翁汤中加入木香，其效更显。

乌药：性温，味辛，温肾散寒，顺气止痛，止翻胃，缩小便，其功较专。用于风药能疏风，用于胀满能降气，用于气阻能散气，用于腹痛能止痛。余用乌药，除散寒、顺气、柔肝、止痛之外，取其有辛散凝滞之力，藉此可以直趋至阴之脏，温通肾间冷气，故推敲缩泉丸以此为要药也。

川楝子：性寒，味苦微酸，酸入肝，苦善降，能引肝胆之火而下行，故能治肝气横逆，胆火炽盛，胁痛，胃痛之气郁作胀也。治胃者，乃木能疏土也。余用川楝子，取其苦泄而调气，常以延胡为伍，木香或香附为佐，治木逆犯胃之胁胀、脘闷及腹痛。对疝气之坠疝，需配小茴与青皮，藉其下行之力，直入厥阴作为向导也。俗云，理气之药多温热，唯有川楝子独凉，温凉搭配，以制温热之燥性，实相辅相成之良策焉。土楝子有小毒，能杀虫，凡肠虫攻窜作痛者可用之。

延胡索：性温，味辛、苦，行气活血，理气止痛效良。余用延胡善为辅佐；血瘀而作痛者用之，助当归、赤芍、桃、红，行血祛瘀止痛之力更强；气滞而脘腹疼痛者用之，助木香、川楝子、乌药之属，理气止痛之力卓著；疝痛必佐橘核、小茴、胡芦巴；伤痛可助自然铜、地鳖虫、落得打；妇科痛经，每辅四物而助香附。

郁金：性寒，味辛、苦，理气解郁，清心开膈，祛瘀止痛。余用郁金，守川、广之别，川郁金善于活血行瘀而止痛，以香附为君，配川楝子、延胡而治胁痛；以广木香为君，配川楝子、延胡或乌药而治腹痛；以蠲痹汤或独活寄生汤为主加川郁金而治痹痛。广郁金善于清心开膈，湿温症、热盛胸痞者，常助枳壳、蒌皮之属开膈解郁，若痰蒙窍闭者，则可助细辛、牙皂、石菖蒲以豁痰开窍而清心也。

银花：性寒，味甘，既清气热，又清血热，内理脏腑，外消疮毒，宣散之力虽微，解毒之力颇强，阳证实热最宜，阴虚里寒当忌。余用银花，常配连翘，对风温或风热之症，投之较确，因取其有清透散表之力也。

连翘：性微寒，味苦。轻清上浮，可治上焦诸热，尤以清心火为良。经曰："诸痛痒疮，皆属于心。"故能散诸经之客热而消痈肿也。余常用连翘以治温病，同黄连则入心解热，同黄芩则入肺泻火，从栀子则引热下泄，从薄荷则引热外散，功似银花，而比银花更有良效焉。连翘外形，头尖体圆，其状似心，故善清心退热，壳内有房，房中有粒，即连翘心也。连翘心清心功能更佳，清热则不及其壳，用朱砂拌者，取其清心宁神之旨也。

半夏：性温，味辛，有毒。燥湿化痰，降逆止呕，其功最著。专走脾胃二经，脾为湿土，胃为燥土，脾所喜者燥也，所恶者湿也；胃所安者降也，所忌者逆也。半夏性燥而善于降逆，故脾胃得之而可安。由此可见，半夏善治湿痰。经曰："肾主五液，化为五湿。"半夏只能泄痰之标，不能泄痰之本，本者，肾也。余用半夏，谨守炮制规范，以制为良，减其毒性，辨痰治痰方可中的。如热痰黄、老痰胶，需配芩、连、瓜蒌、黛蛤之属；寒痰清、湿痰白，需加姜、建、术、朴、茯苓之辈；风痰拌以南星，痰核莫忘象贝。半夏降逆止呕，亦当详辨寒、热。胃寒而吐，宜加生姜、厚朴；胃热而呕，当配黄连、竹茹。

南星：性温，味辛、苦。欲治痰，其功效与半夏雷同。余用南星，以牛胆汁制之为妥，故称制胆星。既减其燥，又抑其毒，善祛风痰，搜剔经络。对因痰而上至颠顶作眩晕者，宜之；对痰窜入络，筋络拘挛者，宜之。故拖龙丸用之镇惊，豁痰用之开窍，痰厥、颠痛均可投之。对和胃降逆止呕，惟半夏，非南星所能胜任也。

僵蚕：性平，味辛、咸，疏风热以散外风，息内风以解痉厥，化痰散结以利咽喉。余用僵蚕，取其咸能软坚以化痰核而散结，故在瘰疬、痰毒可配夏枯草、半夏、象贝之属。辛能散风，配牛蒡、桔梗、薄荷、甘草以散外风而利咽喉；欲息内风，辅羚羊、胆星、钩藤、天麻之属，以解痉厥抽搐之危。

附子：性热，味辛，毒药也。温脾肾之阳，散寒凝之聪，回阳救逆，其功独专。其性浮而不沉，其用走而不守，除六腑之沉寒，疗三阴之厥逆，上助心阳以通脉，中温脾阳以健运，下补肾阳以益火之源。余认为与血药同用，能行经而补血，与气药同用，能行经而补气，虚寒之症当投，实热之病切忌。孕妇勿用。

远志：性平，微温，味苦、辛。安神祛痰，其功颇显，故誉有利九窍而补中伤，除咳逆而安惊悸。古人以为温则能补，故能益精气，强智力；苦则能泄，故能辟邪气，安心定神。余用远志，取其入肺、心、肾三经之义。利心窍而安心神者，常配枣仁、柏子、茯神之辈；开肺窍而豁痰浊，常配石菖蒲、僵蚕、贝母之属；辅瓜蒌、薤白、郁金以治胸痹。故定志丸以治精神烦躁而不安，枕中丹以治多梦健忘而益智慧，均有远志之功在其中也。

五味子：性温，五味俱备。以酸中带咸显著，其酸能敛肺，咸能滋肾，故能除烦、止渴、生津、补虚益气、强阴。久咳虚喘，当用。因肺气得敛，肾气得纳也。初咳、喉痒忌用。外邪侵袭肺经，治当宣散，不宜反敛，引鬼入门焉。口渴、多汗，虚证宜用，取其生津止渴、固涩敛汗之力；热证、实证当忌，否则，与关门揖盗何异？余用五味子，恪守庭训，不致有寒热错杂、虚实混淆之弊耳。

杞子：性平，微寒，味甘。养肝阴而明眼目，补肾阴而益肾精。配天麻、甘菊、熟地能治头晕目眩，佐杜仲、狗脊、芡实能疗腰酸遗精。余用杞子，取其平补肝肾之力，久服确有延寿添精，固髓壮骨之效。除药用之外，取杞一撮，鸡蛋一只，加糖适量，炖之，清晨空腹顿服，坚持百日，确有明目清脑，补肾强身之功。

鳖甲：性平，味咸，功专滋阴潜阳，兼能破瘀散积。余用鳖甲，主要有四：一、清虚热，常配青蒿、地骨皮、六一散之属而逐潮热；二、合牡蛎、龟板、生地、白芍以育阴潜阳；三、与黄芪、白术、槟榔、草果、乌梅为伍而治久疟不愈，将成疟母之症。人参鳖甲煎丸，重用鳖甲，而消脾积之痞气；四、以逍遥散为君辅以鳖甲而疗胁痛。平时常吃清蒸甲鱼佐餐，对阴虚劳热之体确有食疗之裨益。

龟板：性平，味咸、甘。治阴虚阳亢之良药也。与鳖甲比较，所异者，滋阴清热不及鳖甲，益精增髓胜于鳖甲。鳖甲善能破瘀消坚，以散为主；龟板用于崩中漏下，以固为本。故龟板常配鹿茸，达到一通任脉而补肾阴，一通督脉而肋肾阳之目的。由此可见，二者同中有异，应当明察。

石决明：性微寒，味微咸，鲍鱼之壳也。

珍珠母：性微寒，味微咸，河蚌之壳也。一生于海，二生于河，二者均能平肝潜阳，清肝明目。经曰："诸风掉眩，皆属于肝。"凡属肝风上扰，肝火上冒，肝阳上亢之头痛、头晕、目赤、目眩诸症，不论虚实，皆可配伍。余用此二药，略有区别：石决善清脑际，珍珠切中目疾，若欲代用，未尝不可。但前者之寒，寒中带透；后者之寒，寒中兼遏，珍珠不及石决之王道也。若欲解其遏，需加陈皮或蔻、砂壳之类理气宽中之品。

钩藤：性微寒，味甘、微苦。平肝息风，清热镇痉之常用药也。既清邪热而祛外风，又清肝热而息内风。风寒、风热可配，肝风、肝火宜投。对用钩藤，虽厌其药力薄弱，但稳妥平和见长。外感热病者用之，可防热极动风抽搐之危；内风鸱张者用之，可平肝息风而止头痛。与石决明、丹皮相配，可代羚羊角之功效。

羚羊角：性寒，味咸。清热、平肝、息风、镇痉药中之上品也。性虽寒而凉中兼透，热盛者用之，助表散而解热毒；邪毒内陷者，服之亦可内消。所谓天生木胎，善入肝经，消肝热，息肝风，平肝阳是其擅长。故头痛、眩晕可医，痉厥、抽搐、惊痫可疗。余用羚羊角，取其尖端，所虑者，此品物稀而价昂，必须审证确切。救危之机，或研粉先吞，或另煎先服，投之神效。

犀角：性寒，味苦、酸、咸，稀物也。清热凉血，解毒定神之上品也。盖寒能制热，苦能泄火，寒苦入心而凉血，则心热解而血得归经，烦乱自止矣；热解烦止，兼酸可敛神，咸以滋肾，则神可安也。余用犀角，每投于温病热入营血之际，热毒炽盛，或身发斑、疹者；或热盛逼血妄行，出现吐血、衄血、尿血、便血者；或斑疹透而不彻，热盛狂闷，有内陷之险情者，急投犀角以救其危也。

芦根：性寒，味甘。清肺胃实热，以疗肺痈，生津止渴，以润内燥。余用芦根，恪守家训，取其色白中空，故能入肺清热以润肺宁嗽，其味甘而多汁，故能生津止渴以滋胃燥。咳呛无痰者最宜；口燥舌干，胃津匮乏者能增；热病伤津耗液者当投；内燥、上中二消，用之亦良。宜用鲜货去节。

茅根：性寒，味甘。清热除烦而泻心火，凉血、止血兼通水道。余用茅根，独取其清心泻火而除烦，对热入营血者，清营汤或犀角地黄汤中加入此药作为辅佐，其效更捷。心与小肠相表里，由于心火炽盛，逼血妄行，出现衄血、尿血者，因其有凉血、止血，通利水道之专，作为药引，用之更佳。宜鲜不宜陈，当去心。

按： 胡宝书先生为临床实践家。治学严谨，苦读经典，诊余之暇，手不释卷，虽值深夜油灯之下，尚勤于回忆分析当天的诊治病例，处方用药心悟颇深，自撰《药性探源》。在整理胡宝书学术经验中，认为《药性探源》源于药性，来于实践，有学术价值，实用性强，从中可悟出胡氏之医理、药理及"绍派伤寒"之遗风。现载录，供同道学习参考。

参考文献

1. 浙江省中医药研究院.医林荟萃·胡宝书学术经验专辑 [M].杭州：浙江省中医药管理局，1994.

第十章

祝味菊医话

祝味菊（1884—1951），山阴（浙江绍兴）祝家桥人，出生于四川成都。晚年以"菊残犹有傲霜枝"之意，自号"傲霜轩主"。祝味菊，人称"祝附子"，是在那个时代推动中医学前进的一位重要医家。他努力学习西医，吸取西医的长处，将西医的知识与研究方法引入中医。其次，他对温病学理论进行分析，吸收其长处，克服其缺点，并发扬伤寒学派自身的优点，形成一套中西医汇通，以伤寒学派和重阳学派为主的新型中医理论。这种理论不以消除致病因素为目的，而以增强人体抗病能力为目的。他创"八纲""五段""医之医"，治疑难杂症，开中西医结合临床实践之先河。

病理说

《内经》一书，其中之涉及病理者颇多，然意旨微妙，语多空泛，且条理极其紊乱，初学得之非特茫无头绪，亦且难于领会。至于西医之病理书，则其叙述井井有条，理论亦较确当，殊非国医籍所能比拟。然而彼所论者，详于器质病理，而忽于官能病理，此诚医学上之一大缺点。本篇乃仅于官能病理，为之分别说明，故虽于国医学说有所阐发，而实亦补偏救弊之一道焉。

按：祝氏认为，中医病理不如西医，要取西医之理，阐述中医，同时也敏锐地看到，西医的病理详于器质，忽于官能之不足。通过中西医贯通融会，从科学观点阐述营卫、气血、阴阳、虚实、六淫、七情、舌象、脉象等，弥补了中西医两方面之不足。这种中西医汇通的思路，即便在今天看来也很先进。

八纲辨证说

杂病种类繁多，古人以为不出八纲范畴，明八纲则万病无遁形矣。夫症候者，疾病发展时所品之各种症状也；八纲者，古人管理疾病之一种定律也。在繁复之症候中，欲求一简明之系统，虽未免迹近抽象，然巧匠不废规矩，八纲之概念，实有助于后学之探讨。

伤寒之形成，一方为致病之菌，一方为受病之人。中医因无科学工具，故对于病体之形态性能，只可略焉不详，是诚为缺憾，然吾人于人体应变之能力，则综合分析颇为扼要。中医之言病体，凡是害正者，都名曰邪。其可以感觉意会者，六淫之邪也；其不可以形视目睹而足以危害人体者，都名曰毒，所谓疫疠不正之气也。邪也毒也，此皆病菌之代名词也，名虽近乎逻辑，然而约矣。中医之言人也，于体工反应之表现，则有八纲；邪正相争之趋势，则分五段……特略于病而详于人耳。

按:《中医诊断学》中说:"近人祝味菊在《伤寒责难》中说:'所谓八纲者，阴阳表里寒热虚实是也。古昔医工，观察各种疾病之征候，就其性能之不同，归纳于八种纲要，执简御繁;以应无穷之变。'这是'八纲'名称的正式提出。"祝味菊系统总结，创新性地提出"八纲"一词，明确描述阴、阳、表、里、寒、热、虚、实为"八纲"的辨证纲领，实为第一家。

夫仲景伤寒论者，证候疗法也，叶吴温热病者，亦证候疗法也，有错综之证候，乃有错综之疗法，仲景、叶吴之创造精神，未尝不令人钦佩，前贤归纳症状于八大类，亦为临床诊断之一助。至于其所持学说，未能尽善，有待后人之修正，学说之演进不已。往往昨是而今非，后生可畏，安知来者之不如今耶。

按: 此祝氏认为，前贤归纳八纲，是创造精神，有助于后学探讨，今人当学习西医，使中医科学化。

邪分有机无机说

伤寒之成，有形之有机邪为主因，无形之无机邪为诱因。祝氏批评"排新"者所说"细菌之繁殖，实胚胎于六气"，六气是主因的观点，也就是不必把细菌说融入中医病邪。六淫的作用是使"体工之失于调节"，并有利于细菌繁殖。"仲景之所谓伤寒，指广义之外感，外感因气候失常，体工失调而病，不必有细菌也，若夫狭义之伤寒，则所谓三因鼎立者是矣。

　　按：祝氏主张用西医的理论来观察、理解中医。从西医理论看，中医的外感热病，类似西医的急性传染病，由细菌、原虫等病原体引起。而且性病、肺痨、肠虫、疟疾、痢疾等中医杂病，也是由细菌、原虫及寄生虫引起。祝氏从病因学的中西医汇通开始，对中医理论进行变革。将西医引入的细菌说融入中医病邪，认为细菌等微生物是有机之邪，而六淫外感是无机之邪。最直接的变革是：既然肠伤寒病的主因是细菌，那么致病之邪就不分寒热，或者说，不可从患者的症状判别邪之寒热。"温热病者，病之偏于热也，即病者反应之偏于亢者盛也，非实有温热之邪也。"也就是说，患者表现出来的寒热症状，是患者对病邪反应之亢盛与否而已，并非邪有寒热之分。既然外感热病之邪无寒热之分，伤寒与温病之两个派别，也就合而为一了。从而形成了他一整套的学术思想。

发热是抗病机制说

　　有机之邪，充斥环宇，飞扬太空，或混杂于食物，或黏附于器皿，吾人之口腔鼻孔皮肤指爪，在有细菌之寄迹，然而不为病邪所侵犯者，以吾人有保护机能也。伤寒之菌，人都由饮食经口入胃，倘胃无消灭之能力，则侵入肠膜，随血周游，悽身淋巴以为繁殖之基，决非由热是外感热病的主要症状。表入里者，当其潜伏之初，容或有感冒为之诱因，既病之后，非复感冒矣。菌势既张，揭竿乃起，于是分泌毒素，溢入血液，当斯时也，警报四起，大军云集，体温增高，寒战凛冽，战斗状态成立，所谓前驱期是也。在大脑司温中枢指挥下，人体对于疾病的反射性发热，发热也，于人有益。伤寒发热，是动员血液以抗病也。

按： 祝氏接受西医知识后，了解到发热由致病微生物引起，这些微生物也可能已经存在于人体内。因为人体具有自我保护功能，可以保持不发病，一旦发病，致病微生物并不是由表入里地传变。恶寒发热是体温上升，人体与疾病战斗的表现。既然发热是邪的表现，肯定不是好东西，所以，治疗上祛风、散寒、清热、化湿、润燥，均是针对外邪。

人有常温，寒暑无变，生理所需要者，名曰平温（平人体温，常在37℃间，高低不过半度而已）。邪之所干，正气抗之，病理所需要者，名曰抗温（伤寒抗温最佳38℃～39℃间）。抗邪太烈，矫枉过正，生理所难堪，病理所不需者，名曰亢温（伤寒40℃以上，持久不降，自觉难堪者即为亢温）。平温者，基温也；抗温者，善温也；亢温者，害温也。伤寒之用清，中和亢温，而维持抗温也。

发热之动机而有当，则益人而疗疾，所谓必要之发热也。然反常之高热，蛋白质为之消耗，抗毒素为之消失，神经为之不安，痛苦为之增加，是热也，非惟无益，而又害之……人身因受激而发热，欲以振奋细胞，滑利血行，所以促进抗体之产生，而收没平寇乱之功也，体工因抗邪而发热，同时必放热以调节其高温。是乃有制之师。此时用清法，"中和亢温，而维持抗温"。

按： 祝氏认为，医生的工作在于维持善温，消除亢温，为人体的自疗机制维持一个有益的体温环境。如太阳表证，在体温不过分高的情况下，一般以辛温发散，不用清法。对中和亢温，而维持抗温。但调节其过高的体温，仍不是取消发热，是以协助人体自然疗能为目的。

伤寒五段说

外感疾病之邪皆为"有机之邪"，而有机之邪与体内抗病力斗争的病理过程"不出五种阶段"：其一，"太阳之为病，正气因受邪激而开始合度之抵抗"；其二，"阳明之为病，元气贲张，机能旺盛，而抵抗力太过"；其三，"少阳之为病，机能时断时续，邪机屡退，抵抗之力未能长相续"；其四，"太阴、少阴之为病，正气懦怯，全体或局部抵抗力不足"；其五，"厥阴之为病，正邪相搏，存亡危机之秋，体内最后之抵抗"。

伤寒五段，为人体抵抗邪毒之表现，其关键在乎元气，而不在于病邪。五段之对象为抗力，此吾研究之创获，敢谓前所未有也。疾病之来，引起体工之反应，不出五种阶段。于意何云？太阳之为病，正气受邪激而开始合度之抵抗也。阳明之为病，元气贲张，机能旺盛，而抵抗太过也。少阳之为病，机能时断时续，邪机屡进屡退，抵抗之力，未能相继也。太阴少阴之为病，正气懦怯，全体或局部之抵抗不足也。厥阴之为病，正邪相搏，存亡危急之秋，体工最后之反抗也。一切时感，其体工抵抗之情形，不出此五段范围。此吾三十年来独有之心得。

所谓寒热者，指病能之盛衰而言也，人体机能，富有感应，反应之强弱，寒热之征兆也，是故元气亢盛为热，机能衰微者为寒。伤寒六经，寒热分明，所表现的主要不是邪气的强弱，而是正气的盛衰。

按：五段论治，为祝氏既继承《伤寒论》六经辨证的精华，而又有所发展，既把握了中医辨证的核心，又重视机体的抗病能力，结合现代医学的免疫学说，实为近代外感热病研究中的新见解。也是他研究中医独有之心得。祝氏据此创立了伤寒五段论，以此来解释伤寒之六经。

太阳伤寒说

风寒为气令之变化，可以刺激人体为病，而小能留驻于人体，风也寒也，名虽有而实无也，风寒刺激之力，若其强度，非人体所能忍受，而超过吾人调节能力之上者，于是乎为病，其病（注：如发热）也仍是人体寻求调整之道，非实有风寒稽留于表也。

太阳伤寒，首重解表，解表者，解除其风寒诱起之反应，调整其本身营卫之不和，非有风可祛，有寒可逐也。达邪者，达表之意，非有邪可达也，风寒无形之邪，刺激体腔，及其着体，即不复存在，其诱起营卫之不调，乃人体本身调节之表现，表何尝有邪，又何尝有风可祛，有寒可逐乎？夫表病之原因，或有诱因之外激，或缘主因之内侵。诱因但治其反应，主因必治其病原。若祛除主因之病原，而无特效之专药，则亦惟有调整其反应而已，扶持其体力，为合度之抵抗而已。夫太阳为开始之抵抗，阳明为过烈之反响，除去太过，即为正常。是故表闭用辛，气盛用凉，表亢用甘，气刚用寒。辛甘诸味，为理表之专药，寒凉之性，乃寓意于制九，一以治病，一以治人，泾渭不分，淆惑之由也。

太阳伤寒，正气开始合度之抵抗也（注：发热或不发热），若无阳明抵抗太过之象，便不当用清，何以故，一切清药，皆为抑制亢奋之用。这是基于发热是人体抗病机制的理论，对正常的发热，不宜抑制，不论发热是由于受寒还是受热。正如，不论体表伤于火烫、沸水，还是冻伤，其肌肉组织的充血、起泡、化脓、坏死则是相同的。综其疗法，消炎败毒、防腐生肌，无不同也，初不以水火寒热之异、而变易其治法也。

诊治之要，外视表机之开合，内察正气之盛衰。开之太过，名曰表亢；合之太过，名曰表闭。亢有轻重，闭有深浅。表闭深者，发之以峻；表闭浅者，发之以辛；表亢甚者，镇之摄之；表亢微者，缓之和之。气之太过曰亢，有余曰盛，不足曰怯，怯甚曰衰，不怯不盛曰和。气亢者，折之以寒；气盛者，和之以凉；气怯者，壮之以温；气衰者，扶之以热。此治表之准绳也。

按：外感热病的主因是病原菌等，六气不过是诱因。人体感受了六淫而产生的症状，是人体感染了病原菌后，自我调节，自我治疗的反应。祝氏认为，最理想的治法当然是杀灭或排除病原菌，但苦于中医无此特效药，解表就只能起解除症状、调和营卫的作用，起到帮助人体自身的抵抗力，去战胜疾病。只有"扶持其体力，为合度之抵抗"，来治人治病。祝氏认为，适度发热，是人体正常抗病所需要的。但无汗会造成体温上升过度，故以辛味药来发散，将体温控制在适度。表亢为汗出过度，以甘味药来缓和过度之出汗。这是解表，是治病。气盛、气刚，是人体对病原的过度反应，表现为大热之象，如阳明病。用寒凉药物来抑制人体对病原的过度反应，这是治人。

寒热温凉，药之四性也，作用于一般细胞组织之药物也。辛甘酸苦咸，药之五味也，对于一般脏器有选择作用之药物也。所以清表即是清里，里盛方可用清。寒热温凉乃调整抗能之药，抗力太过，折之以寒，抗力不足，壮之以温，抗力旺盛，有偏亢之势者，和之以凉，抗力衰微，而虚怯过甚者，助之以热，寒热温凉，扶抑正气之符号也。药之四性寒热温凉，作用于全体者也，温药有强壮之功，热药具兴奋之效，凉药镇静，其用缓和，寒药抑制，近乎麻醉，此药性之四维也。

按：中药之寒凉温热四性，是针对正气而言，不是针对病邪而言。这是祝氏赋于中药四性的新含义。这与祝氏对八纲是人体对疾病的反应这一认识是相一致的。

论重阳学说

所以克奏平乱祛邪之功者，阳气之力也，夫邪正消长之机，一以阳气盛衰为转归，善护真阳者，即善治伤寒，此要诀也。

尝谓："阳衰一分，则病进一分，正旺一分，则邪却一分。"阳为生之本。阴不可盛，以平为度；阳不患多，其要在秘。

夫一切机能，皆属阳气（生理），损在形质，始曰阴虚（病理）。伤寒高热，诚然消耗物质，然机能健全必有自救之道，是故水分缺乏，即燥渴引饮，营养不继，则脂肪代偿（阳气自我代偿）。伤寒为急性传染病，绝食数旬，而不即毙者，人各有蓄也（阴虚衰竭即死）。但得阳用彰明，调节有方，则病有自疗之趋势。故生温兴奋，则放温亦同时激进，一脏失职，则代偿起为救济（阳气自救）。是以感冒风寒，卫气困束，壅遏而上越者为鼻衄，此代偿作用也，故曰，衄乃解。肠壁郁血，组织壅肿过甚者，血自下，此救济作用也，故曰下者愈。医者不过顺其自然之趋势，调整阳用，以缩短其疾病之过程而已。

　　按：人体具有自然疗能，这是人体阳气的作用，故五段治法，在于调整阳气，顺从自然，调整太过与不及，以助其抗力而愈病也。如以太阳伤寒，重在和阳；少阳有障，重在通阳；阳明太过，重在抑阳；少阴不足，重在扶阳；厥阴逆转，重在潜阳。祝氏说："无论有机之邪，无机之邪，其为病而正属虚者，总不离乎温法。此我祝氏心传也。"说明他运用温法，不限于虚寒证，只要有正虚便可；也不限于虚证，邪实正虚也可。即使是感染、炎症，或六淫之邪，也用温法，总以扶助正气为要。故祝氏曾博引历代医家有关扶助阳气的论述而概括地说："气足则抗能旺盛，阳和则抗生滋长。"故其临诊多用麻黄、桂枝、附子、干姜等一类药物，尤其擅用附子一类温阳药物，卓然自成一派，为近代温热流派佼佼者，因此被称为"祝附子"。

参考文献

1. 祝味菊述，陈苏生记，农汉才点校，任继学审订. 伤寒质难 [M]. 福州：福建科学技术出版社，2007.

2. 招萼华，杨杏林，郑雪君. 祝味菊医案经验集 [M]. 上海：上海科学技术出版社，2007.

第十二章

裘吉生医话

裘吉生（1873—1947），名庆元，字吉生。辛亥革命期间易名激声，民国初年返绍后因谐音易名"吉生"。浙江嵊县人，出生于绍兴县县城水澄巷口（今胜利西路东段）。裘吉生先生致力学医，兼为人治病，自谓"良医等于良相，治国原为治民"。曾参加光复会，参与大通学堂事务。"大通"事件后，离绍抵沪，入同盟会，以行医为掩护从事革命活动。裘氏擅长外感热病、内伤虚痨、痢疾、白喉等症。对温热时病，特别是湿温可汗不可汗，可下不可下等提出自己的见解，强调新感时刻须解表，伏气应透邪。湿温重治在气分，主湿而次热，温病要时刻顾护津液等。裘氏力求中西医汇通，提出"学术文化，皆有融洽共同之趋势，医学岂能例外，如能取彼之长，补我之短，其结果必冶于一炉，无所谓中也，西也，然后得以名之曰新医学，亦得名之曰现代化医学"。为"绍派伤寒"的代表人物。

论伤寒脉

阳病见阴终死厄，阳阴交互最难明，轻重斟量当别白。轻手脉浮为在表，表实浮而兼有力。但浮无力表中虚，自汗恶风常渐渐。重手脉沉为在里，里实脉沉表亦实。重手无力大而虚，此是里虚宜审的。风则虚浮寒牢坚，水停水溶必沉潜。动则为痛数则热，支饮应须脉急弦。太过之脉为可怪，不及之脉亦如然。卫太盛兮名高卓，高卓相搏名曰纲。荣卫微时名慄卑，慄卑相搏损名彰。荣卫既和名缓迟，缓迟名沉此最良。九种脉中辨虚实，长沙之诀妙难忘。瞥瞥有如羹上肥，此脉定知阳气微。萦萦来似蛛丝细，却是体中阴气衰。脉如泻漆之绝者，疾人亡血更何疑。阳结蔼蔼如卓盖，阴结循竿亦象之。阳盛则促来一止，阴盛则结结而迟。纵横逆顺宜审察，残贼灾祸要须知。脉静人病内虚故，人安脉病日行尸。右手气口当主气，主血人迎左其位。气口紧盛食必伤，人迎紧盛风邪炽。数为在腑迟为脏，浮为在表沉在里。浮紧兼涩寒伤荣，脉浮而缓风伤卫。脉浮大忌令人吐，欲下犹防虚且细。沉微气弱汗为难，三者要须常审记。阳加于阴有汗证，左手沉微却应未。趺阳胃脉定死生，太溪肾脉为根蒂。脉来六至与七至，邪气渐深须用意。浮大昼加并属阳，沉细夜加分阴位。九至以上来短促，状若浦泉无入气。更加悬绝渐无根，命绝天真当死矣。病人三部脉调匀，大小浮沉迟数类。此是阳阴气已和，勿药自然应可喜。

伤寒死脉：伤寒死脉定难痊，阳病见阴端可怜。上气脉散为形损，耳聋浮涩命难全。谵言身热宜洪大，沉细而微寿不延。腹大泄利当微细，紧大而滑定归泉。吐衄若得沉细吉，浮大而牢叹逝川。阴阳俱虚热不止，乍疏乍数命归天。如屋漏兮如雀啄，来如弹石去解索。虾游鱼翔脉证乖，转豆偃刀形候恶。下不至关阳气绝，上下至关阴气铄。代脉来时不用医，必定倾危难救药。

按：此裘氏以七字句论伤寒脉诊，内容丰富，是对绍派伤寒脉诊的一大发挥。

伏气解说

夫艺术日新，科学尚矣，阴阳气化之道，东西医者几斥为虚诞。病理学中罗列致病之原半属有形之病菌，病菌为病必经若干日始见发生。其未发之时为潜伏期，而潜伏期之意义似与国医说之伏气同。惟伏气根据阴阳气化，病菌全凭机械（显微镜）检视。肤浅评之，则国医说之浮泛不切，为东西医者排斥也宜矣，虽然昔日目力不得发见之病气今日以器械或化学检得为病菌，无他，显微镜等能扩大化为质点故也。但他日发明十百倍于今日之器械，今日所未得见而斥为虚诞者岂难得显而再为有形之质点耶。则今日之器械不亦与昔日之目力无异也。至时而阴阳气化之道，始知非浮泛不切，确有奥旨存乎其间。学术递嬗理势固可推想而定，毋谓余言辩焉。余刊《伏气解》敢解伏气与病菌之不同点为如是而已。

庭按^①：*裘吉生先生提出，中医阴阳气化之道"非浮泛不切，确有奥旨存乎其间"。*

论六气感证中多暑病

《素问》有热病者皆伤寒之类，及凡病伤寒者，先夏至日

---

① 庭按：本章之"庭按"中"庭"为裘诗庭，裘吉生先生之次子，从医。

为病温，后夏至日为病暑之言。后人妄解经旨，多以热病即是伤寒，温病暑病，亦即伤寒之所伏，但因发时不同，而名各别也。惟《难经》曰：伤寒有五，有中风，有伤寒，有湿温，有热病，有温病。已明示伤寒，为一般感证之总称。故世俗有湿温伤寒，暑湿伤寒，热证伤寒等之名目。盖此伤寒二字无异一病字之代名词，犹之曰湿温病，暑湿病，热证病是也。夫辨名不清，设治亦混，竟有以治伤寒之麻黄汤方，施于温暑诸病者，草菅人命，言之痛心。考张氏仲景《伤寒论》，本亦温暑并及之书，不过亦以伤寒名各感证耳。反之且有疑张氏为伤寒专家，张氏书专治伤寒，凡温暑证，未可以张氏方治也。吴氏又可著《温疫论》，以比拟《伤寒论》。叶氏天士著《温热论》，亦比拟《伤寒论》。至吴氏鞠通于叶氏书脱胎，而著《温病条辨》。凡例第一条曰一是书仿仲景《伤寒论》作法，其亦以《温病条辨》，为《伤寒论》对待之文章也。盖不知《伤寒论》，原亦包括温病。如"太阳病，发热而渴，不恶寒者，曰温病"等言是。吾谓诸氏，实推广《伤寒论》一部分之言。《温疫论》焉，《温热论》焉，皆属于《伤寒论》统系的病理学及治疗法，非与《伤寒论》并行的病理学及治疗法也。至《温病条辨》，既非《伤寒论》并行的书，尤非《伤寒论》统系的书，实为《温热论》之注解书也，则与《伤寒论》有前条辨后条辨同。虽然，病变无穷，病理至微，吾侪学者，认《伤寒论》为六气感论之纲要，能于六气各有专书，条分缕析，如诸氏之论温热一气者，未始非后学之导师，先贤之功臣也。不佞于二十年来，读书临证，凡见夫患温病者固多，患暑病者尤多。独怪后学不知暑为六气之一证，先贤亦无暑之专书以相示。吴氏鞠通且谓暑亦温之类，是犹古之温为寒之类

同一混称。夫伤寒舆病温，果相迳庭，而病温舆病暑，岂无差
池。顾暑以日者二字，合之而成，明是夏月烈日之气而为病。
故《内经》曰，后夏至日为病暑，以病之在夏至后得者，多属
于暑。《伤寒论》特立中暍之篇，日本医称之曰日射病。古今
新旧，无不以暑属专病。当火伞高撑，酷日临空之际，或天时
以阵雨相霖，或人事以冷水相泼，则地面上骤起令人不耐触鼻
之气，是气焉即暑气也。较之日本医，以为日光所照射以成
病者为尤甚。盖日光所照射而成之病为冒暑，卫生家犹可避
之。地气所蒸腾而受之病为中暑，卫生家不易避之。张氏洁古
老人，谓避暑纳凉，于深堂大厦，大扇风车得之者，属静而得
之之阴暑证，足征暑邪防避之难也。业医者，苟于一年间诊治
之证，按日记之，自必以暑证居多数。故专治感证之医生，夏
秋之间，其门如市，一过其时，遂无问津者，此尤足征六气
感证中，最多者为暑病。是以暑温、暑湿、暑毒、中暑、冒
暑、伏暑等之病名，几乎家喻户晓，奈何论暑专书，惟张氏凤
逵《伤暑全书》已。且张氏原刻，在明天启年，相距不过数百
年，其书已湮没不可觅。读医书者，于《伤寒论》后，但知有
《温热论》，一若伤寒病外，只有温热病。口头日日念暑温、暑
湿、暑毒、中暑、冒暑、伏暑等病名，心上习焉，不深求论治
暑温、暑湿、暑毒、中暑、冒暑、伏暑之书。呜呼，暑病之重
关人生既如彼，暑书之轻于人世又如此，不佞常引为医界一憾
事也。

庭按：裘吉生先生说"六气感证中最多者为暑病"，而
论暑专著惟清·叶子雨先生所增订的明·张凤逵先生所著之
《伤暑全书》能见暑证之要。自《内经》以至宋元明诸家之论
暑者，无不采辑精华聚于一书。

时感证邪热内陷辩说

常见时感证之邪蕴热结肠中不得排泄，其毒上蒸致清明之脑迷蒙灼烁，现狂躁、痉厥、抽搐、昏谵等危状。间有明达之医凭其精确之诊断，用其宏富之经验，欲釜底抽薪，拟出入各承气或凉膈、陷胃等汤以去其有形之质，冀免燎原之险。然病家及他医往往以一下恐内陷之言阻之，且必以伤寒书中表邪未罢，下不嫌迟之语为引证。噫，是真读书死于句下，只知二五不知一十之谓也。盖《伤寒论》中本有应下急下之以存其液之语，彼何不熟读而记忆之。况伤寒是由表传里之证，为时感证中属于风寒之一种已耳。其多由里达表者，前贤亦有下不嫌早之言，彼何又未读也。且以实际论之，则肠中积垢以药力助其排出体外，与汗吐二法同一令病外出。夫内陷者向里进行之谓也。今已蕴于肠中之邪热，试问尚有何内之可陷？故余谓内陷二字须作上蒸二字解或狂澜于万一。

庭按：时感证邪热蕴结肠中，下不嫌早，使邪热随肠中积垢排出体外方能存得津液。

时瘄初起用药说

瘄子一名麻子，发于春令。其症为顺因气候渐温，万物皆苏，人身邪气自易透达。而处方稍涉风药，尚不大忌，以天时风气旺盛证必多兼风邪。且亦须在初起内热未高津液未燥之际加以诊断确实，方为得当。至发非其时，如近来吾绍流行之一种传染症，人多称曰瘄子。以其传染迅速，亦称时瘄，其实即西医所谓八大传染病中之一猩红热是也。为时疫中最易耗气劫液由里达表之急性症。初起虽亦恶寒发热、咳嗽鼻塞宛如风寒，而其脉搏数极，舌苔黄厚，口渴胸痞，里证甚如表证。若误以风寒为治，用荆芥、防风、羌活、苏叶等药无不即现气急鼻煽坏象，乃时虽以大剂清透法补救其液，已不能复其皮肤红晕，将透未透之病毒反因之而隐陷。盖此证初起只宜辛凉疏达，若病过一二日即当顾及其液，未可皆执谓初治必兼风寒也。

庭按：当时称为"时痧"者即猩红热。该证初起只宜辛凉疏达，切忌用辛温解表之剂。

论肺病

吾国医籍有五劳、七伤等多项虚损名目。至俗称尤甚，如年幼者曰童子劳；怀妊者曰带子劳；潮热骨蒸者曰骨蒸劳；女子月事停止者曰干血劳；由会阴生疮结管致虚者曰漏底损。皆从病状以命名，而证之原因不及焉。西医发现结核菌侵入肺脏，故称肺病。现在患肺病遍地皆是，多因病者不顾道德，到处吐痰，致传播日广。又一般青年男女，不讲卫生，体格多弱，自身抵抗力先已不足，病菌侵袭尤易。其症状初起，多先咳嗽，甚则咯血。后即潮热、盗汗、稠痰、面色无华、脉搏细数、胁旁隐痛。卧时或侧左，或侧右，多咳。男则兼遗精，女则经水渐少，渐至停止。舌有被厚苔或光绛无苔者。肌肉日削，呼吸日促。有急性者，一二月数月即死，俗称百日劳是也。有慢性者，迁延至数年。亦有单吐稠如白沫之痰不咯血者。凡大便干燥，胃强能食者易治。大便溏泄，胃弱少纳者难治。故有上损过中则不治之训。西医亦有结核菌搬肠之喻。盖脾胃为后天之本，脾胃一败，培补无方。凡治肺病之药，重用滋养之品，都是伤脾。如治脾胃必用香燥之药，又肺病所忌，故难治也。若照中医五行生克而论，肺属金，脾属土，土生金，则肺为子，脾为母。母健则子有维护之人，病得治自愈。如母亦病，即难堪也。语虽玄奥，理却可通。所以对于精治肺病之医，必不妄用苦寒之药。因苦寒败胃，胃一败，是医者反使其母子同病。服苦寒百无一生，服甘寒百无一死，二句话，先贤谆谆告诫后学，亦此意也。甘寒即滋养，凡西医用鱼肝油等，亦是滋养。滋养是壮水以济火而救肺，乃根本之治疗法也。余十八岁时即开始为人治病，即因自患肺病，为医者拒绝不治，自己用甘寒滋养之剂而愈。后遂由亲及友，咸以肺病求我诊治。五十年来，用此方法，治愈三期重症者不知其数，一二期轻病无论矣。此非余之自夸，乃不过冀人信守忌用苦寒专用甘寒之现身说法耳。西医对是证，除日光疗法、空气疗法外，尚无特效药物发明。我国医界，应负重大责任，除此人类之大患。

药方运用：肺病初起，咳嗽日久，吐白沫之稠痰，尚未见血，不过夜寐时常有盗汗，日晡潮热，或患遗精，脉形细数。与感邪之脉浮数，痰色稠黄厚绿者有别。宜清肺宁嗽，方用：

元参四钱，川贝二钱半，破麦冬三钱，百合三钱，柿霜二钱，灵紫菀一钱半，甜杏仁三钱，海蛤壳四钱，穭豆衣三钱，地骨皮三钱，新会白八分。

上方，如病者舌被厚苔，川贝改浙贝三钱，破麦冬改破天冬三钱，或加炒米仁四钱。如遗精隔十余日一次者，不足为患；隔三四日一次者加芡实四钱，金樱子三钱。肺病初期，而痰中先带血点或血丝，或见满口血者，加仙鹤草三钱、茜草根炭三钱、侧柏炭三钱、藕节四钱。如病者舌无苔而光绛者，相火大旺，津液日涸，麦冬可改用带心，另用鲜石斛三钱、中生地四钱。无潮热者去地骨皮，潮热者加炙鳖甲四钱。无盗汗者去稽豆衣。大便略见溏薄者去元参，加怀山药三钱。夜寐不安，多梦纷纭者加煅龙齿四钱、茯神三钱。肝火旺而易动怒者加石决明二钱、生牡蛎四钱。上药可服多剂。

肺病咳痰兼血或见满口鲜血，胁间隐痛，潮热日作，两颧至午后发红，色无华，二期症状也，脉细数如刀锋。应用：大生地四钱，元参四钱，破麦冬三钱，炙紫菀三钱，仙鹤草三钱，川贝一钱半，侧柏炭三钱，茜草炭三钱，百合三钱，甜杏仁三钱，血见愁三钱，藕节四钱，白茅根四钱，山茶花炭三钱。

上方，如吐血过多而不易止住者，可加十灰丸四钱、童便一杯分冲；倘再不止，加盐水炒牛膝三钱，惟此味孕妇忌用。咳甚者加冬虫夏草二钱。呼吸迫促喘急不堪者加蛤蚧尾一对。有盗汗、遗精、潮热等状者，均如前方加减治之，随症改方，宜继续不间断服。肺病至肌肉尪羸，精神委顿，血久不吐，而白沫之稠痰盈碗，夜睡则盗汗淋漓，日晡则潮热蒸灼，颧红皮皎，毛枯肤燥，在此三期危笃之候，只要大便不溏，胃纳尚佳，用大剂育阴潜阳之法，亦能救治。宜用：生牡蛎四钱、地骨皮三钱、稽豆衣三钱、大生地八钱、川贝二钱、破麦冬三钱、冬虫夏草二钱、甜杏仁三钱、炙鳖甲四钱、钗石斛三钱、百合三钱、炙龟甲四钱。

上方连进如不见效，当多用血肉有情之品为药。如淡菜（蛤干）四钱、紫河车半个（另以甘草一钱煎汤洗净）、坎炁（即脐带）一块（亦用生甘草煎汤洗过）。其余加减，均宜照前二方。当常服不间断。

肺病为医者错认外感，误用辛温表散或苦寒败胃之品，致盗汗多而形神衰脱者。宜用：大生地六钱，川贝一钱半，茯神三钱，稽豆衣三钱，燕根（即燕窝之根脚）一钱，煅牡蛎四钱，煅龙骨四钱，煅磁石四钱，破麦冬三钱，甜杏仁三钱，百合三钱，钗石斛一钱半，黛蛤散四钱等。

上方，除专顾盗汗为法，余仍以清肺养阴法治之，如有以上三方所加减之见证，仍可照证加减，此不过备一个补偏救弊之法耳。

肺病至各症皆瘥，咳嗽亦除，舌上有津，脉不细数，惟形瘦力惫，当大剂补益以善其后，方中可略参温性之品和一味滋腻纯阴之药。或长服六味地黄丸。或：大熟地四钱，大生地四钱，破麦冬三钱，破天冬三钱，净萸肉二钱，茯神三钱，怀山药三钱，生鸡金二钱，钗石斛二钱，丹皮一钱半，炙龟甲四钱，新会白八分，制女贞三钱，旱莲草三钱，百合三钱等。

上方，如病者在病剧时患过便泻，可加炒於术一钱、湘莲去心十四粒。如患过大咯血者，可加丹参三钱、白归身一钱半。如嗽得过重，可加阿胶珠三钱、甜杏仁三钱。如病虽愈而肝火旺容易多怒者，可加生白药二钱、生打石决明二钱。若夜寐不安，可加夜交藤三钱、鸡子黄三枚，再加蒲黄炭三钱、血余炭三钱，可除病根。

病家宜忌：肺病重在摄养，除饮食亦须以滋养之品为主外，烟酒大忌，葱、韭、蒜及刺激性物不可吃。勿多怒。夫妇隔房，能离远不见更好，此老子所谓"勿见所欲"，使心勿乱是也。又曰"上士异寝，中士异床，下士异室"。凡已成肺病之人，相火本旺，欲念易动，即体格已弱，学养不易之下士也。故夫妇远隔为是！否则，见而易动，复强忍之，亦大碍精神。倘动而不获排泄，为害亦烈也。

余常劝病者将痰吐入盂中，每日烧去之。凡乡愚不信者，告以痰在泥土，病要生根，即治愈亦防重复。向来习俗说："瞎子瞎弦棒，碰着有晦气。"俾瞎子有路可走，不致受争先恐后之行路难。此法乃先民对乡愚以迷信补道德之不及，余亦引用此意。且痰在地上一任日晒风吹，化为尘末，病菌随尘飞扬。健者尚有抵抗之力，或能扑灭。而已成肺病者，一面用药治疗，一面病菌侵入，即治而初愈，一经受着尘中之病菌，岂不无重发之虑乎？

肺病有潜伏期，虽不求医服药，亦有一时康健，病如脱体者。此系自力抵抗病菌暂伏之候，往往忽视之，事事忽忌也。然再发时，病即进一步矣。肺病患者，容易误听闲话，或说有人用草药治好，或说有人吃胎胞医好，均须戒之，因药入口易出口难也。

临症须知：诊治肺病第一特征即脉象细数。又临症时凡有咳嗽症求治者须仔细诊断。肺病不但苦寒败胃之药禁用，即香燥劫液之品亦忌之。常有以白沫之痰为涎为饮用半夏者，是犹火上添油。有用橘红化痰，致成盗汗，因肺为火烁，津聚于肺，遂成黏液白沫而排去之。如皮上被火炮灼，即水聚成疱；眼内炎成眵；鼻腔炎流涕；同一生理作用而转成病理也。又肺主皮毛，肺虚之体，皮毛已松，故常有盗汗。今前者以半夏之辛燥助火，后者以橘皮之辛温发汗，本来求治，而反深其病也。喻嘉言先生有肺病禁用参，以肺热还伤肺之训。颇有独到之见，应遵守之。因参性上提，愈使气上逆，反成喘急也。向有为医者，"伤寒不医头，虚损不医脚"之说。因为伤寒起头，日日转重，西医所谓待期疗法。其热一时不得退，病者即至亲亦必嫌医无效。虚损日久到了脚之时，虽竭尽心力医治，亦难讨好，临诊前宜向病家说明之。病家来诊，习惯上不肯吐痰于痰盂，须监视之。倘吐于地，即须抹净消毒。若用茶杯，尤当记着消毒。肺病患者多属中年，故用药分量无老幼减用之例。即老幼患者，重用亦无妨。病者咯血瘥后，重咯时精神上很起恐慌，应多方安慰，否则有碍药力也。

按：裘氏论肺病，从症状的描述及其治法，药方之运用，病家之宜忌，病菌侵入之防护，到临证须知十分详尽。

论痢疾

痢疾中医古书称滞下。后世分赤痢、白痢，有赤属血分、白属气分之说。又曰久不愈时瘥时甚者曰休息痢，色兼青黑者曰五色痢，饮食不入胃曰噤口痢。其实不外饮食不洁，秽浊由口胃而入，或在圊厕间由肛门而传染。其人先必多湿热蕴结为之诱因。初起由水泻而渐即肠膜起炎，排白色黏液。进一步肠内膜侵蚀已深，即见脓血。迁延不治或治疗错误延为慢性者即休息痢。湿热轻者胃能食，重者或本夹食积之体，食思停止者，即饮食不入口也。滞下者，凡患痢必里急后重，腹痛圊滞不畅，日夜数十次至百数次。过二周见脉细弱、肢冷、汗出，元虚不胜邪之状，必须防虚脱而死。初起邪实宜攻，日久元虚宜涩。俗有痛则宜通；不痛宜止之语，亦治痢之要诀也。

治疗与药方：痢疾初起，脉象或数或弦，舌苔或黄厚（湿轻热重）或白腻（热轻湿重）或受暑身热，或夹食脘闷。初见水泻数次，后即不畅而滞。渐见腹痛里急后重，粪如鱼冻，夹白色黏液或即兼脓血者，日夜十余度。胃能食。不拘男女或孕妇，凡年壮者用。

香连丸一钱半（包煎），川朴一钱，青子芩一钱半，楂肉炭三钱，藿梗一钱半，枳壳一钱，白槿花一钱半，蒿梗一钱半，制茅术一钱，乌药一钱半。上方如夹食者加焦六曲二钱；夹暑者加香薷五分；热高者加夏枯花一钱半；腹痛甚者加玄胡三钱，有孕妇不用玄胡，加金铃子三钱；红多白少者加白头翁一钱；红少白多者加冬瓜子三钱。可服一二剂。

痢疾苔厚脉数，里急后重，腹痛便排脓血，日夜数十度至百数度。不拘男女（孕妇忌）凡年壮病在十日内元气未虚者用。

木香槟榔丸三钱（包煎），楂肉炭三钱，白头翁一钱半，青子芩一钱半，枳壳一钱半，川朴一钱，白槿花一钱半，玄胡三钱，乌药二钱，藿梗一钱半，青蒿子一钱。

上方夹食者加莱菔子一钱半；里急后重者加制军一钱半；热高者加夏枯花一钱半；不食者加石莲肉三钱；孕妇除木香槟榔丸加香连丸二钱、油当归二钱、赤芍二钱、砂壳一钱。可服三四剂。三四剂虽瘥未除，宜略行加减继续照服，不可改变方法误用升提等品。

痢疾已过二迴或已二十余日，未瘥。或因治疗错误，或因失治致邪尚盛而元已虚，大便多度，血液如水，肢冷汗出，脉细，噤口不食，势将虚脱者。尤其是年幼或年老，宜扶元救急为要。并在方中须写明，证已危笃，姑尽医者之心而救之。兼须口头对病家详细说明。用：毛西参一钱，油当归三钱，油木香一钱，燕根（即燕窝根脚）一钱，赤芍二钱，淮小麦三钱，石莲肉三钱，北秦皮二钱，白槿花一钱半，楂肉炭三钱，陈仓米三钱，藕节四钱。

上方如腹不痛者加炒於术一钱；目眶陷而汗出甚者加别直参一钱；红已无而便如污水或青黑色者除油当归，加赤石脂三钱、炙草七分；多年不愈时瘥时甚之休息痢，虽无肢冷、汗出、目眶陷下之危症状亦可用此方。如服一二剂后而汗止肢温者，已有转机，即可加减继续服之。或用四君子汤加石莲肉、陈仓米、油当归、赤芍、油木香等为剂调摄之。至元气复而便尚下痢脓血者仍可酌服第一、第二等方以肃清肠部之余邪。

痢疾有治不得当所致坏症，如用柴胡荆防致滞液枯涸者，症见舌不被苔，质色光绛、干燥；有攻下太过致排便连肠膜碎屑同粪水排出者；亦有肛口下脱痛不可忍者；或排出秽臭如疮脓者；又有初起失下，误用葛根、柴胡等升剂致热高神昏兼呃逆者，须用：

鲜生地四钱，鲜芦根四钱，赤芍二钱，油当归四钱，石莲肉三钱，白头翁一钱半，鲜石斛三钱，青子芩一钱半，地榆炭三钱，楂肉炭三钱，乌梅肉四分。

上方如肠膜碎屑随便排出者加小川连七分；肛口下脱者加赤石脂三钱；气臭秽而色如疮脓者加北槐米一钱半、血余炭三钱、藕节四钱；见呃者加柿蒂一钱半、刀豆炭四钱、枇杷叶六钱（去毛）、鲜竹茹六钱。

附说：患痢者均戒病家勿食固定硬性之食物及油腻辛辣等物。凡吃水果须令用冷开水洗净，吃时吐渣。方中丸药必须包煎，勿沿旧俗吞服，因中国制丸，药中渣滓均不去掉。别直参系敌货（时尚在抗日战争时期），太子参代之。老人小孩方中各药分量均可酌减三分之一。古有痢忌分利，即少用利尿药，宜遵之。

注意事项：病家服过何药须要查看，如有误用升散者可以加重清降品补救之。但看之不要随口批评前医。病家习惯，初起而不求医，故临诊必详问其已经几日，始可断其病之浅深，及已见血或已见白，并可由问诊而知与切脉是否相符。望诊中最要者，舌苔。初起苔厚不足为患，而攻下后苔不化者，邪盛证重。苔黄如火绒生根于舌全面者亦重。苔白腻或黄在后截者，一下即化。苔化虽痢重易愈。苔不化，痢即瘥而邪积未去。

世俗一见痢疾专事兜塞，从前常用鸦片，近来有以石榴皮煎服者，初起大忌。痢疾腹痛，乡愚以为寒，有用红糖生姜泡茶者，以热治热，宜劝勿妄用。

按：治痢乃裘氏擅长也。裘氏从痢疾分类，治疗与药方，以及痢疾有治不得当所致坏症，均阐述详尽。又从附说，医者病家告诫的注意事项。提出了仲师白头翁汤治痢，泄热则可，凡兼食积肠部窄癃者不是执古方以治今病，谓之按谱弈棋，亦所非宜。又提及倪涵初疟痢三方最为流行，虽较古书所载者为妥，然积滞已甚之症，往往遭病重药轻之误。

参考文献

1. 裘诗庭. 近代名医裘吉生医文集 [M]. 北京：中国中医药出版社，2006.

2. 裘诗庭. 裘吉生临证医案 [M]. 上海：上海科学技术出版社，2008.

第十三章

曹炳章医话

曹炳章（1878—1956），字赤电，又名彬章、琳笙，浙江鄞县潘火乡人。家世业商，素性淳厚，自幼沉静好学，记忆过人。十四岁时，随父显卿公旅居绍兴，进中药铺学业，从而开始了他的医药生涯。曹氏精内、妇、儿科，擅喉科，学验俱富。他善于博采众长，师古而不泥。尝谓："古人随证以立方，非立方以待病。""只有板方，没有板病。"认为临证用方遣药全在随机应变，方能中的。遇危重急证，往往能独具慧眼，使病人转危为安。创设"和济药局"，倡导药品改良，中成药的辨别施治，阐发舌诊。徐荣斋说，清末民初，吾绍医家享盛名而富于述作，兼致力于校勘前人医籍者，当推何廉臣与裘吉生两氏。写作之精，何胜于裘；校勘之多，裘胜于何。而曹先生则两者各擅其长，无论在数量或质量方面，都是后来居上。编著《中国医学大成》，是"越医三杰"之一，为中医事业做出卓越贡献。

辨舌审内脏经脉之气化

彻䏏八篇云：男子生鼻之后，目即生焉，目应肝胆。女子生鼻之后，舌即生焉，舌应心肠。目现于体外阳之用也，舌隐于体内阴之用也。盖舌为心官，主尝五味，以布五脏。故心之本脉系于舌根，脾之络脉系于舌旁，肝脉循阴器络于舌本，肾之津液出于舌端，分布五脏。又云：舌为心之外应，其本达于气管，有窍曰玄膺，为肾之上津。上通七窍，乃真气出入之关，知之者生，不知者死。蠡海集云：心之窍通于舌，舌虽心窍，而津液生之，则由心肾交媾，水火既济，阴阳升降之理也。李时珍曰：舌下有四窍，两窍通心气，两窍通肾液。心气流于舌下为神水，肾液流于舌下为灵液。道家谓之金浆玉醴。溢为醴泉，聚为华池，散为津液，降为甘露，所以灌溉脏腑，润泽肢体。是以修养家咽津纳气，谓之清水灌灵根。人能终日不唾，则精气常留，颜色不槁。若久唾则损精气，易成肺痿，皮肤枯涸。故曰远唾不如近唾，近唾不如不唾。人若有病，则心肾不交，肾水不上，故津液干而真气耗也。

炳按[①]：大抵无论内伤外感，无不显现于舌，因舌与内脏经脉均有联系。故辨舌质可诀五脏之虚实，视舌苔可察六淫之浅深。

辨舌察脏腑之病理

盖心者生之本，形之君，至虚至灵，具众理而应万事者也。其窍开于舌，其经通于舌。故舌者，心之外候也。是以望舌可测其脏腑、经络、寒热、虚实也。屠渐齐云：辨舌欲知脏

---

① 炳按：本章之"炳按"为作者自按。

病，当先观其舌形，如舌瘦而长者为肝病，短而尖者为心病，厚而大者为脾病，圆而小者为肺病，短阔而动如波起伏者为肾病，此大要也。而尤以察胃气为至要，有胃气则舌柔和，无胃气则舌板硬。如中风入脏则舌难言，伤寒舌短即为死证，皆板硬而无胃气也。

不但病时之舌，能辨内脏寒热虚实，且无病之舌，亦能察人之性情。假如长舌之人，快活而具勇敢之气。长舌而阔雄辩之才，长舌而细居心狭窄。短舌之人，忧郁而有伪善之性。

广舌之人多辩、不堪胜任大事，舌广而厚气度轩昂，舌大且阔中心坦直。狭长之舌，临事而乏诚意。短广之舌，虚伪而放大言。舌形短小中心多伪，舌形短窄非佞即妄。尖舌之人发言锐利而耸人听闻。薄舌之人多言而利。舌形尖细喜谈鬼怪。此无病之舌关于为人性情之鉴别也。

其他如过啖五味，内伤脏气，则舌亦现特征。《千金方》云：心欲苦，多食苦，则舌皮槁而外毛焦枯。肺欲辛，多食辛，则舌筋急而爪干枯。肝欲酸，多食酸，则舌肉肥而唇揭。脾欲甘，多食甘，则舌根痛而外发落。肾欲咸，多食咸，则舌脉短而变色。此五味内合五脏本其所欲然，太过于常，皆能致病而舌亦能发现各种特征矣。

又如舌通各经内脏，内脏有病，无论属寒属热，与舌之味觉亦有特殊征象，可辨寒热虚实，亦宜知之。如胃虚则舌淡，胆热则舌苦，脾疸则舌甘，宿食则舌酸，寒胜则舌咸，脾肾虚留湿亦咸，风热则舌涩，郁热则口臭，凝滞则生疮，心火郁则舌出血，上焦热则舌尖裂，风火兼痰则舌胖短，风痰湿热则舌本强，脏热则舌生疮、引唇揭赤，腑寒则舌本缩、口噤唇青，肝壅则舌出血如涌，脾闭则舌白如雪，三经为四气所中则舌卷不能言，七情气郁则舌肿不能语。舌下有小舌者，心脾壅热。舌出数寸者，因产后中毒及大惊。舌肿者，病在血。舌痿者，病在肉。舌偏斜者，病在经。舌缺陷者，病在脏。舌战动者，病在脾。舌纵舌缩者，病在肝。舌裂舌烂者，病在脉。舌卷舌短者，心肝之证候。舌强舌硬者，心脾之病。形弄舌者，太阴之形证。啮舌者，少阴之气逆。此即病在内而显现于舌之证据也。

薛己云：舌虽为心苗，以证言之，五脏皆有所主。如口舌肿痛或状如无皮，或作热作渴，为中气虚热。若眼如烟触体倦少食，或午后益甚，为阴血虚热。若咽痛舌疮，口干足热，日晡益甚，为肾经虚火。若四肢逆冷，恶寒不食，或痰甚眼赤，为命门火衰。若发热作渴，饮冷便闭，为脾胃实火。若发热恶寒，口干而渴，食少倦怠为脾经虚热。若舌本作强，囟颊肿痛为脾经湿热。若痰盛作渴，口舌肿痛为上焦有热。若思虑过度，口舌生疮，咽喉不利为脾经血伤火动。若恚怒过度，寒热口苦而舌肿痛为肝经血伤火动。病因多端，当因时制宜耳。

按：此辨舌察知脏腑之病理，心者生之本，形之君，至虚至灵，具众理而能应万事者。其窍开于舌，其经通于舌。故舌者，心之外候也。故以望舌可测其脏腑、经络、寒热、虚实也。舌通各经内脏，内脏有病，无论属寒属热，与舌之味觉亦有特殊之征象也。

辨舌明体质禀赋之鉴别

辨舌审病，虽有确据，然亦体格体质，人有不同，男女老少，又有分别。有平时有苔而病时反无苔者。诸如此类，尤不胜枚举。

按：辨舌从体格、体质、禀赋鉴别，诚如曹氏诸如此类，尤不胜枚举。

辨舌质生苔之原理

章虚谷曰：观舌质可验其证之阴阳虚实，审苔垢即知其邪之寒热浅深。《诊家直诀》云：凡察舌须分舌苔舌质，舌苔虽恶，舌质如常，胃气浊秽而已。《形色简摩》云：舌苔可刮而去者，属气分，主六腑。若刮而不去，即渐侵血分，内连于脏，全属血分与五脏。舌尖上红粒，细如粟者，乃心气夹命门真火，而鼓起者也。然此皆属舌质也，至于苔乃胃气之所熏蒸，五脏皆禀气于胃，故可藉以诊五脏之寒热虚实也。章虚谷曰：舌苔由胃中生气所现，而胃气由心脾发生。故无病之人，常有薄苔，是胃中之生气。如地之上微草也，若不毛之地，则土无生气矣。又云：苔者，如地上之草根，从下生垢者。如地上浮垢，刷之即去。无根者表分，浊气所聚其病浅，有根者邪气内结，其病深。有根之苔当分其厚薄、松实。厚者邪重，薄者邪轻，松者胃气疏通，实者胃气闭结也。吴坤安云：舌之有苔，犹地之有苔。地之苔湿气上泛而生，舌之苔胃蒸脾湿上潮而生。故曰：苔，平人舌中常有浮白苔一层，或浮黄苔一层。夏月湿土司令，苔每较厚而微黄，但不满不板滞。其脾胃湿热素重者，往往终年有白厚苔或舌中灰黄，至有病时脾胃津液为邪所郁，或因泻痢，脾胃气陷，舌反无苔，或比平昔较薄，其胃肾津液不足者，舌多赤而无苔，或舌尖边多红点。若舌中有红路一条，俗称鸡心苔，血液尤虚，此平人之常苔也。周徵之曰：尝见舌中心如钱大，光滑无苔，其色淡紫，但苦常遗滑，余无他病。又见舌质通体隐隐蓝色，余无他苔，但患胃气痛者，此皆痰血阻于胃与包络之脉中，使真气不能上潮，故光滑不起软刺，是血因寒而瘀也。通体隐蓝是浊血满布于微丝血管也。故舌苔无论何色，皆属易治。舌质既变，即当察其色之死活。活者细察底里隐隐犹见红活，此不过血气之有阻滞，非脏气之败坏也。死者底里全变干晦枯萎，毫无生气，是脏气不至矣，所谓真脏之色也。若血败凝瘀于中而舌必强硬而死也。故察舌之吉凶，则关乎舌质也。章虚谷曰：凡舌光如镜，毫无苔垢或有浮垢，刷之即光者，其色红活是胃中虚热；色赤者，营中邪热，皆胃津干涸，必多烦渴。当用凉血滋阴，兼助胃气，其苔可以渐生。若舌质红紫杂现而色不匀，营血瘀滞也。苔垢杂色并现，或中有边无，中无边有，胃气不化也。若舌绛而光亮，或绛而不鲜，甚至干晦枯萎，或淡而无色如猪腰样者，此胃肝肾阴枯极而舌无神气者也。急宜加减炙甘草汤加沙参、玉竹、鸡子黄、生龟板等类，濡润以救之。若舌本淡白，或如煮熟猪肝者，此元阳败胃无生气，如不毛之地，故光而无苔，必不能进食也，纵服大剂参附后，不能生苔，或如浮皮，此残灯余焰，必死不治。倘有薄苔渐生，则渐思食，方为生机，然百中无一二者。其有舌本全白如纸，毫无红色，不论有苔无苔，元阳已绝而死。刘吉人云：舌上无苔，质光如镜，为胃阴胃阳两伤。胃肠中之茸毛贴壁，完谷不化，饥不受食之候完谷伤阴，脉必细涩，亦有顽痰胶滞胃中，痰滞胃中，脉必洪滑而大，茸毛亦不起，皆有此候。又有前半光滑无苔，后根上有肉瘤两粒。如舌肉色者，阴虚痨病之象也。如表面无苔，而皮内有一块如钱大，或黄或白者，正气不足，血液亏虚，兼有痰凝之候。

　　按：此从舌质生苔之原理，引经据典，阐释苔舌脉证，治法方药详尽。

辨舌苔有根无根之鉴别

周澂之云：前人只论有地无地，可以辨热之浮沉虚实，不知有根无根，亦可察中气之存亡也。地者，苔之里一层也。根者，舌苔与舌质之交际也。夫苔者，胃气湿热之所熏蒸也。湿热者，生气也。无苔者，胃阳不能上蒸也，肾阴不能上濡也。前人言之晰矣。至于苔之有根者，其薄苔必匀匀铺开，紧贴舌面之上。其厚苔必四围有薄苔辅之，亦紧贴舌上，似从舌里生出，方为有根。若厚苔一片，四围净洁如截，颇似别以一物涂在舌上，不是舌上所自生者，是无根也。此必久病，先有胃气而生苔，继乃胃气告匮，不能接生新苔，而旧苔仍浮于舌面，不能与舌中之气相通，即胃肾之气不能上潮，以通于舌也。骤饮误服凉药伤阳，热药伤阴，乍见此象者，急救之犹或可复，若病势缠绵日久，渐见此象，真气已索，无能为矣。常见寒湿内盛之病，舌根一块白厚苔，如久经水浸之形，急用温里，此苔顿退，复生新薄苔，即为生机。余亦见寒湿内盛之人，初病舌不见苔，及服温化之药乃渐生白苔，而由白转黄，而病始愈。又如寒湿在里，误服凉药，呃逆不止，身黄似疸，而舌反无苔，脉象沉细无力，此脾胃气陷之征也。水气凌心，胃阳下陷，忽变无苔，日久即变黯紫也。苔亦有内热闭滞，致脾气不行，饮食津液停积于胃。故舌生苔，若脾气不滞则饮食运化，津液流通，虽内热未必有苔也。周氏又云：亦有常人胃中夙有冷痰凝血，舌上常见一块光平如镜，又凡有痞积及心胃气疼者，舌苔亦多怪异，妇人尤甚，又见病困将死之人，舌心一块厚苔，灰黄滞黯，四面无辅，此阴阳两竭，舌质已枯，本应无苔而犹有此者，为病中胃强能食，五脏先败，胃气后竭也。或多服人参，无根虚阳结于胸中，不得遽散，其余焰上蒸，故生此恶苔，甚或气绝之后，半月胸中犹热，气口脉犹动也。余又见一肾阴肾阳大亏之人，舌质紫红润泽无垢，近舌根生一块黑润厚苔，其苔上生紧密黑毛，长二三分，百药罔效。余用大剂温肾填阴，服多剂，黑毛始脱，黑苔亦逐渐化尽而愈。此肾命大亏，浊阴上结而生苔毛。肾得温补，命火蒸腾，浊阴渐化也。

按：此辨舌苔，鉴别有根无根，病案举例，条理清晰。

辨舌苔察时温与伏热

吴坤安云：凡外邪之人，先到卫分，卫分不解，而后入气分而营分，再不解则深入血分。如风热无湿者，舌质白润无苔，或有苔亦薄。热兼湿者，必有浊苔而多痰，此邪在卫分，可汗解之，如麻杏薄荷之类。如舌苔白厚而干，邪在气分，宜解肌清热，如荆葛翘荷之类。自内兼黄，仍属气分之热，不可用营分药。白苔边红，此温邪入肺，灼干肺津，不可辛温过表，清轻凉散为当。若气分化热不解，则入营分，此由卫而气，由气而营，由营而血，逐层递进，顺传之径也。或温邪由口鼻吸入，上焦心肺先受而后竟入营分，舌苔亦由白而绛，为逆传也。邪热入营，舌质必绛而燥，惟犀羚栀翘鲜大青为妙品，以能透热于营中也。邪在营分不解，渐入血分，入血分则舌质深绛，烦躁不寐，时有谵语，宜急清血分之热，如鲜生地、丹皮、金汁、犀角之类。若舌质红苔白，根带黄，此热虽入营，温湿之邪尚在气分流连，可冀战汗而解。若舌红绛，中仍带黄白等色，是邪在营卫之间，当用犀羚以透营分之热，荆薄以解卫分之邪，两解以和之。此由外而内，自上而下，顺逆传经法也。外感温病，风寒诸感，无不皆然。若伏气温病，自里出表，乃先从血分，而后连于气分，故温暑初起，舌即绛者，因内夹伏气，而邪不入气分，而直窜营分也，宜先清营分之热，如鲜地、大青、丹栀、豆豉、白薇之类。大抵寒温自表传里，发病即现白苔，而舌质之色如常无变。温暑之邪，自里达表，初起舌质光红，虽有浮垢反而无根。马良伯云：凡风寒湿诸热病，始起则舌滑而薄；温热暑风，始起则舌即绛色。盖温暑病，里先有郁热，故宜清泄，甚或用凉，切忌辛温芳燥。邵仙根云：伤寒邪从肌表而入，以舌之白黄，分表里而汗下之。温暑从口鼻吸入，以舌之绛白，分营卫而清解之。更以舌质之燥润，辨津液之存亡。

炳按： 凡伏气温暑起病之初，往往舌红润而无苔垢。诊其脉软，或弦或数，口未渴而心烦恶热，即宜投以清解营阴之药。迨邪自营从气分出而化苔，然后再清其气分热可也。

若伏邪重者，初起即舌绛咽干，甚则有肢冷脉伏之假象，亟宜大清营分伏邪，而反现厚腻黄浊之苔，此即内伏之邪外达也。既达于气分，则从气分治之。更有邪伏于深沉，不能一齐化达者，如前化出之苔已退尽，色亦淡红，惟口苦或甜黏，其内伏未尽之邪仍留也。逾一二日舌复干绛，苔复黄燥，当再清之、化之。正如抽蕉剥茧，层出不穷。秋月伏暑深沉者，屡多此类之证。余前治姚姓妇伏暑，因初病时尚食肉品麦面，兼服补品，迨热重胃闭始停，而后身灼热，胸痞便闭，小溲短涩，因热逼血室，经水适来，俄顷未净即止，以至热入血室，耳聋目闭，神昏谵语，手足瘛疭，便闭溲涩。前医皆遵热入血室例，治多罔效，至病势危殆，始邀余诊治。余诊其脉弦数搏指，舌底苔灰黑黄焦，浮铺苔上，且黏厚板实，舌尖深绛，边

紫兼青。询其前由，问其服方，参考现证，为其疏方。遂重用
蚕砂、鼠粪化浊道而通胞门之瘀塞，硝、黄、牙皂以涤垢攻坚
积，地鳖、桃仁逐瘀通血络，鲜生地、大青叶、羚羊、钩藤清
血热而息肝风，鲜菖蒲、天竺黄豁痰而开心窍，服一剂，而大
便下黑垢瘀块，成团成粒者甚多。瘛疭即定，神志略清。次晨
复诊，脉势已平，而舌苔松腐，黑垢满堆，刮去瓢余，未减
其半。且逾时又厚，继进桃仁承气汤加减，服至五剂，舌垢
始净，身凉胃动，调理而痊。按此证因先病伏暑夹湿，继则
夹食，再则阻经停瘀，湿蒸热灼，便闭溲涩。邪无去路，又
值经来，邪热竟入血室，经水被热煎熬，以致凝瘀，瘀塞胞
门。前医虽当热入血室治，然药性不能直入瘀塞之胞门，故皆
罔效。证因夹湿、夹食、夹瘀、夹痰，堆积至重重叠叠。余治
以先通胞门瘀塞，其血室内之热，亦可同时引导下出。舌苔因
化反厚者，此因积藏过多，如抽蕉剥茧，层出不穷者是也。又
有湿遏热伏之证，亦同前状。初起脉沉濡而数，舌尖绛，边绛
略淡，中根灰白或灰黄厚腻，日晡热甚，便不畅，溲短涩，此
为热伏于内，湿遏于外，伏暑秋瘟秋燥，均多此证。治法以蚕
砂、滑石、菱皮、郁金，化浊宣气开郁，鲜生地、豆豉、青
蒿、白薇、焦栀以清透营热，从外达湿化热透，大便自下，小
溲亦长。

按：伏邪重者，曹氏辨舌苔，察时温，询其前由，问其服
方，参考现证，为其疏方。认为若前案误用荆、防、枳、朴，
反增胸闷干呕。若用硝黄妄下，则下利稀水，口舌化燥，胸闷
干呕，热亦反增，脾胃浊垢反不下，此余屡验之矣。

论伤寒夹虚劳

景岳曰：虚损之症，必有所因。而似损非损之症，其来则骤。盖以外感风寒不为解散，而误作内伤，或用温补，或用清凉，或用消导，以致外邪郁伏，久留不散，而为寒热往来，及为潮热咳嗽，其证全似劳损。若用治损之法，滋阴等剂以治，愈更留邪，热蒸日久，非损成损矣。欲辨此者，但当审其并无积渐之因，或身有疼痛，而微汗则热退，无汗则复热，或见大声咳嗽，脉虽弦紧，而不甚数，或兼和缓等症，则虽病至一二月，而邪有不解，病终不退者，本非劳损，误治以假弄真也。如寒热往来不止者，宜用一二三四五柴胡等饮，斟酌用之。兼咳嗽者，柴陈煎。若脾肾气虚，而兼咳嗽者，金水六君煎。或邪有未解，而兼寒热者，仍加柴胡。（诸方均见景岳《新方八阵》）。有一种血分郁滞，气行而血不行，徒为蒸热，俟蒸气散，微汗而热退者，此宜活血为主。总之，外感多而虚劳少者，以解外感表邪为重，惟避忌刚燥伤阴之味足矣。若外感轻微内虚甚者，则阳虚护阳，阴虚滋阴，见证施治，必须详辨属虚属实，属寒属热，斟酌尽善，庶几不误治矣。

按：此论伤寒夹虚劳，外感多而虚劳者少，以解外感表邪，避忌刚燥伤阴之味。详辨虚实寒热，见证施治。

论行经伤寒

朱丹溪云：血室。方氏云：血室为营血停留之所，经血集会之处，即冲脉，所谓血海是也。诸家皆从其说。惟柯氏云：血室，肝也。肝为藏血之脏，故称血室。陈自明云:《巢氏病源》并《产宝方》，并谓之胞门、子户，张仲景谓之血室。

《卫生宝鉴》云：血室者，《素问》所谓女子胞，即产肠也。程氏《医彀》云：子宫，即血室也。张介宾《类经附翼》云：子户，即子宫，俗谓子肠。医家以冲任之脉盛于此，则月事以时下，故名曰血室。据最近西医学说，亦名子宫。许叔微所谓方未受孕，则下行之，以为月水。既妊娠，则中蓄之以养胎。及已产，则上壅之以为乳。皆血也。余意察，为月事、为养胎，皆血是也。其既产以为乳者，乳非血也。乳者，乃饮食入胃化出之乳糜汁而为乳，实未成血之物也。若不为乳，以此汁再入循环器，则化赤而为血，再经运行于周身，后清血荣经，其浊血流入血室，下行为月事，已妊娠者以养胎。盖血室即子宫，平时则蓄血以行经，妊娠则系胎。凡行经时，则子门开张而下泄。故伤寒中风，适值经来，而邪热得直入血室。亦有经未至期，因热盛蒸迫血室，则血亦下行，顺则热随血泄，经行后热反化轻，否则热甚冲入胞门，阻拒其行经，下泄之血，留蓄胞门为瘀，以致血室之热，无从得泄，病必增剧。余前治偏门快阁姚姓妇伏暑，初病时尚食荤腥肉面，兼服补品，迨热重胃闭始停。而后身灼热，胸痞便闭，小溲短涩。因热逼血室，经水受迫而来，以致热入血室。俄顷未净经止。证现耳聋目闭，手足瘛疭，神昏谵语，便闭溲涩。前医皆遵热入血室例，治多罔效，至病势危殆，始邀余诊治。余诊其脉，弦数搏指，舌底苔灰黑黄焦，浮铺苔上，且腻厚板实，舌尖深绛，边紫兼青。询其前由，阅其服方，参考现症，断其为热入血室瘀塞胞门。胞门瘀阻不除，清血室热之药，无从得进，故诸治不应。余主先除胞门积瘀，冀以清热息风。遂重用蚕砂、鼠粪、蜣螂，化浊道以通胞门之瘀塞。硝、黄攻坚积，牙皂涤污垢，地鳖、桃仁逐瘀通络，鲜地合大黄，能化瘀泄热，鲜大青、钩藤、羚羊清

血热而息肝风，鲜菖蒲、天竺黄豁痰而开心窍。服一剂。逾
五六旬钟，大便即下黑垢瘀血块，成团成颗粒者甚多，热退其
半，瘛疭即定，神识略清。次晨复诊，脉势已平，而舌苔松
腐，黑垢满堆，刮去瓢余，来减其半，逾时又厚，继进桃仁承
气汤，加化滞清热之品。服至五剂，苔垢始净，身热亦退，胃
纳渐动，调理而痊。考此证先病伏暑夹湿，继则夹食，再则阻
经停瘀，湿蒸热灼，便闭溲涩，血室伏热内灼，胞门凝瘀阻
塞，以致邪无出路。前医以凉血清热之剂，以清血室。然药力
不能直入瘀塞之胞门，故皆罔效。余之收效，在通瘀导浊，以
二矢浊味，攻胞门之浊道也。前证若用小柴胡汤，则大误矣。
盖温暑治法，与正伤寒不同，叶氏《温热论》已辨之甚详，再
节录于下，以资参考。叶天士云：经水适来适断，邪将陷入血
室，少阳伤寒言之详悉，不复多赘。但数动（数动，辨脉也，
温病之脉数动，与伤寒热入血室之脉迟者不同）与正伤寒不
同。仲景立小柴胡汤，提出所陷热邪，以参、枣扶胃气，冲脉
隶属阳明也此惟虚者为合法。若热邪陷入，与血相结者（较热
入血室，不与血相结者为重），当从陶氏小柴胡汤去参、枣，
加鲜生地、桃仁、楂肉、丹皮，或犀角等，凉血散血，使血
不与热相搏，而后能和解。如陶氏之法也。若本经血结自甚，
或夹有瘀伤宿血，夹热而得者，其证必少腹满痛，轻者刺期
门（期门二穴，在第二肋端，不容穴傍，各一寸五分，上直两
乳，足太阴厥阴阴维之会，举臂取之，刺入四分，灸五壮，肝
募也），以泻其实，使气行瘀散也。重者小柴胡汤，去参、枣
之甘药，加延胡索、归尾、桃仁，以利其气，破其血也。夹寒
加桂心，气滞加香附、陈皮、枳壳。然热陷血室之证，多有谵
语如狂之象，与阳明胃实相似，此种病机，最须辨别。血结

者，身体必重，非若阳明之轻转便捷。何以故？盖阴主重浊，络脉被阻，身之侧傍气痹，连及胸背皆拘束不遂，故去邪通络，正合其治。往往延久，致上逆心包，胸中痹痛。即陶氏所谓血结胸也。用犀角地黄汤，加大黄、桃仁、红花、枳实，最为合法。

按： 从医家对血室（子宫）的论述和西医学的命名，子宫的生理，及行经伤寒的病理、治法方药阐述详尽。

论伤寒转痉

石氏《医原》，论痉病证治一则，颇有发明，录之以备参考。石芾南云：世俗未解六气致病之理，不知六气最易化燥，及小儿尤易化燥之理，见儿发热，不问何邪，概曰风寒，辄与辛燥升散，杂以苦温苦涩消导，津液耗伤，致成痉瘛。乃见儿痉瘛，便称惊风，乱投冰、麝、金石，苦寒慓悍毒药，以为开窍镇惊，清热祛风。家藏丹丸，世传秘方，多系如此，误治甚多。又或将惊字误作筋字，挑筋刺血，强推强拿，其在富贵之家，酿祸尤速。尝见荐医荐方，接踵而至。此医用热，彼医用寒，一日之间，七方十剂遍尝，刀针金石全施。又或送鬼叩神，此摇彼唤，使儿无片刻之安。重棉厚絮，炉火壶汤，使儿在热盒之内。假使延一明理之医，对症施治，夫何至于此极。大抵痉病多由于燥热化风，虽名曰风，实是肝阳为病，筋失滋养，故致强急。试举其大略言之：风寒初起，发热无汗，无论痉与不痉，治以辛润，如杏仁、牛蒡、桔梗之类。寒重者，加温润，如葱白、生姜之类。风温温热，治以辛凉，于辛润法中，酌加微苦，如桑叶、菱皮、栀皮、连翘、蔗皮、梨皮、沙参之类。热重者，酌加凉润轻品，如银花、菊花、知母、羚角、竹叶、芦根、梨汁、蔗汁之类。湿痰，加半夏、蜜炙橘红之类。热痰，加川贝母、天竺黄、瓜蒌霜、花粉、胆星之类。燥火甚者，清燥救肺汤在所必用。湿夹热者，加辛凉辛苦。如蔻仁、通草、茯苓、滑石、鲜竹叶、鲜荷叶、扁豆花、姜炒川连之类。阴液亏极，色悴窍干，无涕无泪，口喑不能言，宜速救液，如鲜生地、麦冬、元参、鲜首乌、阿胶、鸡子黄、鲜石斛、生玉竹、女贞子、牡蛎、龟板之类。液虚燥极，必多进方回，切勿中途易法，致令不救。

王勋臣小儿抽风之论，实亦瘈疭之类，即吴鞠通所谓内伤饮食痉，世俗所谓慢脾风是也。王清任曰：夫抽风一症，今人治之不效者，非今人错治，乃古方误人。此证多由于伤寒温疫，或痘疹吐泻等证，病久而抽，则名曰慢惊风。慢惊风三字相连立名，不但文义不通，亦未细察病源。若真是风，风之中人，必有由皮肤入经络，亦必有由表入里之证可查。既查无外感之表证，何得总言是风。其所以言风者，因见其病发作之时，项背反张，两目天吊，口噤不开，口流涎沫，咽喉痰声，昏沉不省人事，以为中风无疑。殊不知项背反张，四肢抽搐，手指固握，乃气虚不固肢体也。两目天吊，口噤不开，乃气虚不上升也。口流涎沫，乃气虚不归原也。元气既虚，必不能达于血管，血管无气，必停留而瘀。以一气虚血瘀之证，反用散风清火之方。服散风药，无风则散气。服清火药，无火则凝血。再服攻伐克消之方，气败血亡，岂能望生！每见业小儿科阅历多者，绝不误人。因抽风古方不效，见抽风则弃而不治，亦有看小儿现在之证，知必抽风，虽无方调治，亦必告之病家，此病恐将来抽风。凡将欲抽风之前，必先见抽风之证。如见顶门下陷，昏睡露睛，口中摇舌，不能啼哭，哭无眼泪，鼻孔煽动，咽喉痰声，头低不抬，口噤无声，四肢冰冷，口吐白沫，胸高如碗，喘息气促，面色青白，汗出如水，不能裹乳，大便绿色（大便色青，有寒有热），腹内空鸣，下泻上嗽，肌肉跳动，俱是抽风先兆。前二十证，不必全见，但见一二证，则知将来必抽。其中有可治者，有不可治者。若露睛天吊，不食不哭，痰鸣气喘，病虽沉重，乃可治之证。若天庭灰黑，肾子收缩，或脉微细，或脉全无，外形虽轻，乃不治之证。可治者，宜可保立苏汤主之。生黄芪一两五钱，党参三钱，白术二钱，甘草二钱，当归二钱，白芍二钱，炒枣仁三钱，萸肉二钱，枸杞子二钱，破故纸一钱，桃核肉一枚，水煎服。此方专治小儿因伤寒瘟疫，或痘疹吐泻等证，病久气虚，四肢抽搐，项背反张，两目天吊，口流涎沫，昏沉不省人事。至其分两，指四岁小儿而言。若两岁者可减半，若一岁者可用三分之一，若二三月者，可用四分之一，不必拘于剂数。

按：痉者，强直反张之象。以其筋肉牵引，身体强直性。伤寒有变痉病，故项背强直之证。六气最易化燥，小儿尤易化燥。曹氏引经典阐述，及临证痉病、伤寒温疫，或痘疹吐泻等所致的抽风症。

论伤寒转闭

心为一身之主宰，心藏神，其体清虚，外衣膜络（即心包络）乃神之宫室，即神气出入之里窍也。上通于脑。盖神以心为宅，以囟为门，故心为藏神之脏，脑为元神之府，神明出焉，灵机发焉。若为痰火所蒸，瘀热所闭，则心灵顿失，神明内乱，谵语如狂，或为痉为厥，急则内闭外脱。若不细辨明晰，焉能起死回生。吴鞠通云：内闭谵语之由，载《伤寒论》

中，已有八条。有被火劫谵语者，有汗出谵语者，有下利谵语者，有燥屎在肠谵语者，有三阳合病谵语者，有过经谵语者，有亡阳谵语者，皆当色脉合参，详辨因证而救之。至于叶案温病论治，尚有心阳素扰，神不安而谵语者；暑邪烁营，逆传心包而谵语者；痰因火动，蒙蔽神明而谵语者。如伤寒误遏，邪闭血管，变血结胸而谵语者；暑湿邪闭血脉，热甚神昏谵语者，较伤寒为尤多。章虚谷云：如风寒等邪发表汗出，病仍不退，而又表之，反加神昏谵语，于是更用凉泻，误而又误，以至于死。此因初起不明，或止用卫分之药，腠开汗泄，而营分之邪反陷。或夹寒湿阴邪，应用辛温，而表药中杂以凉药，既重虚其卫，而凉药闭其邪于血脉之中，心主营血，故亦神昏谵语。若胃腑邪重热盛，心包近心，心受胃热蒸逼，故其神昏，皆全然不知人事。若由邪闭血脉者，离心稍远，故呼之即觉，与之言不知人事。若任其自睡而心放，即神昏谵语矣。其脉必兼涩滞，以邪闭血脉，使脉涩滞也。此叶氏用桂枝红花汤加海蛤壳、桃仁，以开邪闭，或佐归须、赤芍之类，以通血脉。如热甚略佐凉味，无热必须温通。盖血得凉则愈闭也。又有暑湿邪盛，至下午晚间身热更甚，神昏谵语，至早上午前，则神识清楚，身热亦微。此邪在三焦脾胃，因湿重遏热不得透发。湿为阴邪，旺于下午阴分，热不得外泄，则内扰而神昏，至早上阳壮气升，则神清矣。此与热入血室相似，而病因治法大异。其舌苔无论黄白，必兼滑腻。宜辛香苦温，先开逐其湿秽，使三焦气通，热邪得透发，再用辛凉清之自愈。若治不如法，轻则变疟痢，重则必死也。此皆似闭非闭，欲闭未闭之证。特重为揭出辨之，使后学不致误入歧路以误人也。

按：此伤寒转闭其因三：一热邪烁营，逆传心包而闭者；

二痰因火动，蒙蔽神明而闭者；湿热熏蒸，上蒙心包如闭者。曹氏谓：心为一身之主宰，心藏神，其体清虚，外衣膜络乃神之宫室，即神气出入之里窍也。若为痰火所蒸，瘀热所闭，则心灵顿失，神明内乱，谵语如狂，或为痉为厥，急则内闭外脱，则要细辨明晰。则告诫那些似闭非闭，欲闭未闭之证。特重为揭出辨之，使后学不致误入歧路以误人也。

论伤寒食复

热病瘥后，饮酒而复热。盖酒味辛而大热，伤寒前热未已，而又饮酒，则转加热甚而增剧，必兼烦闷干呕，口燥不纳等症。急用川连、葛花、连翘、生栀、枳实、乌梅、银花解之。林澜用小柴胡汤加葛根、黄连、乌梅。脉洪大者，人参白虎汤加葛根、黄连，或竹叶石膏汤加鸡距子亦妙。《千金方》云：大病瘥后食猪肉及羊血、肥鱼、油腻等，必大下利，难治。食饼、饵、粢、黍、饴、铺、侩、馑、枣、栗诸果，坚实难消之物，胃气虚弱，不能消化，必更结热，不下必死，下之复危，皆难治也。瘥后食一切肉面者，病更发。饮酒又食蒜、韭菜者，病更发。食生鱼鲜，下利不止。食生菜及瓜，令颜色终身不复。食生枣、羊肉，膈上作热蒸。食犬、羊等肉，作骨蒸。新汗解后，饮冷水者，损心包，令人虚，虽补不复。《金匮》云："时病差未健，食生菜者，手足必肿。"此皆瘥后食物之禁也。

按：热病瘥后，因胃气尚虚，余邪未尽，应饮食调护，瘥后食物有禁忌。

痰病证治说

痰为病之标，非病之本也。善治者，治其所以生痰之源，则不消痰而痰自无矣。痰乃饮食所化，有因外感六气之邪，则脾肺胃升降之机失其常度，致饮食输化不清而生者；有因多食甘腻肥腥茶酒而生者；有因本体脾胃阳虚，湿浊凝滞而生者；有因郁则气火不舒而蒸变者，又有肾虚水泛为痰者；更有阴虚痨症，虚火上烁肺液，以致痰嗽者，此乃津液所化，必不浓厚。其余诸痰初起，皆由水湿而生。

外感痰：风邪入肺，即发咳嗽，初起痰如稀水，外证必鼻塞声重，口干喉痒，宜服和胃二陈丸。如阴寒甚，脾胃虚，水泛为痰，治下以济生肾气丸，桂附八味丸为主，治上以益气六君丸、星香导痰丸为主。若寒邪久留肺胃，口干，时吐涎沫，痰白如泡，宜先服岩制半夏，次服二陈丸以除根。此即痰饮症，高年最多。若积饮日久，胸膈间内结窠囊，如水盛壶中，谓之饮囊，揉之辘辘有声，宜久服消饮苍附丸，可逐渐除饮消囊。若因暑咳嗽，口燥音嘶，烦热引饮，咳吐黏痰，岩制半夏、节斋化痰丸最效。甚则痰中见血，先服清肺枇杷膏除痰止血，次以元霜紫雪膏善其后。若湿犯肺胃，苔白厚，咳嗽多痰，骨节烦疼，四肢沉重，宜服二陈丸、岩制半夏。又有小儿感冒风寒，连声顿咳，咯血声哑，面目浮肿，名鸬鹚咳，鸬鹚涎丸最效，间服岩制川贝更妙。

气郁痰：七情郁结成咳，多因咳痰不遂，气郁成火，凝结痰涎，或如败絮，或成梅核气，滞塞咽喉，吐不出，咽不下，甚则上气喘急，此证惟妇人最多，宜服岩制川贝、节斋化痰丸。若热郁于肺，干咳无痰，面赤肺胀，喘急，此肾亏虚火灼肺之证，服润肺雪梨膏、清肺枇杷膏、清金止嗽膏，最稳而灵。若咳嗽日久，积痰如胶，留滞肺管，上气喘急，禀实者，朝服星香导痰丸，晚服岩制川贝；质虚者，朝服痨嗽杜瘵膏，晚服节斋化痰丸或金水六君煎，最为适宜。

食积痰：伤食生痰，久积发咳，胸满噫酸，先服礞石滚痰丸，下其痰积，再以除痰二陈丸搜其停湿。若稠痰壅滞气急，皆由湿火上炎，冲逼肺气，清气化痰丸、竹沥涤痰丸甚效。若脾虚气弱，痰喘腹胀，大便溏泄，宜服二陈丸、益气六君丸。若多食肥腻，生痰厚浊，宜服楂曲平胃散。

痨瘵痰：痨瘵者，乃久咳成痨，内伤肺脏之重症，非汤药能见速效，必须兼服膏丸，调其气机，益其血液，渐图缓效，此为正法，症分干咳痰嗽二种，干咳乃痰火郁于肺中，轻则连咳数十声，略有稀痰出，重则虽多咳无痰，清金止嗽膏、润肺雪梨膏，亦稳亦灵，甚则喉痒咳血者，先服立止吐血膏止其血，次服元霜紫雪膏润肺燥而清血热，终服痨嗽杜瘵膏，滋气液以扶元。若见自汗喘息，乃肺气欲绝之危候，急服代参膏，间服獭肝丸。

痰塞咽喉：若顽痰郁火壅闭喉间，顷刻饮食阻碍，隔不能入，气喘息粗，甚则神识昏迷，急用导痰开关散，开水调下，立吐稠痰，痰出人即清醒。雄黄解毒丸效亦相同。势轻者，但含玉霜梅亦能吐出顽痰，俄顷即松，屡验不爽。

痰迷清窍：若清窍为痰火所蒸，痰瘀所迷，则心灵顿失，轻为怔忡，重为癫狂，或为痉厥，或为惊痫，急则内闭外脱，其命立倾。

怔忡症：心跳神虚，时有错语，或独语如见鬼，虽属心神不交，然每有痰火内扰，朝服金箔镇心丹，夜服朱砂安神丸，肃清痰火以定心，心定则神自复，神复则怔忡自愈。

狂癫症：狂者武呆，癫者文呆，方书虽有阳狂阴癫之分辨，然皆由于痰迷清窍，心脑顿失其灵机，必先辨其为新病、为久病，新病久病之中亦必辨其痰盛火盛。新病温邪，火升而痰蒙者，多发狂症，宜先服礞石滚痰丸，急泻其火以降痰，次服新定牛黄清心丸，开豁其痰以清神，神清则发狂自止。继服叶氏神犀丹，肃清余火，以谨防其复发。久病郁症，痰迷而火伏者，一多发癫证，宜先服龙虎丹，上能涌痰，下能坠痰，为分消顽痰首推第一之妙药，屡奏捷效。次服猪心甘遂丸，搜剔包络之痰瘀，逐渐从大便而泄。一经火泄痰稀，终服定痫丸，镇心平脑以善后。

痉厥症：辨其因，虽有外感时病、内伤杂症之不同；辨其名，虽有风痉、暑痉、湿痉、燥痉、风湿痉、温热痉及气厥、血厥、痰厥、食厥、痛厥、惊厥、暴厥之各异，而究其病机，无不由于肝风内动，胆火上炎，夹浊痰黏涎，迷蒙神气出入之清窍。新病者，多为火旺生风夹痰上壅，宜先服当归龙荟丸，急泻胆火以平肝，次服瓜霜紫雪丹，芳透络痰以清心，终服朱砂安神丸，清心宁神以善后。久病者，多属血虚生风，胆涎沃心，宜先服叶氏神犀丹，肃清络痰以醒神；次服桑麻六味丸，滋养肝阴以藏魂，终服金箔镇心丹定心安神以善后。

惊痫症：惊以许氏惊气丸最灵，间服白金丸以搜根，悸则金箔镇心丹最效，间服和胃二陈丸以蠲饮，终则久服朱珀归脾丸以善后。痫者宜先服五痫丸，继服人参定痫丸，大势既瘥，则久服珠粉定痫散，以断其根。若胎痫，因在母腹中时，其母有所大惊，故令子发为惊痫。殊少特效之药，当辨其痰多者，久服橄榄膏，涤其顽痰以取效，神虚者，久服河车丸补其胎元以图功。若内闭外脱者，闭者络闭，脱者气脱，每多不及救治，急以代参膏，开水化汤调下，张氏牛黄清心丸，或以挽回十中之一也。

痰积胃肠：痰既积胃肠，则必有老痰顽痰内伏，胶黏坚固，或有瘀热凝结，成为结痰，或有伏饮化浊，成为浊痰。方书虽皆以礞石滚痰丸下其结痰，痰下尽则诸症自愈。然亦当分辨，如顽痰由于瘀热结成者，首推节斋化痰丸最效，次服竹沥涤痰丸以除根，若兼气喘，宜用苏痰滚痰丸，下其痰以定喘，继服星香导痰丸，消其余痰以善后。如老痰由于浊饮所化者，首推珍珠滚痰丸最验，次服和胃二陈丸以除根。若兼肿胀，宜服济生肾气丸，化其饮以退肿，继服益气六君丸，调补脾胃以善后。总使脾气健旺，胃气通降，庶免再生痰涎。

痰窜膜络：若痰涎流入两手支络，则两臂酸痛发战，不能举物，甚则手足不能转移，宜服指迷茯苓丸，方极和平？而义精效速。若脉络不通，手足冷痹串痛，由于痰涎死血流注四肢膜络者，宜朝服三因控涎丹，夕服蠲痛活络丹，搜涤络痰，以宣通经隧，投无不效。若顽痰夹毒瘀恶风窜入膜络，手足瘫痪不遂，腰腿酸痛，四肢麻木，筋脉拘挛，不能步履，甚则流注串毒，非圣济大活络丹不能透达，较之小活络丹功用悬殊。若小儿急惊发抽，由于风痰窜入膜络，轻服回春丹，重用苏合丸。

按：此痰病证治，从外感痰、气郁痰、食积痰、痨瘵痰、痰塞咽喉、痰迷清窍、痰积胃肠、痰窜膜络八类痰病证按类列症，随症出方，选方则荟萃膏丹丸散之效用彰著者逐一介绍。其详实指点处，即不知医者亦有所宗。如治外感痰中的"岩制半夏""岩制川贝"二方，从旧方、旧成药中发掘出新疗效；

定出前者治风寒水湿顽痰，后者治燥火郁痰，界限分明，药简而效博。

参考文献

1.浙江省中医药研究院.医林荟萃·曹炳章学术经验专辑 [M].杭州：浙江省中医药管理局，1991.

2.曹炳章.辨舌指南 [M].天津：天津科学技术出版社，2013.

第十三章

杨则民医话

杨则民（1893—1948），乳名纪元，学名则民，又名寄玄，字潜厂（"厂"音 an，同"庵"），今诸暨市草塔庄余霞村人。杨氏是近代医学史上颇有成就的一位医家，自幼刚直不阿，聪颖过人，笃志劬学，古今中外之书无所不读。后接受进步思潮，从事革命活动，曾两度因此入狱。铁窗无所事，遂悉心研究中西医药，朝斯夕斯，乃成绝学。为当代倡中西医结合，并亲付之实施者。所著《内科学讲义》等，可谓汇通中西。杨氏于医学之外，益以哲学，著《内经哲学之检讨》，其说理透彻，行文流畅。丁济民说："吾国医界中，能熔中西医学暨古今哲学于一炉者，杨公实为千古一人。"

论学识与经验

有系统有胆识之谓学，于学得其条贯，知其原理，能应用于实际而无误者之谓识。但能运用前人实践法则而不明其原理者之谓术，运用实践法则而圆到，如出自心裁者之谓经验。故学识者知之半，经验者行之半，知难而行易也。譬诸草木，学识其根本，经验则枝叶，本重而末轻也。今之医生，唯尚经验而已。吾乡老医有行道四十年不知有仲景其人者；有甫能疏方即以经验自夸者。若辈谓读书徒乱人意，治病贵有经验而已。夫经验非不可贵，然须与学识联系之，则理论与实践合一，以经验补充理论之发展，以理论指导经验之适当，庶收相得益彰之效。且医学者非一二天才所独创，乃积千百年与千百人之经验观察而得之，故医学者千百人经验综合之说明也。吾人读先哲遗书，无异取得前人经验而证明之。谓读书徒乱人意，正显其无能力读书耳。抑一之见闻有限，疾病之种类无穷，病情万变，治法非一，苟大经大法先不了然于胸中，即不能随机以应变，生理病理纷纭万端，若不得其枢要，将何以起衰而扶危，个人经验之不足持，博览兼综之为必要，尚待言哉。庄子有言："井蛙不可语于海者，拘于虚也。"故拘于虚者，不可与共学。

按：此杨氏论学识讲经验，来自实践，以庄子之言告诫，井底之蛙你不可以和它讲海，因为它被狭小的生活环境所局限；夏日之虫你不可以和它讲冰，由于环境的差异，人各有不同；道不同者，难以与之相谋。

阴阳寒热虚实辨

症候者，机体对病之反应现象也，多含有自然治愈之倾向。医者利用此机能，相其时宜以亢进或减退之，而恢复其生活之恒态。惟机体对病之反应现象（即症候）错纵变化，非有一定。或有使病毒向汗腺遁逃之势者，如发热恶寒则汗之即已。或有使病毒向肠管排泄之势者，如痛、满、积、实，则泻之即已。或有使病毒向小便去而机能未及者，如小便频数而短，则用淡渗以助之。或有使病邪向外逐出而机能未及者，如窒闷、恶心，则用吐剂以助之。此种宜汗宜吐宜下宜利之机，辨之非易。若不予为讲究，将何以辨症而处变哉。

究古人辨症之法：总言则惟阴阳之分，分言则寒热虚实表里六字尽之。以今语释之，凡新陈代谢机能之亢进者为阳，衰退者为阴。神经兴奋者为阳，衰弱者为阴。体力如旧者为阳，消耗者为阴。消化良好者为阳，消化机能不良者为阴。血行亢进者为阳，衰退者为阴。体温在37℃以上者为阳，不及37℃者为阴。营养良好者为阳，不足者为阴。病理机转积极者为阳，消极者为阴。故古人以表为阳里为阴，热为阳寒为阴，气为阳血为阴，动为阳静为阴，多言为阳无声为阴，喜明为阳喜暗为阴，以脉之浮、大、滑、数为阳，沉、细、微、涩为阴也。总之凡机体机能而有亢进、兴奋、积极、热性症候者为阳，有衰退、抑制、消极、慢性、寒性症候者为阴，此其辨也。

寒热者非仅指体温言之，惟体温尤甚注重者耳。凡体温超过常温者为热，不及常温者为寒。若无外感而因人体机能亢进，总不显外热而有内热壅迫之候，亦为热证，通称郁热，以清滋剂解之。若人体机能衰退，纵显外热而内有寒象，虽喜热饮，亦为寒症，通称里寒或真寒，以温热剂与之。以分泌物多少分寒热者，如胃分泌过多则吐水涎，肠黏膜分泌旺盛则泄泻，支气管分泌过多则咳痰涎。若系急性热病则分泌少，古人以热视之，若为慢性则分泌多，以寒视之。分泌减少则上燥乃渴，下燥则结，皮燥则揭，骨燥则枯，是为热症，法宜润燥。分泌过多则水溢于外为肿，于内为胀，在上则喘，在下则泄，属寒者多，法宜温发温渗。此以液体多少分寒热也。

胃机能衰退则食入即吐，或不能下食，或食后胀满。肠机能衰退则吸收障碍，发为胀满，甚则下利完谷，是为寒症，宜以温利与之。胃肠消化旺盛则善食易饥，是为热症，宜与寒药。此以消化机能之盛衰而分寒热也。

喜热饮者为寒，脏腑阳气不足欲取热食以温内也。喜寒饮者为热，脏腑机能亢进而津不足以继之，一欲取寒以杀其热势也。此以饮食之寒热别之也。

痛而发赤肿为热，因充血而受渗出物之压迫，刺激而作痛也。痛无赤肿者为寒，神经痛也。

阳狂惊狂痉挛，为热入脑而神经亢进之候，故属热。恶寒蜷卧喜暗为机能衰退，故属寒。总而言之，消化、吸收、体温、生成旺盛为热，衰退者为寒。神经兴奋、分泌因热燥不足以继之者为热。反之则寒。此其辨也。

是故发热、头痛、斑疹赤丹、喉烂牙痛、目赤黄疸、诸逆上冲皆为充血热性机能亢进之象，故属热。揭去衣被、惊狂、闷瞀、躁扰痉挛，皆为受热而神经受灸反射亢奋之候，故属热。烦渴、喜饮、便秘溺赤皆为内热津少之象，故属热。气急、气喘、呼喊狂越皆机能反射亢奋之象，故属热。憎寒、身冷、肢厥、面色苍白、喜热皆代谢机能减衰，贫血之候，故属寒。吞酸、膈噎、嗳腐、胀哕、鹜溏，清浊不分、呕吐皆消化机能衰退之候，故属寒。虚劳浮肿为贫血，为血行减衰，故属寒。肠鸣、腹痛因感寒而得，故属寒。阳痿、遗尿为神经衰弱不足之候，故属寒。

虚实者，指正气邪气而言，邪气盛则实，正气夺则虚。正气为机体之抵抗力，邪气为病毒、细菌及气候骤变诸因素。机体不能抵抗病邪，为正不胜邪，当扶正为急。病毒肆张，抵抗力虽强不足以除之，则当除毒邪，以药助之，或汗或泻所以助正之不及也。正气与病邪相持不决时，视其强弱，或助正以和解之，或补泻并施之。若病邪克正或将危及生命，则舍病毒而救生命，所谓急则治标也，亦即救正气也。正气得救，然后去其病邪。此即邪正虚实消长之间，其机甚微，不可不辨。

表里实者，正气有力能抵抗病邪，其反应现象强盛也。故发热身痛，或恶热掀衣，或恶寒战栗，或走注赤痛或拘急酸痛，皆为表实。而胀痛、痞坚、闭结、喘满、懊侬不安、躁烦不眠，或气血结聚腹中，或寒邪热毒深留而反应强烈者为里实。有病之神经亢奋，如气粗、声色壮厉者为气实。有充血而痛且坚为血实。机体之产热散热同时亢进者为阳实。外无热候而痛剧者为寒实。凡属实症，皆为邪正匹敌之候。治疗者为助正以去邪则病易消失。故治实宜用急法，因迁延时久则正弱而邪将克之，故无缓法也。治实有巧法，因正气奋力以除病邪，治者正可迎其机而助去病邪也。

表里虚者，正气不足以抗病，或且为病所乘而呈机能衰减也。故末梢神经衰弱，不能约制汗腺则自汗盗汗；又衰弱不任刺激则怯寒畏光；脑神经因病衰弱则眩晕；四肢神经因病衰弱则麻木；贫血则毛枯、肌瘦、萎黄、憔悴皆为表虚。心脏衰减则心悸亢进；神经衰弱则惊惶而神魂不安；消化机能减退则饥不能食，渴不喜饮，多呕恶而气虚中满，甚则泄泻；分泌减退则津液不足，此皆里虚也。凡神经衰弱者为阳虚，凡贫血而内分泌减退者为阴虚、为血虚。肺部无力及因全身营养不良而有脱力状者为气虚，此其大端也。故虚证皆为正不任邪或邪将与正同尽之候，治者宜用轻和之剂缓以图之。否则精气已减，再经药之峻猛，体必不支，邪去而正已亡矣。故治虚无速法，亦无巧法也。

表里者以正气抗病之倾向言之。吾人之病，外感者多。故不论风寒暑湿由外感而成者，必有表证，盖外感诸病先侵皮毛而后入里，当其尚未入里之时，正气倾其力以与之争抗，则有头痛、发热、身痛、恶寒之候，所谓表症是也。医者于此而用药疏解之，则病去而正不伤。或发表、或和解、或温散、或凉解、或温中托里以不散散之，或补阴助津以助汗解，随病变化，法无一定。要之，疏解者利用正气向外之势也。故曰："从外之内者治其外；从外之内而盛于内者，先治其外而后调其内也。然病有七情、劳倦而成里症者，有表证失治而成里证者，其证或为烦渴引饮，或大实大满，或懊侬不眠，或呕恶窒闷，或斑疹谵语，或下利腹痛，宜辨其寒热察其虚实，清之下之温之补之是也。惟表里之间多有疑似，辨之不明祸如反掌。大抵小便清利者饮食如故，胸腹无痛象者，为非里症。恶热而不恶寒者，发热而身无疼痛者，脉不紧数者为非表症。故苟为里症便当治里。《内经》曰："从内之外者治其内；从内之外而盛于外者，先治其内而后治其外。"此之谓也。

按：此为杨氏从症候、机能的亢进或减退，及机体对病之反应现象，阐释阴阳寒热虚实。杨氏说寒热虚实表里之辨，虽如上述，惟此六者于病变上实极参互错纵之观，不能如上述之简单尽分也。试以寒热言之，则有上热下寒、下热上寒之异；有假热真寒、假寒真热之分；有热多寒少、寒多热少之别。而寒热真假更为治病之手眼。古人于此则述之明也。兹列寒热真假之特点如下。假热特点：口渴不欲饮水，即饮也不多，便溏溲清（亦有赤者），起倒如狂，禁之则止，斑浅红如蚊迹，脉无神无力（重按），兼参心脏、神经系统及各种机能状态可辨。

论阴阳不交

冷庐医话记西汉居士案云：尝治一人，患失眠，心肾兼补之药遍施不效……以半夏二钱，夏枯草三钱浓煎服之，即得安睡，乃投补心等药而愈。陆定圃推论，谓半夏得阴而生，夏枯草得阳而长，故能治阴阳二气不交失眠之症。此凿空妄谈也。考失眠原因非一，或由于上部充血（古称肝阳上行），或由于神经衰弱（即归脾汤证、酸枣仁汤证），或由于消化不良，或由于过度兴奋，或由于胃病变化，西汉居士以半夏与夏枯草治愈失眠症，殆为消化不良及胃病变化之故。何以知其然也？考《内经》治失眠用半夏秫米汤，后世则用温胆汤，皆以半夏为主药，而半夏又能治慢性胃炎。盖慢性胃炎为习见之病，其病之产出物常能刺激神经中枢而起不眠或头痛（古称痰厥头痛），半夏有抑制胃病产出物之效（古称化痰），故能治疗失眠，至夏枯草有促进胆汁分泌之效，且有解毒作用，胃病之消化不良者，得胆汁而良好，其分泌产物之毒素，得夏枯草而消解，故二药之治失眠，非能镇静神经也，能治胃病与恢复消化机能耳。

按：此论半夏、夏枯草治失眠之理，颇有见地。夏枯草有平肝清火之主功，失眠原因种种不一，肝阳上亢亦能使入失眠。夏枯草配半夏则寒热并施，阴阳相交，而寐得安。

论心肾不交

古人治失眠有用川连、肉桂二味而效者，谓之交通心肾，夫心肾不交因为臆说，谓川连泻心火，肉桂降肾火则臆说之臆说矣。然而用川连、肉桂而能治失眠者何也？盖失眠无不因于神经之亢奋、血液之上冲，而川连能治面红，急慢性病之颜面潮红者，川连自来为必用之品，可见川连有镇静作用也。而肉桂内服（若无胃肠炎症）立觉脐部以下有温热感，盖其芳香刺激作用相当理想，故能刺激胃肠使其轻度充血，因而减少头部之血量，脑神经得以安静而入眠。由此言之，川连之医治作用在减轻面火，肉桂之作用在引起胃肠充血，因而诱导头面之血液下行，故二品合用能收镇静入眠之效。

按：此等解释较为妥贴。

肝为刚脏济之以柔说

天士于膜胀、气闷、疼痛诸证，例称肝病。由今言之，则皆神经症也。治疗神经疾苦，向有治本治标二法。内服药除补剂外，大抵为治标之术。而治标则有刚柔二剂之异，凡气味芳香而有干燥之副作用者，曰刚剂。非芳香体而有安抚神经作用者，曰柔剂。前者如香附、青皮、茴香、丁香、肉桂、砂仁、豆蔻之类，皆有祛胀缓痛解闷之卓效。而天士谓肝为刚脏，济之以柔，不得用刚剂者何也？原天士之意，殆有见于各种神经证明芳香刺激之刚剂，每易增剧。用非刺激镇柔剂，辄得根治。故为是大声疾呼尔。盖因充血而引起之神经症，虚性亢奋之神经症，局部炎症所起之神经症，用以刚剂或可收效于一时，而足贻害于将来。余经验此殊多。天士之说固可信也。然刚剂非不可用也，各种消化不良所起之胀满疼痛症，非用刚剂便无良药可治，此则天士称为脾阳不振者。上药甚适用之。今之妄人唯执阴柔，读书无目，不如不读。此与乱用刚剂何择哉。

按： 此为胁痛范畴，药忌刚燥，以肝为刚脏，宜以柔济之。故滋阴柔肝养血，酸甘化阴，滋水涵木，行气活血，疏肝解郁止痛。故无刚燥耗液伤气之弊。

论气有余便是火

丹溪称气有余便是火，一后人又据《内经》五志之火造为气郁化火之说，逞臆率胸架空之甚。原夫惊恐喜乐皆神经兴奋之貌，古人以火喻之，犹可说也。至于气之有余，亦一切归之于火，则不辞已甚。查中医言气含义甚混，如胸闷、腹胀，气病也。而或为胃肠瓦斯，或为肝胀壅塞，或为精神郁积，或为消化困难胃肠弛缓，或为食多难消胃动不安，凡此岂得便谓是火乎！又如头胀、便秘、咽阻，亦通称气病也。而或为精神亢奋，为消化不良，为神经衰弱，为全身沉衰，为其他局部病变。凡此又便得谓是火乎？以丹溪之明而造语不谨如此，他可知矣。

按： 此杨氏对气有余便是火之言提出异议，气有余不便都是火，值得思考。

临床箴言

丹波元简曰："治病之际，精诊熟察于其轻重缓急进退之势，与邪正推荡之机，反复思索，痛着眼力；倘遇脉证不合者，审情辨奸，必认得日后如何，而处置对方无散后时，则重者能轻，进者能退，假令一时变生，我心予有所期，则操纵自在，不使其至于败坏困极，是良工之能事也。若不审其机，迁延失治，使轻者重，重者死，及异证蜂起则错愕失据，但蹑其踪而尾追之，或事后论变粉泽其非，皆粗工也。凡此所陈，必须认识各病之传变过程者而后能之，非见证治证者所能胜任也。《内经》曰："先热而后生中满者治其标；先病而后生中满者治其标；先中满而生烦心者治其本，小大不利治其标；小大利，治其本出；小大不利而后生病者治其本。"张景岳推论谓："诸病皆当治本，而惟中满与小大不利两证当治标耳。盖中满则上焦不通，小大不利则下焦不通，此不得不为治标以开通道路。"由今言之，中满则不能饮食，新的营养物无所摄收；小大不利则无所排泄，陈的代谢产物无有出路。于人体为极不利益者。因悟王孟英治病以宣通为主，即除病人之中满与小大之通利也。

按：治病求本，标本缓急，是治病的基本原则。临诊必须成竹在胸，失之则异证，坏证蜂起，祸不旋踵。故为临床之箴言也。

一病一方与一方万病说

诗有二派，一主灵感，一主典丽。陶潜李白，主灵感者也；灵均杜甫，主典丽者也。文有二派，一尚辞藻，一重思想。骈文尚辞藻者也，散文重思想者也。画有二派，一主线条，一主丰韵。北派金碧尚线条者也，南派泼墨尚丰韵者也。儒有二派，一尚博学，一尚高明，宋儒博物穷理，尚博学者也，明儒求良知，尚高明者也。如此对举，殆不胜言，而吾医亦有之，一主广大，一主简要，以为一病必有一方，治病当博考众方，精求妙药者，如孙思邈徐灵胎及日人丹波兄弟，皆尚博综，主广大者也。以为一方可治万病，病变虽多，法归于一，治疗唯求对症者，如金元四子，吴医温热家，及日人吉益东洞，皆尚捷经，主简要者也。凡此相对而立之学派，各有其思想之根据在焉，盖人心不同，各异其禀，有偏于阳者，有偏于阴者，偏于阳者好动无静，善直觉而不耐精究，富于情感而缺乏理智；基偏于阴者，则一切反是。前述诗之灵感派，文之辞藻派，画之丰韵派，儒之良知派，医之简要派，皆性之偏于阳者也。诗之典丽派，文之思想派，画之线条派，儒之博物派，医之广大派，皆性之偏于阴者也。偏于阳者尚直觉而善综合，眼明手快，为哲学家与政治家之头脑，医而偏此，往往为临床之大家。偏于阴者，惯沉思而好分析，思理绵出，为科学家与本业家之头脑，医而偏此，往往有卓越之发明。善偏于阳者，能圆机活法，有捷功亦有偶失；偏于阴者，有规矩准绳可收确效，此治医学所以博综广大，求为科学家也。以上就人心偏向言之，若以医理言，则二派得失，尤觉显然者也，简要派之言曰：论病之源以内伤外感四字插之，论病之情以寒热虚实表里阴阳八字统之，而论治病之方，则又以汗和下消吐清温补八法尽之，盖一法之中，八法备焉，八法之中，百法备焉；病变虽多，而法归于一（见《医学心悟》）。其绝端者，更引《内

经》"知其要者一言而终，不知其要流散无穷"以自满，于
是束画不观，唯诵口诀，嗟乎天下果有如是简要之医学乎，
此派发于金元之际，如刘守真之清火，李东垣之温脾，张子
和之以汗吐下三法治一切，朱丹溪以气血痰食概百病，王隐
君之百病治痰，赵养葵之阴亏火旺，张景岳之附子熟地，吴
有性之大黄芒硝，叶派医生之养阴生津，王孟英辈之清肃肺
胃，以及日医之万病一毒，吉益东洞之唯用经方，此皆笃
信"病变虽多，法归于一"之说，简要派之代表也。降及近
世，此风尤炽，不问病所，不识病名、不顾经过、不晓预
后，其于病也，无非"温热""温暑""风寒""湿火""暑
火""寒燥"等，六淫字上互凑成为二字而已；其于药也，
不过"芳淡""苦辛""甘酸""辛凉""苦温""甘寒"等
五味与寒热拼成二字而已；其于治也，无非"清肃""宣
化""理阳""理阴""清热""滋阴"等模棱两可语而已。此
即近世所谓温热家（一切病无不以治温热法治之者），简要
派之发展极端者，长此以往，中国医学，殆将亡乎。夫简要
派之所长，在综合判断以后，而予恰当之疗法，对症用之诚
有捷功，乃为事实。然不易言焉，盖综合判断之切当，有待
于各个部分之明了，此犹欲习文法，先明字义，欲究哲理，
先习科学也，故必治本草，而后能为药理之贯通，先明生理
解剖，而后能为病理之研究，先明各个疾病之特性，而后能
为症候群之研究，疾病共通性之透悟，此不易之理也。一贯
性之综合判断与治疗，非对症候群有深切之了解、病理药
理有相当之研究者，万万不能行之，此如朱熹所谓"格物穷
理以致乎极"，而一旦豁然贯通者之事，非束书不观、唯执
简要者，所能望其万一也。由前言之，则简要派之产生，为

由博而约，由分而合，所说道高明而极中庸也，医者而研究
在此斯为成功，此固非可律致者，前文所举金元四子、明清
张叶诸先生，皆几经辛苦而得，非如近世温热家，只习几篇
温热论，便谓能事已近者可比。不宁唯足简要派之所守在大
法，而治病识浅病，固非大法所能尽者。举例言之，如奎
宁白砒之于疟疾，砒汞之于梅毒，麻黄之治喘，麝香之壮
心，鹿茸之壮肾，乌头之治痹，米仁之治疣，衫脂白檀油之
治淋，昆布之治瘿，鹧鸪菜之治蛔，大枫子之治癞，硫磺之
治疥，肝脏之于雀目，铁剂之于贫血，皆功效卓然。有待于
博考深究而后能之。又如肾脏类之忌盐与蛋白，糖尿病之忌
淀粉与糖，皮肤结核之食淡，消化不良之食酸，痔疮之服硫
磺，喉头炎之于刺激食物，皆非大法所能辽，而有待个别之
深究；又如同一反胃也，有胃扩张与胃癌之异，有神经性与
食物往之异；同一噎膈也，有食道憩室与食道痉挛之异，有
贲门癌与食道狭窄之异；同一咳唾脓痰也，有肺病与气管支
气管之异；同一气急咳嗽也，有肾脏性咳嗽与心脏性咳嗽之
异，有胃病性咳嗽与肺病性咳嗽之异，此尤非简要派仅执大
法所能了然。而有待于好学详辨也。又是呕家忌甘，难用甘
草大法也，然吐之不已者，反服甘草而获愈；大黄荡实大法
也，然用之又久而便秘；小便不利而用补尿剂大法也，然肾
脏患者用之，反易证剧，而小便更不利；肝胃胀痛者，用芳
香疏大法也，然胃溃疡者用之，则痛愈剧，此又非详考细察
不为功，而但执简要用大法，遇之足以偾事也。由此观之，
博综群书，究明药理，为一点一滴努力之广大派，其有裨于
医学，概可知矣，孙思邈有言"胆欲大而心欲小，智欲圆而
行欲方"。简要派之所长，为胆大、为智圆；广大派之所长，

为心小行方；虽似各得其偏，然惟心小而深究其故者，为能有理解而胆大判断，行方而谨守原则者，为能得圆机而活法，世有好学之士，宁执一病一方，不信万病一方之谈。

按：此论文之精湛，强调辨证论治，不信万病一方之说，体现中医本色。文中证据充分，说理畅明，读之颇有启发，告诉我们医生，不能偏执一见，要博采众长，融会贯通，方可成为高明的医生。

论任医之道

王介甫《临川集》，有《使医》一篇，其言曰："一人疾焉而医者十，并使之欤？曰：使其优良者一人焉尔，乌知其优良而使之？曰：众人之所谓优良者而隐之以吾心其可也，夫能不相及，不相为谋，又相忌也，况愚智之相百者乎！人之愚不能者常多，而智能者常少；医者十，愚不能者，乌知其不九耶。并使之，智能何用、愚不能者何所不用，一旦而病且亡，谁任其咎耶。故余曰：使其力良者一人焉尔。使其优良者有道：'药云则药，食云则食，坐云则坐，作云则作。'夫然，故医也得肆其术而无憾焉。不幸而病且亡，则少矣。药之则食，坐之则作，曰：'姑如吾所安焉尔。'若入也，何必医，如吾所安焉可也。凡病而使医之遭皆然。"介甫论任医宜笃，是固然已。然其于善救方后序谓："谨以刻石，树之县门外左令观者自得两不求有司。"余虽未见所谓善救方者，然病变至多，症候不常，乌有可悬国门而施无不效之妙方哉。苏轼刻冷香饮子于潮州，当时误服而致毙者殊多（见宋人笔记）。以此例彼，概可知已。以荆公之明，乃有此谬。固知医诚不易言也。

　　按：医有优、劣，《内经》所谓有上工、下工之分。今有良医与庸医之别，委命庸医不如不医，病家不可不知。弃医不能存药，药不对症，成为毒剂，所谓验方，其实验在于精确辨证，病家得一方，妄投孟浪，不识辨证，则如自杀一同。

参考文献

1. 杨则民遗著，董汉良、陈天祥整理. 潜厂医话 [M]. 北京：人民卫生出版社，1985.

第十四章

徐荣斋医话

徐荣斋（1911—1982），字国椿，晚年自号三补老人，浙江绍兴人，住城内缪家桥河沿。早年师从越中名医杨质安，又问业于名医曹炳章，析疑问难，虚心求教，深得曹先生的赏识，遂成忘年之交。范永升在《徐荣斋医学丛书·序》谓"徐氏之于医，可谓始于《内经》而终于《内经》。始于《内经》者，学医从《内经》始；终于《内经》者，终生以阐释《内经》为己任，孜孜汲汲数十春秋。"徐氏治学严谨，博览群书，勤于著述，崇尚"读书破万卷，下笔如有神"。他潜心钻研中医理论和临床，尤以钻研基础理论和经典著作为擅长，撰写了大量学术论文和著作。对中医经典著作，特别是《内经》有精深的研究，同时在临床上也有着丰富的诊治经验，特别精于妇科。主要成就有编著《重订通俗伤寒论》《妇科知要》《内科精要汇编》《读书教学与临证》，点校《医宗必读》等。徐氏治学严谨，注重经典的学习，尤重视名家对经典的注释。"医者之学问，全在明伤寒之理，则万病皆通。"历时 11 年重订《通俗伤寒论》，辨析诸症，条列治法。认为方方切用，法法通灵。徐氏是继承和发扬"绍派伤寒"的忠实执行者，是当代著名中医学家。

舌诊说

舌苔无论何色，皆有治法，惟舌质变，则为难治。然舌质既变，亦要察其色之死活。活者，细察底里，隐隐犹见红活，此不过气血之有阻滞，非脏气之败坏也；死者，底里全变干晦枯萎，毫无生气，是脏气不至矣！所谓真脏之色也。辨舌色当中，以辨舌之黑色最难，然亦有"难里找易"的方法。如黑而干焦、肿硬、卷缩、芒刺者，属实热证，其脉必洪数沉实，证必大热狂躁，宜白虎、承气等方。黑而白、黑而灰、黑而紫，湿润软滑者，属虚寒证，脉必微弱，证必恶寒，宜四逆辈。此辨黑舌之方法，古今医学文献中都有这样的记载，特把它举出一个例子如上。

察舌为望诊当中一个有力的帮助，所以凡血液之变调（血热则舌红而边有瘀，瘀热则绛而紫之类），体液之盛衰（如荣润则津足，干枯则津乏，或枯萎如油腰子之类），皆有形可征；而苔垢又为消化器病变的最显著部分。章虚谷说："观舌质可验其正之阴阳虚实，审苔垢即知其邪之寒热浅深。"此为观察舌与苔的大法。进一步说：如病属实者，其舌必坚敛而兼苍老，病属虚者，其舌必浮胖而兼娇嫩；以此为辨，则为虚为实，是假是真，虽未参症切脉，而也可了解其大概。虚实既分，用药的补泻自有定律。然虚实各有阴阳，舌质与舌色，也各有分别。例如：阴虚阳盛者，舌必干；阳虚阴盛者，舌必滑；阴虚阳盛而火旺者，其舌必干而燥；阳虚阴盛而火衰者，其舌必滑而湿。如此分别，则为阴为阳，为虚为实，灼然可见。

按：察舌苔是中医四诊合参之一。徐氏临证四诊合参，察舌观苔以辨阴阳虚实，引章虚谷之说说明之。

论伤寒汗法

程钟龄说："汗者，散也。"经云"邪在皮毛者，汗而发之"是也。又云"体若燔炭，汗出而散"是也。然有当汗不汗误人者，有不当汗而汗误人者，有当汗不可汗而妄汗之误人者，有当汗而汗之不中其经，不辨其药，知发而不知敛以误人者，是不可以不审也。何则？风寒初客于人也，头痛发热而恶寒，鼻塞声重而体痛，此皮毛受病，法当汗之。若失时不汗，或汗不如法，以致腠理闭塞，荣卫不通，病邪深入，流传经络者有之，此当汗不汗之过也。亦有头痛发热与伤寒同，而其人倦怠无力，鼻不塞，声不重，脉来虚弱，此内伤元气不足之症；又有劳心好色，其阴亏损，内热晡热，脉细数而无力者；又有伤食病胸膈满闷，吞酸嗳腐，日晡潮热，气口脉紧者；又有寒痰厥逆，湿淫脚气，内痛外痛，瘀血凝结，以及风温湿温，中暑自汗诸症，皆有寒热，与外感风寒，似同而实异，若误汗之，变症百出矣。所谓不当汗而汗者此也。若夫症在外感应汗之例，而其人脐之左右上下，或有动气，则不可以汗。

经云："动气在右，不可发汗，汗则衄而渴，心烦，饮水即吐。动气在左。不可发汗，汗则头眩，汗不止，筋惕肉𥆧。动气在上，不可发汗，汗则气上冲，正在心中。动气在下，不可发汗，汗则无汗，心大烦，骨节疼，目运，食入则吐，舌不得前。"又脉沉咽燥，病已入里，汗之则津液越出，大便难而谵语。又少阴症，但厥无汗，而强发之，则动血未知从何道出，或从耳目，或从口鼻出者，此为下厥上竭为难治。又少阴中寒，不可发汗，汗则厥逆蜷卧，不能自温也。又寸脉弱者，不可发汗，汗则亡阳，尺脉弱者，不可发汗，汗则亡阴也。又诸亡血家不可汗，汗则直视，额上陷；淋家不可汗，汗则便血；疮家不可汗，汗则痉。又伤寒病在少阳，不可汗，汗则谵妄。又坏病虚人，及女人经水适来者，皆不可汗；若妄汗之，变症百出矣。所谓当汗不可汗而妄汗误人者此也。夫病不可汗，而又不可以不汗，则将听之乎是有道也。《伤寒赋》云："动气理中去白术。"是即于理中汤去术而加汗药。保元气而除病气也。又热邪入里，而表未解者，仲景有麻黄石膏之例，有葛根黄连黄芩之例，是清凉解表法也。又太阳症，脉沉细；少阴症，反发热者，有麻黄附子细辛之例，是温中解表法也。又少阳中风，用柴胡汤加桂枝，是和解中兼表法也。又阳虚者，东垣用补中汤加表药；阴虚者，丹溪用芎归汤加表药；其法精且密矣。

总而言之：凡一切阳虚者，皆宜补中发汗；一切阴虚者，皆宜养阴发汗；夹热者，皆宜清凉发汗；夹寒者，皆宜温经发汗；伤食者，则宜消导发汗。感重而体实者，汗之宜重，麻黄汤；感轻而体虚者，汗之宜轻，香苏散。予尝治伤寒初起，专用香苏散加荆、防、川芎、秦艽、蔓荆等药，一剂愈；甚则两服，无有不安。其有阴虚、阳虚、夹寒、夹热、兼食而为病者，即按前法治之，但师古人用药之意，而未尝尽泥其方，随时随症，酌量处治，往往有验。此皆已试之成法，而与斯世共白之，所以拯灾救患者，莫切乎此，此汗之之道也。又人知发汗退热之法，而不知敛汗退热之法，汗不出则散之，汗出多则敛也者，非五味、酸枣之谓，其谓致病有因，出汗有由，治得其宜，汗自敛耳。譬如风伤卫，自汗出者，以桂枝汤和荣卫，祛风邪而汗自止；若热邪传里，令人汗出者，乃热气薰蒸，如釜中吹煮，水气旁流，非虚也；急用白虎汤清之。若邪已结聚，不大便者，则用承气汤下之，热气退而自收矣。此与伤暑自汗略同，但暑伤气，为虚邪，只有清补并行之一法。寒伤形为实邪，则清热之外，更有攻下止汗之法也。复有发散太过，遂至汗多亡阳，身咽动欲擗地者，宜用真武汤，此救逆之良药；与中寒冷汗自出者，同类并称，又与热症汗出者，大相径庭矣。其他少阳症头微汗，或盗汗者，小柴胡汤。水气症头汗出者，小半夏加茯苓汤。至于虚人自汗盗汗等症，则归脾、补中、八珍、十全，按法而用，委曲寻绎，各尽其妙，而后即安；所谓汗之必中其经，必得其药，知发而知敛者，此也。

按：徐氏论蠡痿发汗法，从可汗不可汗解读，阐汗法之机理，临证遣方涉药之心悟。

论伤寒兼风（冷伤风）

重伤风如三四日后，恶风怕冷的情形已除，剩有发热、头痛或全身疼痛，鼻塞声重，咳嗽痰多者，聂云台先生有重伤风标准汤，可供采用。方为：黄芩二钱，白芍二钱，连翘三钱，象贝三钱，蝉蜕一钱，竹茹三钱，桑白皮三钱，桑叶钱半，枳壳一钱，杏仁三钱，枇杷叶三钱（包煎），薄荷八分（泡，勿煎）。重庆市第七人民医院沈仲圭先生认为："此方总的功效，是发汗解热，镇咳祛痰，用于流行性感冒（即重伤风），确是一个好药方。其中白芍一味，根据近代中医用药法则，似觉突出，不如删去为妥。"沈先生并把重伤风的病源和症状发展，也做了系统的叙述："重伤风即流行性感冒，其病源为滤过性病毒，潜伏期一至三日。此病起病急剧，畏寒发热，周身疼痛，背部头部四肢痛得更厉害，体温上升很快

（38℃～41℃）。上呼吸道炎症，也很快发生，如鼻流清涕，干咳，喉痛，胸骨疼痛，结膜充血，全身衰弱。血象：白血球减少。血液培养，无细菌发现。预后良好，病程约五日热退。"以上所谈，是单纯型流感，另有一种称为"有并发症的单纯型流感"，即继发化脓性支气管炎的流感，那就是俞根初先生所提出的"延久不愈，轻变痰饮，重变肺胀"的证候了。

按：伤寒兼风，俗称冷伤风、重伤风，流行性感冒属此范畴。

论伤寒兼湿（寒湿）

《伤寒今释》作者陆渊雷先生，对于"湿"之病理，分析得极清楚。他说："湿之为病，可分二类：曰外湿，曰内湿。外湿者，空气中水蒸气饱和，汗液不得蒸发，因不得适当排泄也。健康人之排汗量，平均一昼夜有二磅之多，劳力之人及夏日，犹不止此；然皮肤上不常见汗滴者，以其一出汗腺，即蒸发成气，飞散于空气中故也。黄梅时节，或潮湿之地，空中水蒸气，常有饱和状态，则汗液之已出汗腺者，不得蒸发，未出汗腺者，阻于腺口，未蒸发之汗，不能复出，则为外湿之病。内湿者，因炎证所起之炎性渗出物也。炎证初期，患部之毛细血管扩张，呈充血状；血液之流动成份，及固形成份，常渗出于管外，渗出管外之流动成份，名曰炎性渗出物。其停潴于体腔内者，即为饮；浸润于组织中者，即为湿，甚者则为水肿。炎证多发于有黏膜之器官，其时黏膜表面，由毛细血管渗出浆液，而黏液之分泌，亦同时增加；此种病变，发于胃，则为痰饮；发于子宫，则为带下；发于咽头气管枝，则为喉痒咳嗽；发于大肠，则为下利；发于十二指肠，则为黄疸；此皆所谓内湿也。"这篇文字，以科学方法，解释汗液阻于蒸发而生的疾患，叫做外湿；炎性渗出物所生的疾患，叫做内湿。明白了当，把湿的病因和病理，原盘托出，对于我们的帮助是很大的。

按：此徐氏对湿的内、外之病理从西医学的角度阐明，明白了认为有所帮助。

论发狂伤寒

伤寒阳明发狂，与癫狂不同。阳明之狂，因迷走神经起于延髓，终于肠胃，胃热而迷走神经受灸，以致影响大脑皮层，于是谵语、发狂出现了。所以阳明发狂，是由于肠胃的实热壅闭。清其热，通其闭，则神经自安、谵狂便息。然阳明之狂有潮热、便闭等症状，而癫狂病则无。癫狂病有发作性，时剧时已。而阳明病则不然，以此为辨。至于"阳明发狂"的证治，根据文献记载及临床观察，经过初步的分析得出以下几点。

症状方面：①热度在40℃上下，最高是41℃。②情绪及动作的表现是：烦躁不安，神昏呓语；或欲登高而歌，弃衣而走，不能静卧；时或一跃而起，且能奔走下楼；精神若明若糊，不能自制其行动；初时呼之则神志转清，渐则唤之亦沉沉昏睡。③病重者两手时张时举，手指震颤，举措不全适意，或寻衣、摸床、撮空。④两耳作聋，唇皮颤动，卧时吐气，鼻孔扇动，齿垢唇焦。⑤大小便秘涩或失禁。⑥呓语约分三类：一为日常生活或卖买之对答（平日劳心过度之故），一为奔走操作之演述（平日劳力过度之故），一为梦见神鬼之怪语（平日向畏鬼神因高热而神经生幻觉状态）。

药治方面：①清热解毒、安定神经，如犀角、黄连、牛黄为主要药；佐以石膏、竹沥、金汁、大青叶、板蓝根。②镇静神经防止发厥，如羚角、牛黄、龙胆草。③消炎退热，如知母、黄柏、丹皮、赤芍、青黛、花粉、甘中黄、寒水石、黄芩。④清涤神经、开窍醒脑，如朱砂、钩藤、冰片、西黄、广郁金、麝香。⑤清肺化痰，如川贝、桑皮、鲜菖蒲、陈胆星。⑥养营，如生地、元参、麦冬。其中也有应用下剂的，但须以腹诊及大便是否秘结为准。

按：胃热蒸心，阳盛发狂，其主因也。伤寒少，温热病多，温热病夹斑毒、夹痰火者尤多；其先夹醉饱、夹惊、夹怒者亦多，此皆谓之阳狂。伤寒化热传里及温热病里热亢盛，故出现上述症状。徐氏提出药物的治疗，注意腹诊及大便情况。

暑湿伤寒说

何廉臣先生说：暑为湿遏，初起邪在气分，即当分别湿多、热多。湿多者，治以轻开肺气为主。肺主一身之气，气化则湿自化，即有兼邪亦与之俱化。湿气弥漫，本无形质，宜用体轻而味辛淡者治之。辛如杏仁、蔻仁、半夏、厚朴、藿梗，淡如苡仁、通草、茯苓、猪苓、泽泻之类。启上闸，开支河，导湿下行以为出路。湿去气通，布津于外，自然汗解。若暑重于湿者，湿从火化，火必就燥，则生地、石斛却为善后之要药。

按：此暑为湿遏，清其暑化其湿，辛凉宣上之品，邪去则正自安。

伏暑伤寒说

俞氏指出："邪伏膜原，外寒搏束而发为实证。邪舍于营，外寒激动而发为虚证。"治疗方面把在膜原气分的伏邪，区分"传胃而暑重湿轻，传脾而湿重暑轻"的不同病型，订出不同的治法；把"邪舍于营而在血分"的病型另立一种治法。何氏则分析上、中、下三焦，气、营、血三分，随证用药，较俞氏治法更灵活。他自己也承认是"博采众长之疗法"，然而他晚年对伏暑的理解，更有宝贵的经验。他说："伏暑解期，以候为期；每五日为一候，非若伤寒温邪之七日为期也。如第九日有凉汗，则第十日热解；第十四日有凉汗，则第十五日解；如无凉汗，又须一候矣。以热解之先一日，必有凉汗，此余所历验不爽者。"他对桂苓甘露饮的用法，也另有一种经验，他说："古法所谓桂苓者，先用紫桂钱半，泡浓汁，渗入茯苓片一两五钱，晒干；然后对症酌用分量，配入煎剂为君，每剂如是，始有捷效。"

按：徐氏洞悉俞、何之论，于伏暑伤寒的理解，熔伤寒、温病统一之理。

秋燥伤寒说

秋燥伤寒证治，俞氏分"凉燥犯肺""温燥伤肺""肺燥脾湿""脾湿肾燥""肺燥肠热""胃燥肝热"六个类型。秀山先生更补出沈目南"治秋伤凉燥"法，喻嘉言"治秋伤温燥"法，张石顽治"燥病初中末"方法，廉臣先生又补出叶天士、石芾南、张禾芬及他自己等的经验治法。这样的集思广益，去芜存菁，在当时可以说是"秋燥证治"的一篇总结汇报。根据廉臣先生晚年实验，他对于"燥夹伏暑"（即俞氏所谓肺燥脾湿）的理解，认为："秋日暑湿踞于内，新凉燥气加于外。燥湿兼至，最难界限清楚，稍不确当，其败坏不可胜言。盖燥有寒化、热化，先将暑、湿、燥分开，再将寒、热辨明，自有准的。治法先用苦温发表，辛润宣上，以解凉燥外搏之新邪；俟凉燥外解，湿开热透，然后肃清其伏热，或用芳透清化，或用缓下清利，必俟伏邪去净。如发现津液两亏，则改用增液育阴以善后。"他归纳秋燥的治法，也很简单扼要，他说："六气之中，惟燥气难明，盖燥有凉燥、温燥、上燥、下燥之分。凉燥者，燥之胜气也，治以温润，杏苏散主之；温燥者，燥之复气也，治以清润，清燥救肺汤主之；上燥治气，吴氏桑杏汤主之；下燥治血，滋燥养营汤主之。"这些学说对我们研究祖国医学是有帮助的。

　　按：此论秋燥，医家逐渐成熟的医理认为燥有凉燥、温燥、上燥、下燥之分。这是绍派伤寒又一创举。

论伤寒夹痞结

　　痞与结胸，同为硬满之症，当以痛为辨。满而硬痛为结胸，为实热，宜陷胸法治之；满而不痛为痞满，为虚热，宜用泻心法治之。文献告诉我，治痞要药，在干姜、黄连二味，半夏、黄芩、甘草、大枣四味则辅佐而已。偏于寒则多用干姜，亦可参以附子；偏于热则多用黄连，亦可参以大黄；偏于中虚则加人参，或涉表邪一二则加生姜，并可与旋覆代赭黄连等汤出入互用。此外为暑湿痰食、痧秽凝结成痞者，则参用叶天士法，足以补本节所载之缺。如膈闷心烦痞满而喘急者，热痰内闭也，宜栀豉汤加川郁金、栝蒌仁、枳实、杏仁之类，开之宣之。如脘中痞闷而兼头胀目黄、脉象濡涩者，此暑湿伏邪凝滞胸中也，宜清疏中焦，川连、枳壳、半夏、厚朴、郁金、草蔻、滑石、茯苓皮之类。若触秽暑兼夹食滞，脘中痞满、饱闷呕恶、腹中板痛,亦宜清疏中宫,如广藿香、川郁金、川连、枳壳、白蔻、厚朴、木香汁、生楂肉、莱菔子之类。若暑湿之邪未清,误投补剂,以致胸膈胀满、脘中痞闷硬痛、几成结胸者,亦宜泻心法治之或加二陈、枳实、厚朴、川连、楂肉、郁金、莱菔子、木香汁之类。

按:徐氏论说痞与结胸,同为硬满之症,当以痛为辨。满而硬痛为结胸,为实热,明了。

论伤寒转厥

寒厥用四逆汤,热厥用四逆散,研究《伤寒论》者皆知之。不过二者的辨证怎样?辨证的关键何在?则大有研究价值,前贤成无己、喻嘉言、陆定圃等都有深湛的辨证经验,兹摘要介绍于下。成无己说:"凡厥若始得之,手足便厥而不温者,是阴经受邪、阳气不足,可用四逆汤。若手足自热而至温,从四逆而至厥者,传经之邪也;四逆散主之。"喻嘉言说:"凡伤寒病初得发热,煎熬津液,鼻干、口渴、便秘,渐至发厥者,不问而知为热也。若阳证忽变阴厥者,万中无一。盖阴厥得之阴证,一起便直中三阴经,唇青面白,遍体冷汗,便利不渴,身倦多睡,醒则人事了了。与伤寒传经之热邪,转入转深,人事昏惑者,万万不同。"陆定圃说:"厥有阴阳二症,李士材谓阴厥脉沉弱,指甲青而冷,阳厥脉沉滑,指甲红而温。余谓阴证似阳,未可以脉沉弱、指甲青冷为凭。凡症见烦躁欲裸形,或欲坐卧泥水中,舌苔淡黄,口燥齿浮,面赤如微酣,或两颧浅红,游移不定,言语无力,纳少胸闷,渴欲饮水,或咽喉痛而索水至前,复不能饮,肌表虽大热,而重按不热,或反觉冷,或身热反欲得衣;且两足必冷,小便清白,下利清谷；脉沉细、或浮数，按之欲散，亦有浮大满指，而按之必无力。是宜温热之剂，药须凉服，从其类以求之也。"

以上三家学说，前两家分辨阴厥与阳厥的不同点；后一家则把阴证似阳的阴厥证，从疑似之间找出问题，同中求异，辨别得极为精审。关于色厥，毛退之《中西医话》载："色厥者，其人本虚，偶因奇遇，而悉力勉为者有之。或因相慕日久，而纵竭情欲者亦有之。故于事后，则气随精去，而暴脱不反。"但我认为这是"色脱"，由于它的原因是"气随精去"，所以症见"暴脱不反"而不是"厥逆"现象。另有一种不即病而病此者，各家医书认为这是"精去于频，而脱于渐，每多于房欲两三日之后，方见此证。但因其病不在即，故不以为此病，兼人多讳此，而不知中年之后，多有因此而病者。是即所谓色厥也。奈时师不能察，而每以中风毙之耳！凡治此者，单以培养命门，或水或火，当以参芪峻补元气，熟地、当归、肉苁蓉、杞子填补真阴。"这与廉臣先生所说"急与大剂挽元法"是后先一辙的。

按：厥有二症，曰阳厥，曰阴厥。徐氏从三家学说，前两家分辨阴厥与阳厥的不同点；后一家则把阴证似阳的阴厥证，从疑似之间找出问题，同中求异，辨别得极为精审，可见徐氏学识功底之深。

论伤寒转闭

急性热病热高邪壅，而刺激大脑，于是神经蒙昧，常有一时而知觉运动停止，这就是伤寒转闭。它的现证：由于知觉神经蒙闭，则神识昏沉，如痴如醉。运动神经障碍，则不能转侧，而目张口噤；呼吸窒塞，则痰气壅盛，喉中如水声。亦有心脏弛张一时停息而无脉者，膀胱括约肌一时麻痹而遗尿者。而牙关紧闭，两手握固，语言謇涩，尤为主要的见证。俞氏归其原因于"热邪传心""痰火所蒙""湿热所蔽"，而有"热闭""痰闭""湿蒙"等名目。其实乃是心、肺、脑的生活机能遭遇了障碍，而一时知觉运动蒙闭罢了。叶天士所谓"邪热一陷，里络即闭"，王清任所说"脑髓中一时无气，不但无灵机，必死一时"，都说明了"闭症"的意义。治闭须开：苏合香、犀角、蟾酥、西黄等药，有兴奋大脑、宣通闭塞的疗效，而麝香尤为开窍透络、壮脑强心之主药。若苏合香丸、至宝丹则更为闭症的良方。

按：*伤寒转闭其因有三：一、热邪烁营，逆传心包而闭者；二、痰因火动，蒙蔽神明而闭者；三、湿热熏蒸，上蒙心包而闭者。徐氏对伤寒转闭，以西医学为由急性热病热高邪壅，而刺激大脑，于是神经蒙昧，常有一时而知觉运动停止来阐明并治之。*

病中调护说

本章原作只有瘥后调理法，而不提及病中调护法，在编述方面是脱节，在事实方面是缺点。须知疾病与调护为医疗过程中一个重要关键，医药疗效之显著与否与调护的合理不合理有密切关系。中医文献记载，因失于调护而造成事故的例子，是不少见的。例如《冷庐医话》载：秀水王氏子患身热、咳嗽。由于不忌风冷和饮食，结果致疹发不透，胸闷气喘而死。这是一个事实。另一方面，譬如感寒病热，服发汗剂，若病家不善调护或因覆被太多，致药后大汗淋漓，病反热高；或因服药之后，仍食荤腥油腻，热不得退。在病家尚以为医生辨证不确、用药失当之故，而不知其症结是在病家之失于调护。

祖国护病学说，在张仲景时代是很讲究的。例如，服桂枝汤后的"将息"和"禁忌"。经常关心服药后的病理反应和药理反应等，已具备了护病学的基础。此后各家医书，不重视这个方法，认为它是医疗工作中的附件，仅列入"保生""慎疾"一类文字中，缺乏有系统的叙述。现下我把近人关于护病方法的文字摘录三篇，取其通俗易晓，避免高深的理论，并附入西医护病学若干则，取长补短，以资互相参证。

按:《通俗伤寒论》调理诸法章节，瘥后调理法内容缺乏，补病中调护及诸法，具体内容可详《重订通俗伤寒论》第十二章。

论补法

程钟龄说:"补者，补其虚也。经曰:'不能治其虚，安问其余?'又曰:'邪之所凑，其气必虚。'又曰:'精气夺则虚。'又曰:'虚者补之。'补之为义大矣哉! 然有当补不补误人者，有不当补而补误人者，亦有当补而不分气血、不辨寒热、不识开阖、不知缓急、不分五脏、不深求调摄之方以误人者。是不可不讲也。

何谓当补不补? 夫虚者损之渐，损者虚之积也。初时不觉，久则病成。假如阳虚不补，则气日消; 阴虚不补，则血日耗。消且耗焉，则天真荣卫之气渐绝，而亏损成矣! 虽欲补之将何及矣。又有大虚之症，内实不足，外似有余，脉浮大而涩，面赤火炎，身浮头眩，烦躁不宁，此为出汗晕脱之机。更有精神浮散，彻夜不寐者，其祸尤速，法当养荣、归脾辈，加敛药以收摄元神。俾浮散之气，退藏于密，庶几可救。复有阴虚火亢，气逆上冲，不得眠者，法当滋水以制之，切忌苦寒泻火之药，反伤真气，若误清之，去生远矣！古人有言'至虚有盛候，反泻含冤'者，此也。此当补不补之误也。

然亦有不当补而补者何也？病有脉实证实，不能任补者，固无论矣！即其人本体素虚，而客邪初至，病势方张，若骤补之，未免闭门留寇。更有大实之证，积热在中，脉反细涩，神昏体倦，甚至憎寒振栗，欲着覆衣，酷肖虚寒之象。而其人必有唇焦口燥，便闭溺赤诸症，与真虚者相隔天渊。倘不明辨精切，误投补剂，陋矣！古人有言'大实有羸状，误补益疾'者，此也。此不当补而补之之误也。

然亦有当补而补之不分气血、不辨寒热者何也？经曰：'气主煦之，血主濡之。'气用四君子汤，凡一切补气药，皆从此出也；血用四物汤，凡一切补血药，皆从此出也。又如血热之证，宜补血行血以清之；血寒之证，宜温经养血以和之。立斋治法，血热而吐者，调之阳乘阴，热迫血而妄行也，治用四生丸、六味汤；血寒而吐者，谓之阴乘阳，如天寒地冻、水凝成冰也，治用理中汤加当归。医家常须识此，勿令误也。更有去血过多，成升斗者，无分寒热，皆当补益。所谓血脱者益其气，乃阳生阴长之至理。盖有形之血，不能速生，无形之气，所当急固，此气血、寒热之分也。

然又有补之而不识开阖、不知缓急者何也？天地之理，有闭必有开，用药之机，有补必有泻。如补中汤加参，必用陈皮以开之；六味汤用熟地，即用泽泻以导之。古人用药，补正必兼泻邪，邪去则补自得力。是以古方中，有补、散并行者，参苏饮、益气汤是也；有消、补并行者，枳术丸、理中丸是也；有攻、补并行者，泻心汤、硝石丸是也；有温、补并行者，治中汤，参附汤是也；有清、补并行者，参连饮，人参白虎汤是也。更有当峻补者，有当缓补者，有当平补者。如极虚之人，垂危之病，非大剂汤液不能挽回。予常用参附煎膏日服数两，而救阳微将脱之证。又尝用参麦煎膏，服至数两，而救津液将枯之证。亦有无力服参，而以芪、术代之者，随时处治，往往有功。至于病邪未尽，元气虽虚，不任重补，则从容和缓以补之。相其机宜，循序渐进，脉证相安，渐为减药，谷肉果菜食养尽之，以底于平康。其有体质素虚，别无大寒大热之证，欲服丸散以保真元者，则用平和之药，调理气血。不敢妄使偏僻之方，久而争胜，反有伤也。此开阖、缓急之意也。

然又有补之而不分五脏者何也？夫五脏有正补之法，有相生而补之法。《难经》曰：'损其肺者益其气，损其心者和其荣卫，损其脾者调其饮食、适其寒温，损其肝者缓其中，损其肾者益其精。'此正补也。又如肺虚者补脾，土生金也；脾虚者补命门，火生土也；心虚者补肝，木生火也；肝虚者补肾，水生木也；肾虚者补肺，金生水也；此相生而补之也。药既补矣，更加摄养有方，斯为善道。谚有之曰：'药补不如食补。'我则曰：'食补不如精补，精补不如神补；节饮食，惜精神，用药得宜，病有不痊焉者寡矣。'"

按：此阐述补法，及不当补而补，当补不补之误，提出了食补不如精补，精补不如神补。节饮食，惜精神，用药得宜，病能痊愈。

论医疗环境、医疗质量与医患关系

起居调理法所提出的四项要求，是病人应当注意的问题，也是急需要和必须要做到的问题。毫无疑问，这四项要求是符合前苏联保护性医疗制的原则的，然而仅仅是符合，还嫌不够深入、不够全面。《健康报》第三五零期摘载"北京市各医院推行医疗保护制的情况"一文，关于保护性医疗制中的某些具体措施，介绍得比较全面。特转录过来，以作印证，而资取法，它说：对保护性医疗制的属性和实行中的具体问题，我们提出一些如下的初步体会和认识。

首先，医院的疗养环境本身可形成有效的治疗因子的致病因素，故应减少和避免使病人感受各种不良刺激条件及利用和创造各种良好影响条件，保护和促进患者正常生理机能的发展，因而在理化、生物和语言刺激等方面，除一般应注意的以外，尤须注意：在视觉刺激方面，色泽、光线、灯光、画片以及陈设布置和家具的排列等视觉刺激，均应使之发挥良性作用。例如，颜色对病人有刺激和安抚作用，红、黄、橙为刺激颜色，适用于冬季及精神不振的病人；灰、蓝、绿色为安抚颜色，适用于夏季及兴奋的病人。光线及灯光的强弱和色泽，也要温和适度。再如，画片也能通过皮质中枢形成良性或不良作用，对于疾病的治愈有相当影响。如异常分娩的挂图、畸型儿照片以及病理标本（断肢）均可形成不良刺激。适当地装饰风景图片、健康图片、体育作秀等图片，则不仅悦目，而且可使病人情绪开朗。

在听觉刺激方面，安静为一切疾病治疗的必要条件。例如，急于入睡的病人会因微细的声音而更难入睡，手术后的病人会因开关门的声音而引起或加重疼痛，所以应注意尽量保持肃静，还应利用音乐，有条件时最好用个人耳机，使病人精神感到轻松愉快。

在嗅觉刺激方面，病人疗养环境内应尽力避免不正常的气味，如药味、脓臭、血腥等均应除去，可摆放芬芳的花草以增进快感，但盆花于夜间应搬出去。

在感觉刺激方面，感觉的刺激关系更为密切。如温度过高过低、湿度是否合适、空气是否通畅，对病人均为具体的感觉刺激。此外，衣裤、被褥是否软合适宜，也会影响休息和睡眠，对疾病的治疗有一定的影响。

在社会性刺激方面（主要属第二信号系统），社会性刺激范围很广很多。如语言、文本、态度等。生硬的语言或粗暴的态度都会使病情增剧，漠不关心的态度或不予耐心解释会使病人降低医疗信心，不必告诉病人的检查结果和医疗记录可能增加病人的疑惧。其他有关医院内部及从业人员的技术条件、工作作风、生活情况等，也应切忌在病人面前暴露，以免影响病人对医院的信任。解释各项具体处理时要前后一致，以防引起病人疑虑。此外，还应注意避免一切不必要的检查、化验，以免增加病人反感和不安。

其次，制度方面，值得强调的有如下几点：要在一切为了病人的原则下，规定治疗护理制度。尽一切可能使病人感到方便、舒适、多得到休息和睡眠。对病人的饮食要注意到质和量，以担保足够的营养，并想法子多方促进病人的食欲。适当的康乐活动，是治疗的有力辅助。此外，探视病人的制度亦应从多方面考虑，一般要有定时，切忌在用饭时间访问，以免引起外阻抑而影响食欲。能行动的病人应在会客室接见来访者，以免影响其他病人。对来访的人，应事先介绍应行注意事项，并检查其所送的书报、食物等，以免引起不良刺激。治疗处置及试表、检查等不可过于集中在同一时间，致使病人应接不暇；但亦不可过度分散，以免病人得不到休息。

再次，关于医疗差错事故的处理，我们的意见是：医疗差误事故在医院中是不应当发生而又难以完全避免的。发生之后，在调查了解期间，应从侧面入手，以免引起病人情绪的波动，更应避免让病人知道。但对当事者以及有关病人，应实事求是地耐心地解释或承认错误与不够之处，需要帮助的也要详加帮助。病人尚不知道的事故，应尽量避免使少知道为好，以免形成不良刺激。

按：此说之病家，一病之安危，多有责之于医，不知侍疾者对于病人，往往居处不合理，身体不清洁，寒温不适宜，卧起不定时，不但无助医家治疗之能力，实则助长病菌之孳生。提出医疗环境、医疗质量与医患关系之论，今天读来实用，受益匪浅。